SOPHIA THIEL

FIT & STARK
MIT SOPHIA

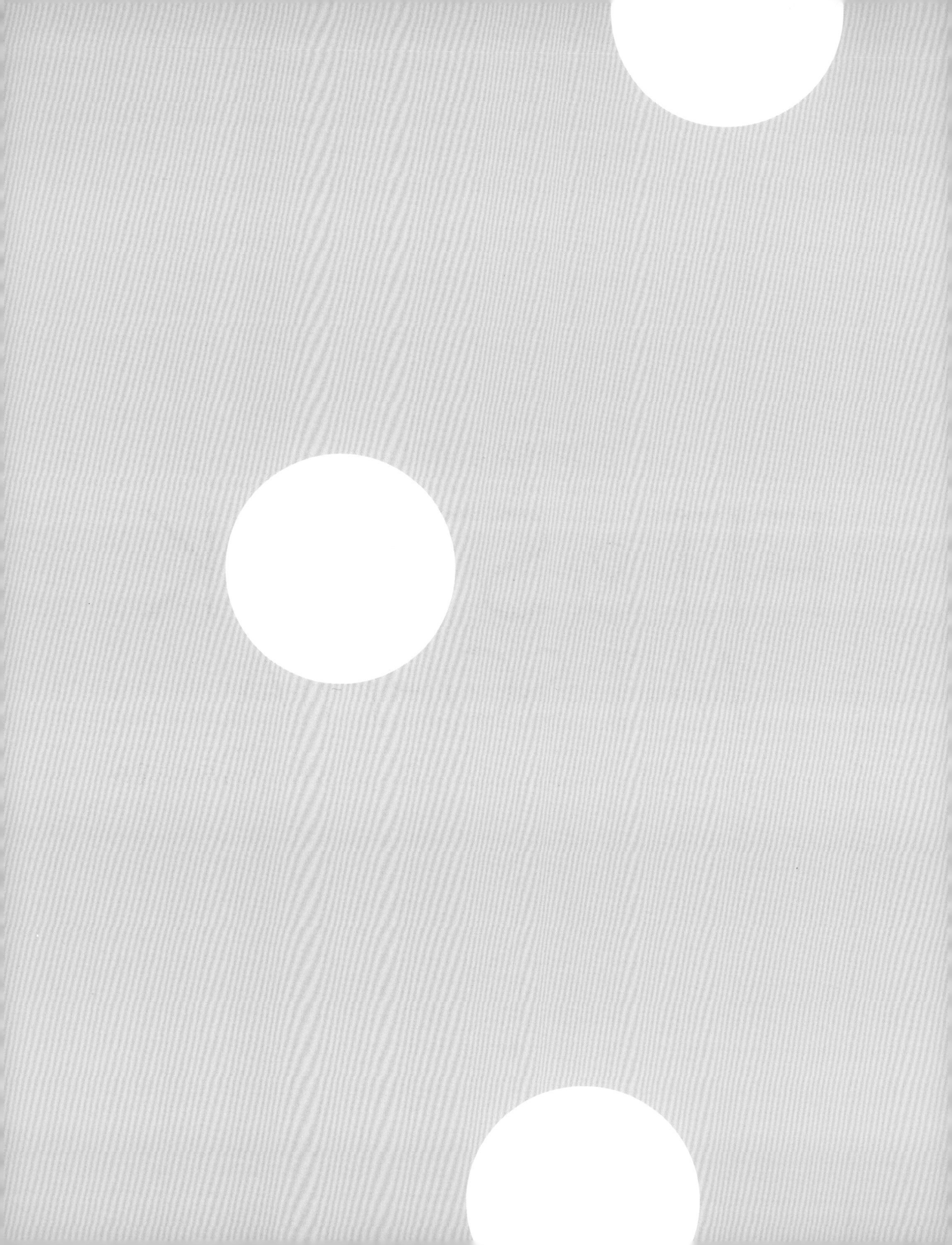

SOPHIA THIEL

FIT & STARK
MIT SOPHIA
Erfolgreich trainieren ohne Geräte

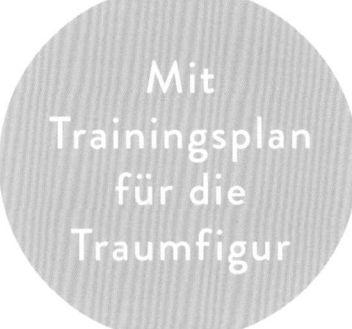

Mit
Trainingsplan
für die
Traumfigur

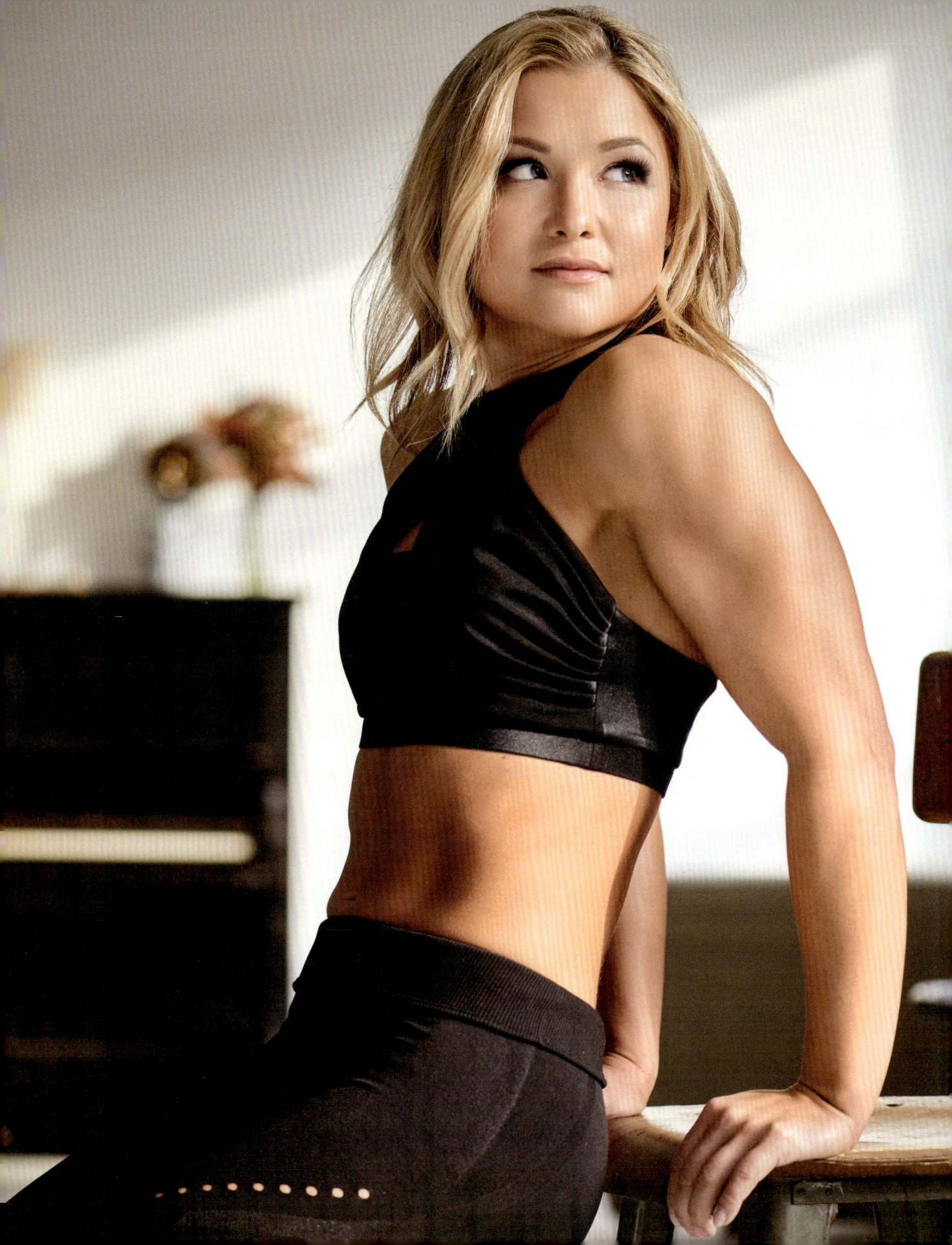

INHALT

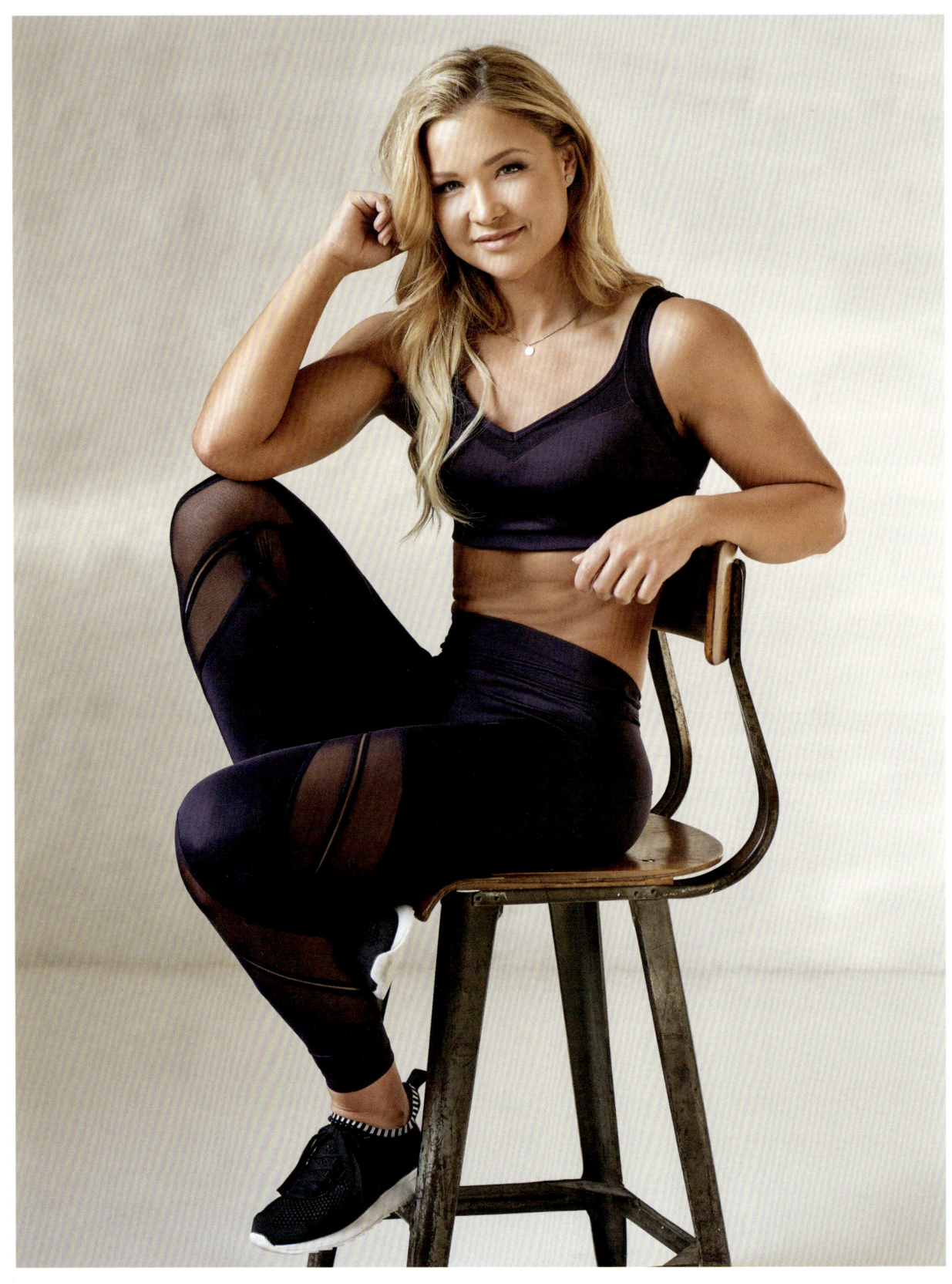

Vorwort

Vorwort

WILLKOMMEN ZU DEINEM NEUSTART

Ich freue mich, dass du mit diesem Buch in deinen Händen den Grundstein legst, um mit mir gemeinsam in eine starke und gesunde Zukunft zu starten. Du hast dich dazu entschlossen, deinem Körper etwas Gutes zu tun – das ist die beste Entscheidung, die du treffen konntest. Schon jetzt kannst du richtig stolz auf dich sein! Vielleicht hast du auf dein Bauchgefühl gehört, als du zu diesem Buch gegriffen hast. Damit hast du intuitiv alles richtig gemacht. Denn Bodyweight-Training ist das smarteste Trainingsprogramm, das du dir für einen Neustart in ein sportlicheres Leben aussuchen kannst. Das Training mit dem eigenen Körpergewicht eignet sich für Einsteiger genauso wie für Fortgeschrittene. Es ist für mich die grundlegendste Form des Trainings – auch ich habe so angefangen und baue es noch heute fest in meinen Trainingsplan ein.

Das Training mit dem eigenen Körpergewicht ist außerdem super easy und kostengünstig, es legt dir keine Steine in den Weg: Du sparst dir teures Equipment und die monatlichen Kosten fürs Gym. Du bist jederzeit ungebunden und flexibel. Da du immer und überall trainieren kannst und die Übungen super viel Spaß machen, hat Langeweile keine Chance. Und es kommt noch besser: Weil du auf dem Weg zur Wohlfühlfigur nicht mal das Haus verlassen musst, bist du dem fiesen Schweinehund und seinen Ausreden immer einen Schritt voraus.

Ich teile mit dir in diesem Buch meine liebsten Übungen, mit denen du superschnell Erfolge siehst. Innerhalb kurzer Zeit wird dein Körper straffer und stärker, du wirst flexibler, deine Haltung verbessert sich, du wirst fitter und du fühlst dich auch geistig wie neugeboren – besser geht es nicht! Ich erkläre dir außerdem, wie du die Übungen so ausführst, dass sie einen maximalen Effekt haben und du dich dabei nicht verletzt. Du hast die Wahl zwischen einer leichten und einer schweren Variante, damit du dich stets so forderst, wie du es gerade brauchst. Und wenn du dich nach noch mehr Abwechslung sehnst, wage dich doch mal an einen Animal Move. Was das ist? Das verrate ich dir im zweiten Kapitel.

Mir liegt es besonders am Herzen, dass du jederzeit weißt, wofür du trainierst. Deswegen zeige ich dir, wie du dein eigenes Ziel definierst und wie du auf dem Weg dorthin motiviert bleibst. Durchhänger sind völlig normal und sollten Teil jedes Trainingsplans sein. Ich habe in den letzten Jahren die besten Strategien gesammelt, um Hürden auf dem Weg zum Ziel spielerisch zu überwinden – auch die möchte ich mit dir teilen!

Natürlich freue ich mich riesig, wenn es dir gelingt, dass du durch Bodyweight-Training dem ersehnten flachen Bauch, den starken Schultern oder einem Knackpo näher kommst. An erster Stelle steht für mich aber, dass du dich in deiner Haut wohlfühlst und stark und selbstbewusst auftreten kannst – denn du leistest Großes!

Jedem Anfang wohnt ein Zauber inne. Ich halte diesen Spruch nicht nur für eine Floskel. Es ist viel Wahres dran! Ich freue mich, dass ich dich in dieser Zeit begleiten darf, und wünsche mir, dass du dich, genauso wie ich, für diese pure Trainingsform begeistern kannst!

Lass uns zusammen starten – und zwar genau jetzt!
Deine Sophia

Mein eigener, harter Weg in Richtung Wunschkörper

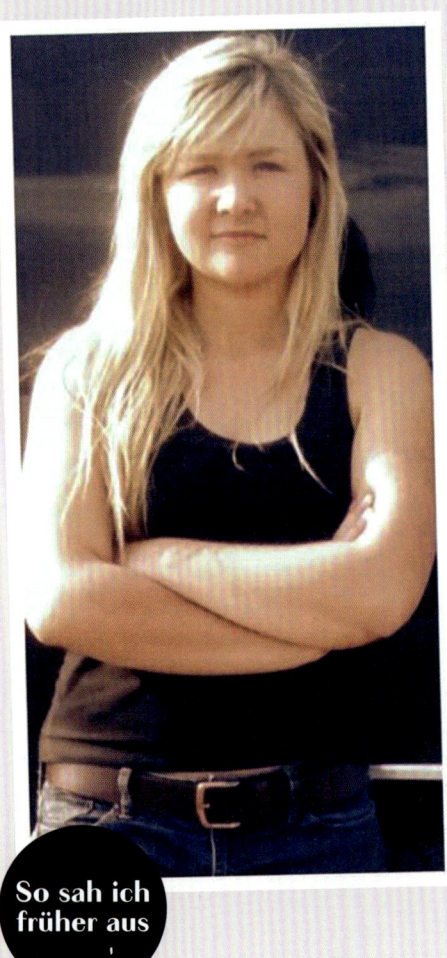

So sah ich früher aus

Der Weg zu meiner Traumfigur war definitiv nicht immer einfach – aber jeder noch so kleine Stolperstein hat sich absolut gelohnt! Ich war schon als Mädchen immer pummelig. Manchmal wurde ich gehänselt, und für die Jungs war ich nur die „nette Dicke". Ich war unsicher, mein fehlendes Selbstbewusstsein machte mir oft zu schaffen. In der Pubertät wurde ich zunehmend unglücklicher mit meinem Gewicht. Ich wollte endlich unbeschwert sein, anziehen können, was ich mochte, und – wie meine Klassenkameradinnen – auch einen Freund haben. Ich versuchte es mit zahlreichen Diäten. Natürlich hielt keine, was sie versprach. Nach einem kurzen Gewichtsverlust folgten immer wieder Fressattacken, und der Jo-Jo-Effekt schlug zu. Am Ende hatte ich mehr Kilos drauf als zuvor. So konnte es nicht weitergehen, ich musste etwas ändern – und zwar sofort!

ENDE 2012 ENTDECKTE ICH DAS FITNESSTRAINING FÜR MICH. Während Sport für mich vorher nur ständige Überwindung und Stress bedeutete, hatte ich endlich Spaß am Training und war begeistert, wie schnell ich erste Erfolge sah. Ich wollte alles wissen und beschäftigte mich intensiv mit Trainingsprinzipien und Ernährung. In dieser Zeit habe ich mir ein enormes Wissen angeeignet und mein eigenes, optimales Konzept zusammengestellt. Was neu war: Ich habe auf nichts verzichtet und dennoch abgenommen. Von 80 Kilogramm bin ich runter auf 50. Trotz Abiturstress konnte ich Training und Essen ganz einfach in meinen Alltag integrieren und hatte nie das Gefühl, ich müsste mich zu irgendetwas zwingen.

INZWISCHEN BIN ICH MIT MEINEM KÖRPER ZUFRIEDENER ALS JE ZUVOR. Auch für mich gibt es manchmal Rückschläge, aber ich habe viel über mich gelernt und weiß heute, dass ich mit Willen, Disziplin und Beharrlichkeit alles erreichen kann. Ich bin topfit, selbstbewusst und finde mich richtig sexy und weiblich. Inzwischen kann ich mit meinen Social-Media-Kanälen, meinem Online-Fitnessprogramm und meinen Büchern so viele junge Frauen (und Männer ;-)) erreichen und motivieren, ihre eigene „Fitness Journey" zu beginnen. Ich bin so dankbar für das tolle Feedback und die Kraft, die mir all die lieben Kommentare und Nachrichten geben. Ich kann nun wirklich sagen: Ich bin an meinem Ziel angekommen.

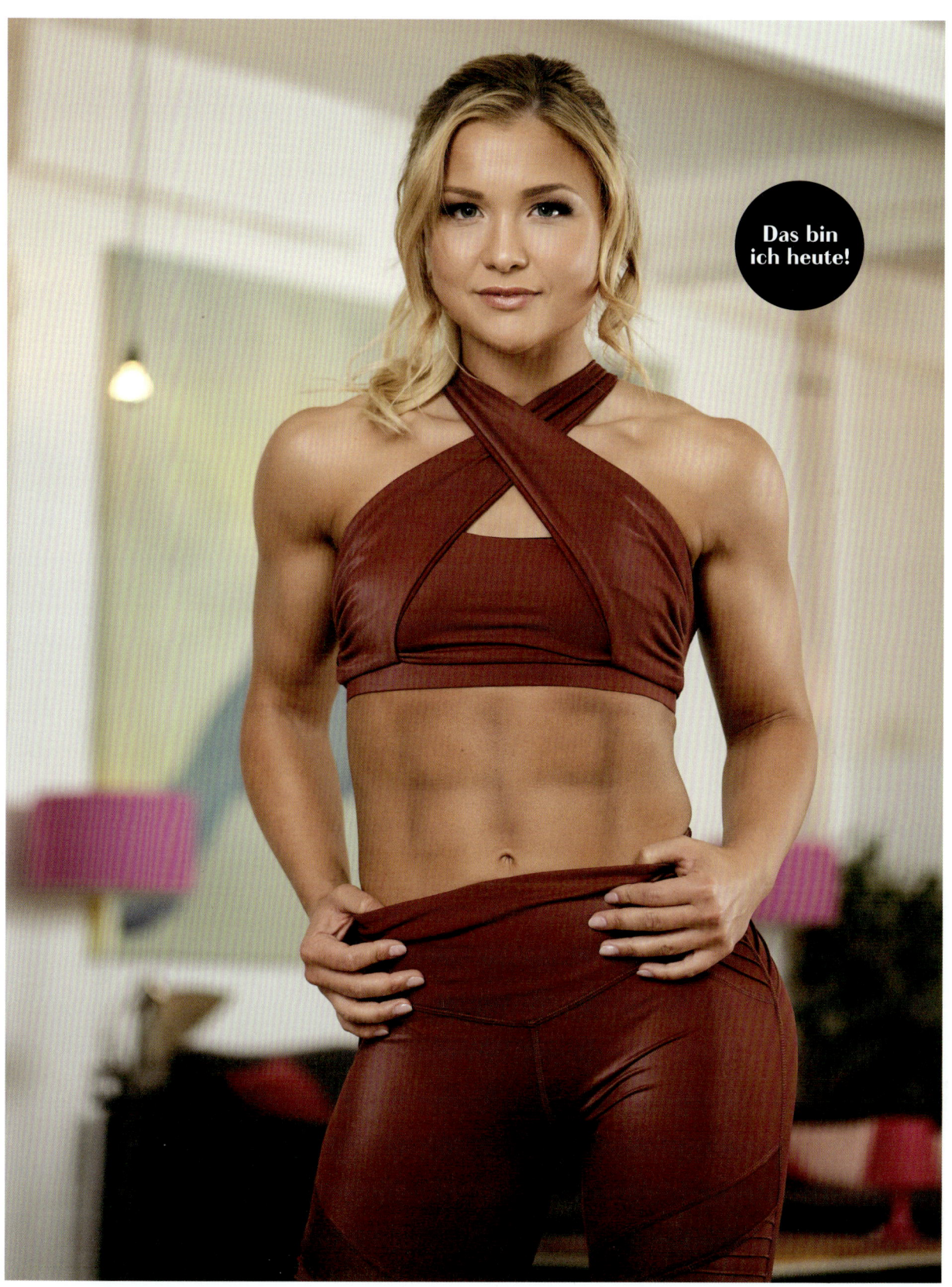

Das bin
ich heute!

Sophias Programm – unsere Geschichte

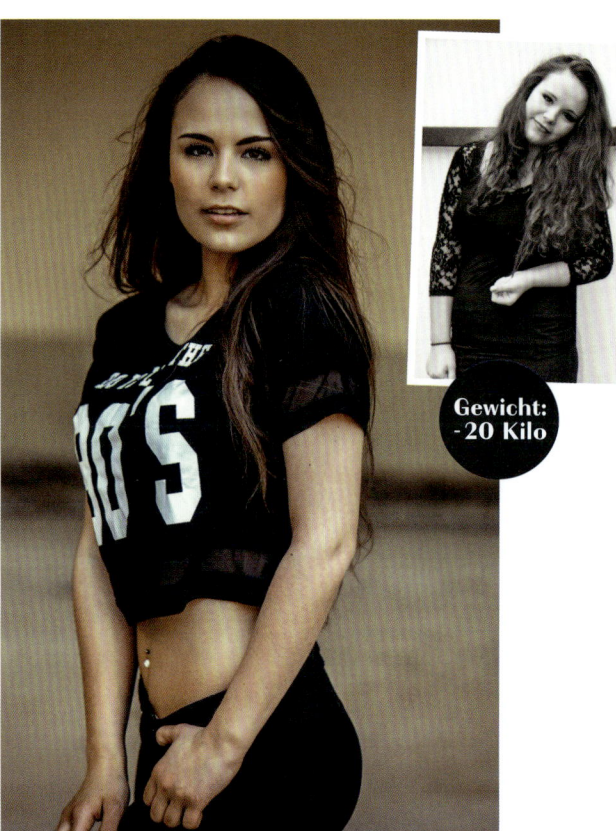

Gewicht: -20 Kilo

Winona

📷 winona.laib

Vor zwei Jahren habe ich mich aufgrund von körperlichem Unwohlsein und fast 80 Kilo auf den Hüften für das Programm von Sophia entschieden. Schnell habe ich mich in das Programm reingearbeitet, und der Inhalt dessen wurde zu meinem Alltag. Ich musste weder hungern, mich quälen oder Leistungssport betreiben. Das Training ist für zu Hause sowie für das Fitnessstudio prima erklärt und eignet sich sowohl für Anfänger als auch für Fortgeschrittene. Man lernt so viel über Sport und Ernährung, dass es nach dem Programm kein Problem ist, diesen Lifestyle weiterzuleben. Mittlerweile bin ich seit über einem Jahr aus dem Programm raus und arbeite trotzdem immer weiter an meinem Körper und meiner Gesundheit. Sophia vermittelt nach wie vor eine Riesenmotivation über Social Media, und der Sport ist zum Hobby geworden. Dank Sophia konnte ich fast 20 Kilo abnehmen und durch umfangreiches Wissen über Training und Ernährung mein Wunschgewicht und meine persönliche Traumfigur erreichen.

Stefanie

📷 tri_urmeli

Bis hierhin und nicht weiter, hab ich mir gesagt. Ich wollte mein Leben verändern, und Sophia hat mich total inspiriert. Mit ihr und ihrem Programm habe ich es geschafft, die gesunde Ernährung kennen – und lieben zu lernen und den Sport zu einem wichtigen Teil in meinem Leben zu machen!

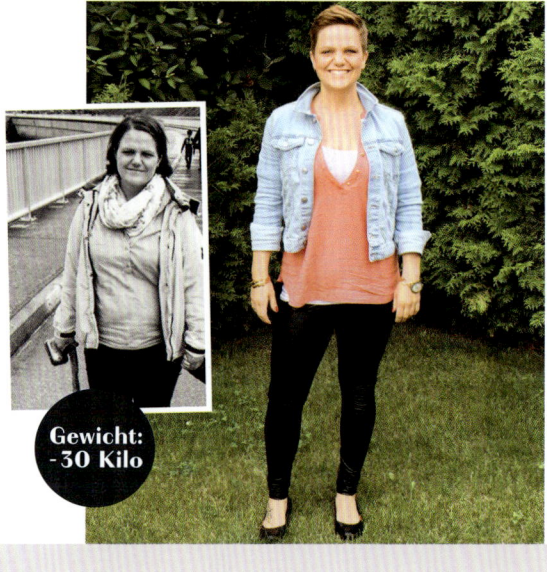

Gewicht: -30 Kilo

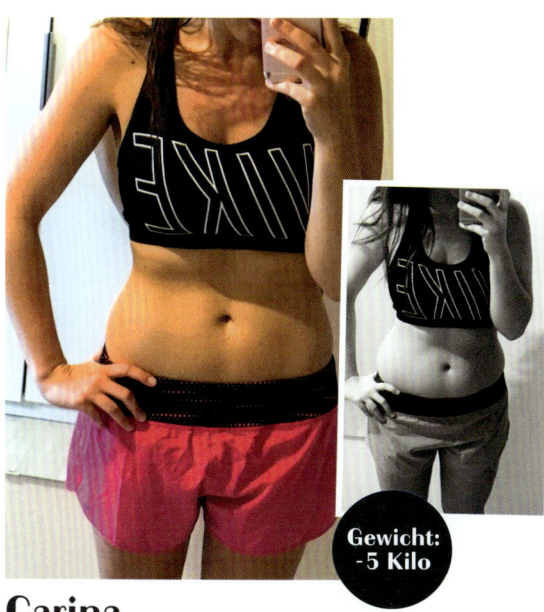

Gewicht: -5 Kilo

Carina

📷 ca.fitmoments

Durch dieses Programm habe ich Freude an Sport und gesunder Ernährung gefunden. Ich fühle mich schon morgens, wenn ich aufstehe, viel fitter und bin wirklich begeistert von der großen Auswahl an Rezepten. Sophias sympathische und natürliche Art motivierte mich für jedes Workout noch mehr. Ich wollte unbedingt dranbleiben, daher habe ich gleich mit dem Jahresprogramm weitergemacht. Ich bin Sophia sehr dankbar für dieses Ergebnis.

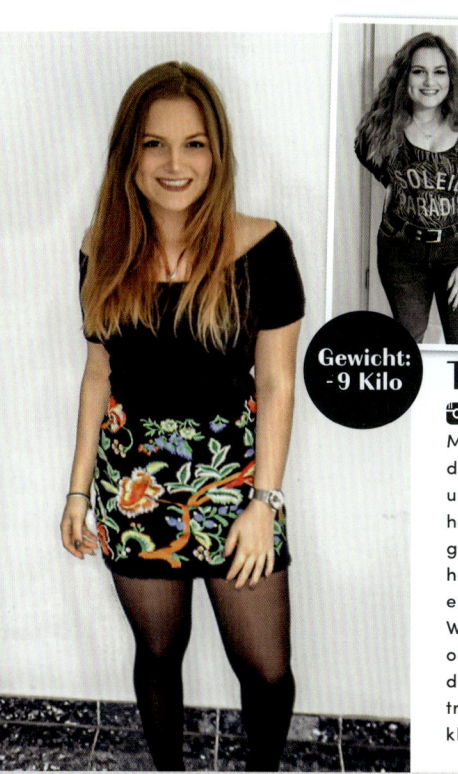

Gewicht: -9 Kilo

Tamara

📷 tamidre

Mein Startgewicht war 67 kg. Nach den drei Monaten war ich bei 58 kg und fitter den je! Seit dem Programm hat sich mein Leben um 180 Grad gedreht; ich geh gerne zum Sport, hab viel mehr Energie und fühl mich endlich wohl in meiner Haut. Das Wichtigste ist dranzubleiben – egal ob im Fitnessstudio oder zu Hause. In der Zeit habe ich persönlich zu Hause trainiert und hab auch sehr schnell kleine Erfolge gesehen.

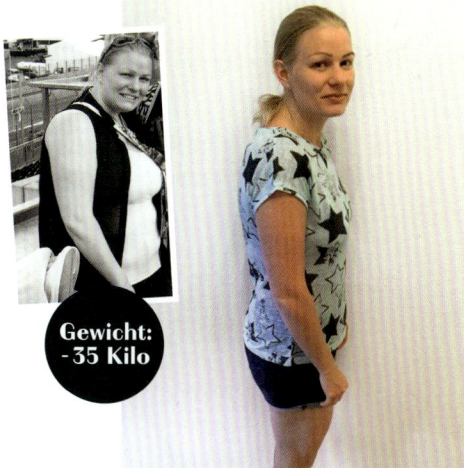

Gewicht: -35 Kilo

Nadine

📷 nadine_hoerhager1

Mein Leben, bis ich Sophia Thiel entdeckt habe – immer wieder Crash-diäten und im Teufelskreis des Jo-Jo-Effektes, und das jahrelang. So konnte es nicht mehr weitergehen. Mit der Geburt meines Kindes im April 2017 änderte sich mein ganzes Leben. Mein Kind hat es verdient, eine gesunde, fitte Mutter zu haben und auch selbst zu erfahren, was es heißt, gesund zu sein und gesund zu leben. Der Wunsch, meinem Kind das Bestmögliche auf seinem Weg mitzugeben, besiegte jegliche negative Haltung, und ich fing an, mir Gedanken über Ernährung und Bewegung zu machen, so stieß ich auch auf Sophia Thiel. Also startete ich meine Reise mit 112,9 kg und begann ihr Online-Fitnessprogramm. Es war die beste Entscheidung meines Lebens. Ich bin jetzt bereits über elf Monate aktiv dabei und 35 kg leichter. Sophia ist mein absolutes Vorbild, meine Motivation und mein Coach in Sachen Ernährung und Bewegung. Ich verstehe endlich, wie man dauerhaft und erfolgreich abnimmt, wie Ernährung und Bewegung im Zusammenhang stehen. Ich trainiere dreimal die Woche 20 Minuten vor dem TV nach Sophias Online-Programm und gehe viel spazieren, Inline skaten und Rad fahren. Alles mit Kind natürlich. Das Programm ist wirklich umsetzbar und führt zum Erfolg. Ich bin der lieben Sophia sehr dankbar. Sie hat mein Leben verändert, nicht nur für eine kurze Zeit, sondern für immer.

Kapitel 1

BODY-WEIGHT-TRAINING WIRKT!

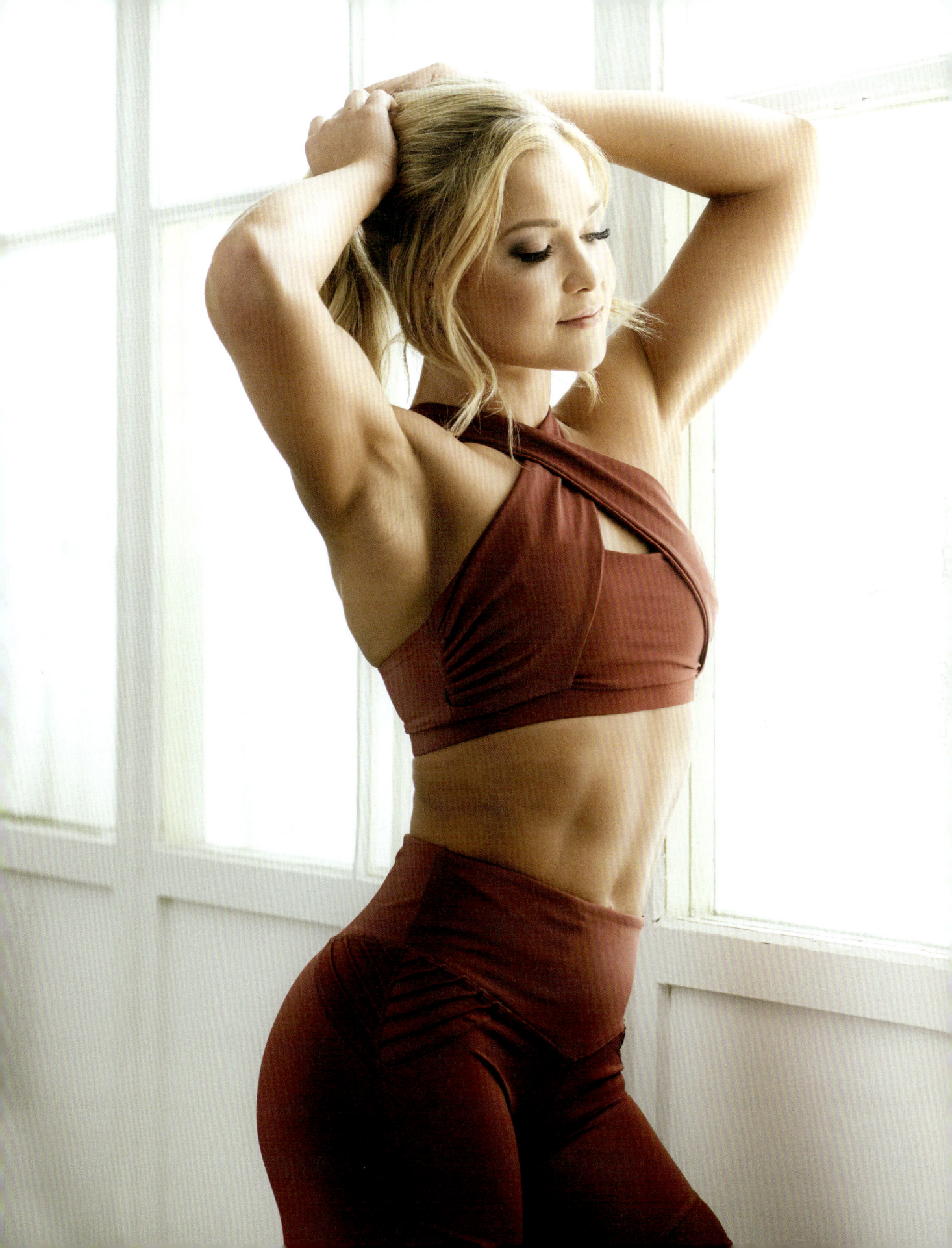

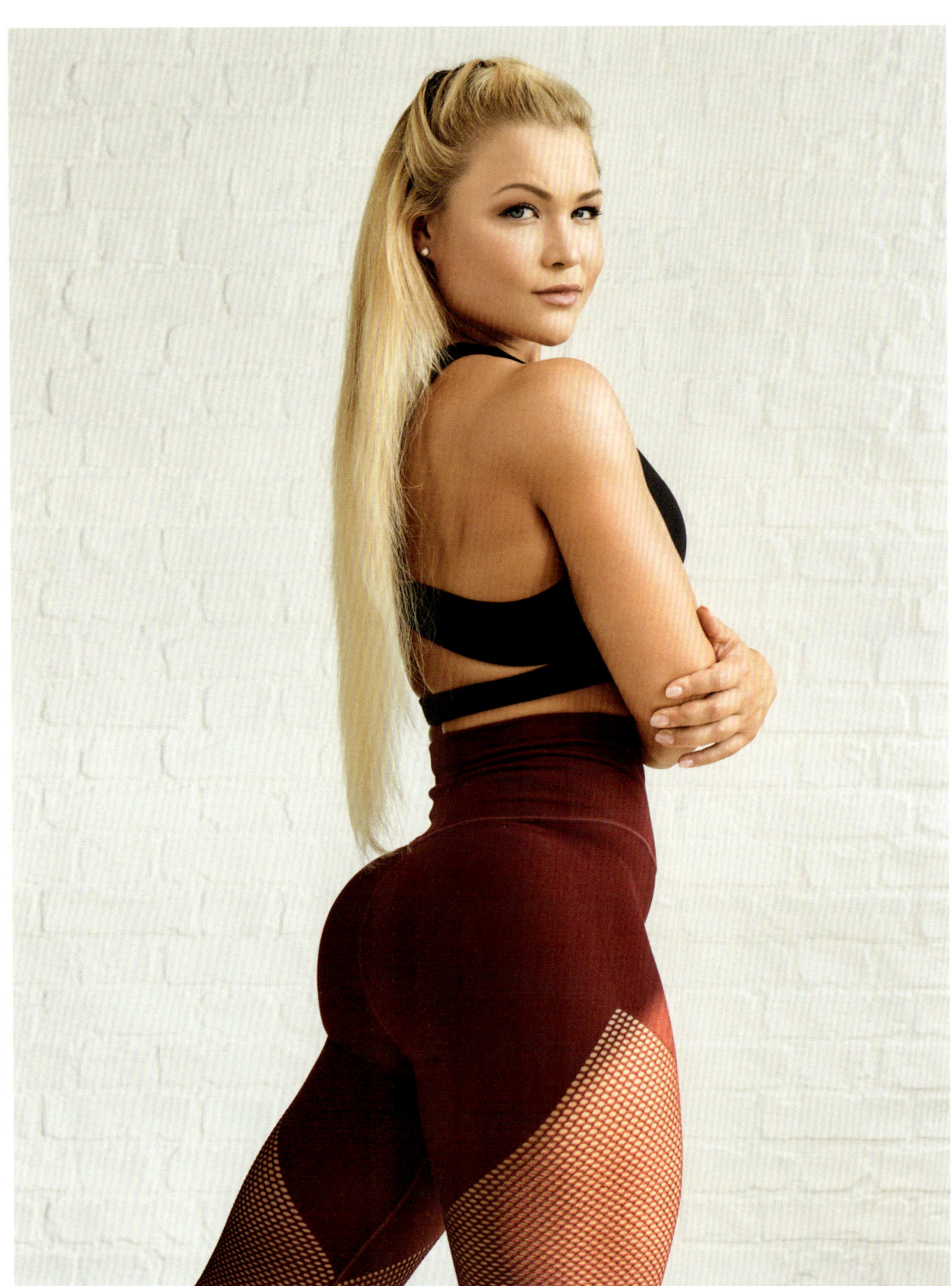

Was dich in diesem Buch erwartet

DER NEUSTART ZU DEINEM TRAUMKÖRPER

Vielleicht hältst du dieses Buch in den Händen, weil du dich momentan nicht wohl in deinem Körper fühlst, weil du auf der Suche nach neuen Herausforderungen bist oder um dem fiesen Schweinehund endlich ein Schnippchen zu schlagen. Ganz gleich, welche Absicht hinter deinem Wunsch nach einem sportlicheren Leben steht, du nimmst den Neustart selbst in die Hand – davor habe ich großen Respekt! Aus eigener Erfahrung weiß ich, dass so ein Schritt nicht immer leichtfällt. Ich weiß aber auch, dass es machbar ist und wie unglaublich stolz ich war, als ich endlich den Mut dazu hatte. Wie ich das geschafft habe? Indem ich mir vor Augen führte, warum ich etwas ändern will: weil ich eine neue Struktur im Alltag brauchte, weil ich mich ungesund und energielos fühlte oder weil ich mich in einem starken und straffen Körper wieder pudelwohl fühlen wollte. Ich vergleiche das gern mit einer Taxifahrt, am Anfang steht die Frage: Wo will ich hin? Nur wenn ich das sicher sagen kann, komme ich auch an der richtigen Adresse an. Mit einem klar definierten Ziel vor Augen fällt dir das Aufraffen leichter, und du kannst dich auf der Reise dorthin immer wieder daran orientieren. Mit dem Wissen, warum und wofür du arbeitest, ist die Anstrengung nämlich halb so wild.

Wieso ich mich immer wieder für Bodyweight-Training entscheiden würde, um meinen Körper in die Wunschform zu bringen, erkläre ich dir auf den nächsten Seiten. Du bekommst Tipps, die dir den Trainingseinstieg und das Dranbleiben erleichtern – los geht's!

Meine Gründe für Bodyweight-Training

Warum ich Bodyweight-Training liebe? Weil es sich an meine Bedürfnisse anpasst und nicht andersherum. Es ist ein minimalistisches Training mit maximalen Effekten, das absolut süchtig macht und super viel Spaß bringt. Aber das ist noch lang nicht alles! Hier kommen meine 13 besten Gründe für das Training mit dem eigenen Körpergewicht:

BODYWEIGHT-TRAINING IST EIN HOCHEFFEKTIVES FATBURNER-WORKOUT

Früher wurde uns eingebläut, lange Ausdauereinheiten mit niedriger Intensität seien der einzig wahre Weg, um Pfunde zu verlieren. Noch heute sehe ich im Studio oft Mädels, die ewig auf dem Crosstrainer schwitzen. Das mag helfen, um das schlechte Gewissen nach der Tafel Schokolade zu beruhigen, zur schlanken Taille führt es jedoch nicht. Wenn du dauerhaft Fett verbrennen willst, empfehle ich dir in erster Linie knackige Einheiten im Krafttraining-Bereich. Während eines Workouts mit dem eigenen Körpergewicht setzt du deinen Körper in relativ kurzer Zeit einem höheren Trainingsreiz aus als bei einem extensiven Kardiotraining. Du verheizt dabei nicht nur Kalorien, du pushst ebenfalls deinen Stoffwechsel und zwingst den Körper, auch nach dem Training Energie aus den Fettdepots zu verbrennen. Sportwissenschaftler nennen das den Nachbrenneffekt – und genau den liebe ich!

MIT BODYWEIGHT-TRAINING VERLÄNGERST DU DEINEN ATEM

Das bedeutet aber nicht, dass du beim Bodyweight-Workout nur deine Kraft steigerst und Fett verbrennst – du verbesserst auch deine Ausdauer. Denn während der intensiven Einheiten arbeitet das Herz-Kreislauf-System auf Hochtouren, und das macht dich fitter – ganz ohne ödes Schwitzen auf dem Crosstrainer.

DU SIEHST MEGASCHNELL DEUTLICHE FORTSCHRITTE

Hui, da zeichnen sich ja tatsächlich schon kleine feine Bauchmuskeln ab, und die Schultern werden schlagartig ein wenig definierter! Kein Witz, schon nach den ersten Trainingseinheiten spürst du, dass sich etwas an deinem Körper verändert – und damit meine ich nicht den aufkommenden Muskelkater. Dein Stoffwechsel wird rasant angekurbelt, und deine Muskeln sind in eine Art Alarmzustand versetzt. Nach den ersten Trainingswochen wirst du auch im Spiegel eine Veränderung sehen. Da ist vielleicht noch kein gestählter Bauch zu erkennen, aber: „Irgendwas ist anders." Hallo, tief liegende Muskeln, schön, euch kennenzulernen. Was gibt es Besseres, als live zu verfolgen, wie sich dein Körper transformiert – und dafür brauchst du nicht mal eine Pulsuhr oder eine Waage!

EIGENGEWICHTSTRAINING ERLEICHTERT DEN EINSTIEG IN EIN SPORTLICHES LEBEN

Du hast Hemmungen davor, im Fitnessstudio rumzuturnen? Auch wenn du natürlich nie einen Grund hast, dich zu schämen, kann ich gut verstehen, wenn du auf neugierige Blicke am Anfang gut verzichten kannst. Bodyweight-Training macht es dir dabei leicht. Du kannst allein in gewohnter Umgebung die ersten Schritte wagen. Ganz egal, wie alt du bist – für den Start in ein sportliches Leben ist es nie zu spät. Ich verspreche dir: Die Fortschritte, die du in kurzer Zeit machst, sorgen dafür, dass du im Studio später nur noch anerkennende Blicke erntest. Warum? Weil du selbstbewusst und stark auftreten wirst.

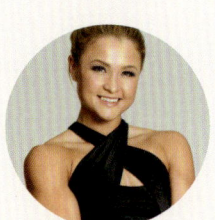

Nach einem lockeren Lauf ist der Stoffwechsel etwa zwei Stunden erhöht, nach einer unserer Bodyweight-Einheiten läuft der Nachbrennmotor bis zu 24 Stunden und länger auf Hochtouren.

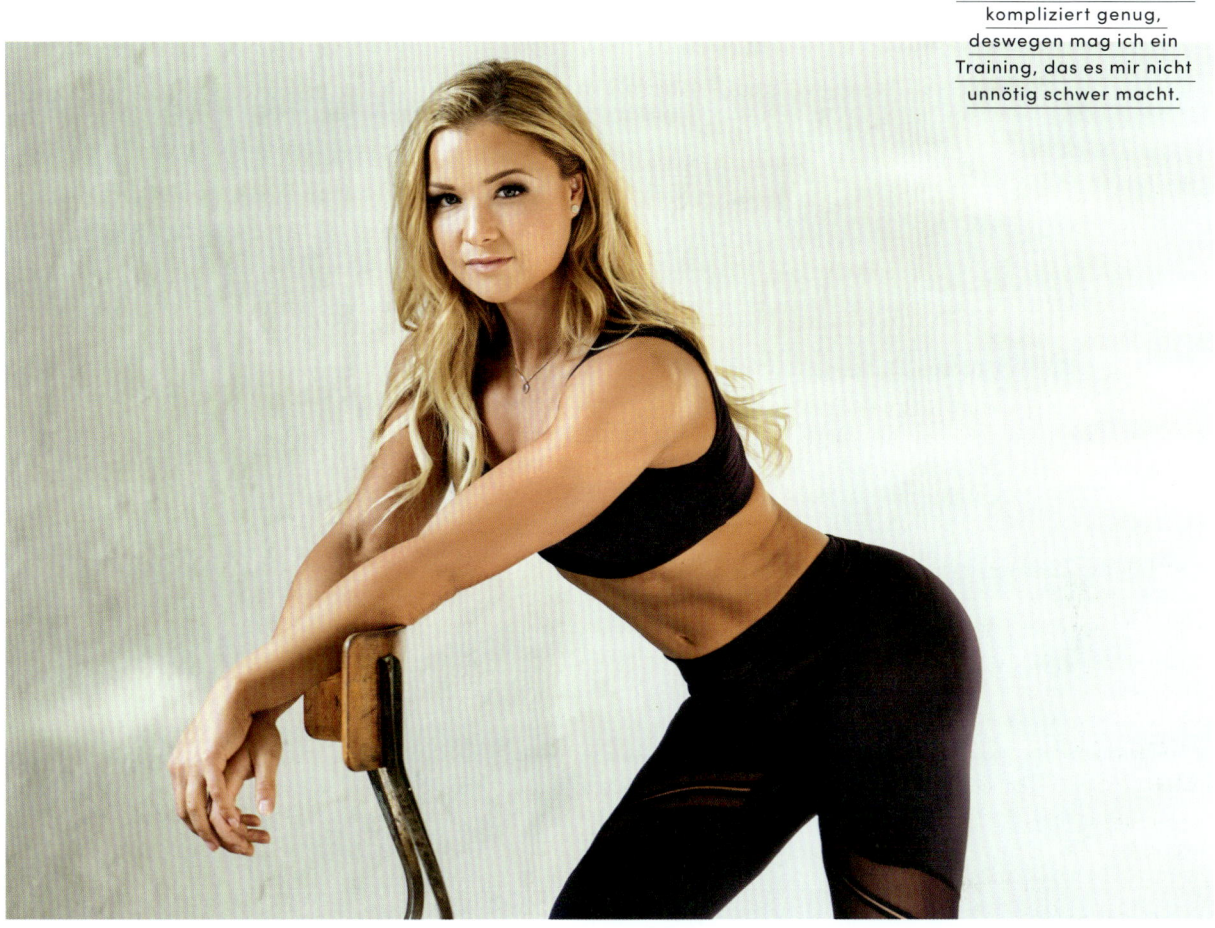

„Es ist nicht wichtig, was andere von dir erwarten, sondern was du selbst möchtest. Das ist dein Training, das ist dein Ziel – was bist du bereit, dafür zu geben?"

FÜR DIESE PURE TRAININGS-METHODE BRAUCHST DU KAUM ODER KEIN EQUIPMENT

Bodyweight-Training ist minimalistisch. Um deinen Körper in Form zu bringen, benötigst du keine Geräte, die ewig und drei Tage unter dem Bett verstauben. Dein Trainingsgerät hast du immer und überall dabei: deinen eigenen Körper. Dein Training ist aufgeräumt und unkompliziert, und das tut auch dem Kopf gut.

BODYWEIGHT-TRAINING RICHTET SICH NACH DEINEM INDIVIDUELLEN ZEITPLAN

Die Öffnungszeiten des Fitnessstudios können dir gestohlen bleiben. Du musst dich nicht abhetzen, um den letzten freien Platz im Kursraum zu ergattern. Das Training richtet sich nach deinen zeitlichen Freiräumen, nicht andersherum. Du bist eine Nachteule und trainierst am liebsten, wenn es dunkel ist? Oder du startest gern gleich in der Früh mit der sportlichen Morgenroutine? Oder nutzt du Sport sogar am liebsten, um dich zwischendurch auszupowern? Mit Bodyweight-Training ist alles möglich – und zwar ohne, dass du das Haus verlassen musst.

DU KANNST ÜBERALL TRAINIEREN

Dein Handy hast du auch immer dabei, richtig? Deswegen solltest du auch auf dein Trainingsprogramm nirgends verzichten müssen. Es gehört schließlich genauso zu deinem Leben. Dank Eigengewichtstraining kannst du immer und überall trainieren: zu Hause, im Hotelzimmer, auf dem Sport- oder Spielplatz oder am Strand.

ES SPART ZEIT UND GELD

Ein straffer, schöner Körper und trotzdem Zeit für andere Hobbys außer Sport? Klar! Mit meinem Trainingsprogramm holst du in kürzester Zeit das Optimum heraus. Um sicht- und spürbare Erfolge zu erzielen, musst du dir nur dreimal pro Woche Zeit nehmen. Mit Bodyweight-Training schonst du außerdem deinen Geldbeutel, denn die Kosten fürs Fitnessstudio oder teures Equipment kannst du ab jetzt streichen.

ES SCHULT DEINE BALANCE UND SCHÜTZT DICH VOR VERLETZUNGEN

Die Muskeln zu trainieren ist die eine Sache. Du willst sie ja auch benutzen können. Dazu ist es wichtig, dass du auch dein Gleichgewicht und deine Koordination trainierst. Viele der Übungen, die du in diesem Buch findest, fördern das Zusammenspiel zwischen Muskeln und Nerven. Das schützt dich langfristig vor Verletzungen, macht dich reaktionsschneller und sorgt dafür, dass du dich insgesamt ausgeglichener fühlst.

ES MACHT DICH AUCH PSYCHISCH STÄRKER

Bodyweight-Training hilft dir nicht nur auf dem Weg zu einem schlanken und gesunden Körper, es stärkt auch deine innere Haltung. Beim Training mit dem eigenen Körpergewicht gehst du an deine Grenzen und darüber hinaus. Du wirst überrascht sein, zu wie viel dein Körper imstande ist. Ich kann dir sagen: Die Erfahrung steigert dein Selbstbewusstsein deutlich! Wenn deine Ziele in greifbare Nähe rücken, wirst du mit Stolz darauf zurückblicken, was du geleistet hast.

DU VERBESSERST DEINE HALTUNG

Wir sitzen bekanntlich viel zu viel. Vor dem Computer neigen wir dazu, mit dem Oberkörper nach vorn zu sacken, den Hals nach hinten und die Schulter nach oben zu ziehen. Dabei verspannen sich dein Rücken und dein Nacken. Zudem werden die Bauchmuskeln schwächer. Mit dem Bodyweight-Training kannst du dieser Fehlhaltung entgegenwirken. Warum? Weil du deinen Körper bei den Einheiten permanent unter Spannung hältst, trainierst du auch die kleinen, tiefer liegenden Muskeln. So entwickelst du eine Körperspannung, die nicht nur Rücken- und Nackenschmerzen vorbeugt, sondern dich auch deutlich aufrechter stehen lässt!

DU KANNST ES ALLEIN, MIT PARTNER ODER IN DER GRUPPE MACHEN

Bodyweight-Training ist super sozial. Je nachdem, wie es um meine Lust und Laune bestellt ist, absolviere ich mein Programm allein oder treffe mich mit einer Freundin. Oder ich trainiere direkt in einer größeren Gruppe. Weil überhaupt kein Equipment notwendig ist, sind solche Verabredungen spontan möglich. Und weil jeder sein eigenes Trainingsgerät dabeihat, muss keiner warten, bis endlich eine Trainingsstation frei ist.

ES MACHT GLÜCKLICH

Oh ja, das sage ich aus vollster Überzeugung: Es macht einfach riesig Spaß, sich allein mit dem eigenen Körpergewicht immer wieder ans Limit zu pushen. Wenn ich mir mit den Finishern am Ende meiner Workouts noch mal so richtig den Stecker ziehe, bleibt nur ein Gefühl zurück: Glück! Und das trägt mich durch den ganzen Tag.

> „Der beste Zeitpunkt zur Veränderung ist immer genau jetzt! Was du dazu brauchst? Nur deinen Willen und dein eigenes Körpergewicht.“

Das Equipment

Es steckt im Namen: Für Eigengewichtstraining brauchst du nur eines, deinen Körper. Das heißt aber nicht, dass du keine Hilfsmittel verwenden darfst, um Abwechslung ins Training zu bringen oder die Intensität zu erhöhen. Das Beste daran: Du hast alles schon zu Hause! Ich zeige dir meine liebsten Tools, die in unserem Training ab jetzt eine Rolle spielen werden.

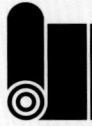

1. Trainingsmatte

Die Trainingsmatte gehört zu meinen ständigen Begleitern. Sie dient als Unterlage, damit gerade auf harten, unebenen Böden nichts wehtut. Suche dir eine Matte aus, die dir richtig gut gefällt – dann macht das Training noch mehr Spaß! Du bist im Hotel? Dann kannst du auch auf dem Teppich trainieren – oder du nimmst die Matte einfach mit auf Reisen.

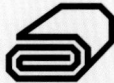

2. Handtuch

Nicht nur zum Abtrocknen gut: Dein neues Trainingsprogramm enthält Übungen, in denen ein Handtuch eine tragende Rolle spielt. Du wirst ein Duschtuch, ein kleines Handtuch und ein Gästehandtuch verwenden. Achte darauf, dass es reißfest und griffig ist. Du hast kein Handtuch da? Dann tut es zur Not auch ein altes T-Shirt.

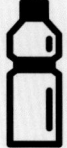

3. Wasserflaschen

Gefüllte Kunststoffflaschen sind ein super Ersatz für Hanteln. Ich verwende 1,5-Liter-Flaschen, die sich gut greifen lassen. Du möchtest die Intensität erhöhen? Dann fülle die Flaschen mit nassem Sand. Wenn du dir unsicher bist, ob die Flaschen gleich schwer sind, wiege sie einzeln ab. **TIPP** Wenn du die Wasserflaschen nur zur Hälfte oder zu zwei Dritteln füllst, erzeugst du eine Art Schwipp-Schwapp-Effekt und erreichst zusätzlich auch die tiefer liegenden Muskeln.

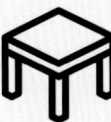

4. Stuhl & Tisch

Runter mit Vase, Platzdeckchen und Sitzpolster! In deinem neuen Trainingsprogramm verwandeln sich Tisch und Stuhl nämlich in Trainingstools. Achte aber bitte darauf, dass sie stabil stehen – Glastisch und Chefsessel eignen sich also nicht. Den Stuhl stellst du im Idealfall gegen eine Wand.

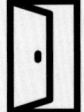

5. Tür oder Klimmzugstange

Es klingt abenteuerlicher, als es ist. Beim Oberkörpertraining werden wir auch mal eine Tür umfunktionieren. Sie sollte stabil genug sein, Kleiderhaken solltest du vorher unbedingt entfernen. Alternativ kannst du diese Übungen an einer Klimmzugstange oder an einem Klettergerüst machen.

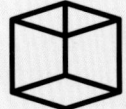

6. Kiste oder Stufe

Einige Übungen im Programm absolvierst du mit einer Kiste. Die Erhöhung macht die Übung leichter oder schwerer, abhängig davon, wo sich dein Körperschwerpunkt befindet. Sie sollte stabil sein und nicht kippeln. Alternativ zur Kiste kannst du die Übungen aber auch auf einer Treppenstufe, einer Mauer oder einer Parkbank durchführen. **TIPP** Schöner Nebeneffekt: Ein Tool erinnert dich im Alltag an Erfolge und Ziele. Aus einer schnöden Wasserflasche wird ein Trainings-Reminder, der dir hilft, immer dranzubleiben.

Wichtige Fragen zum Thema Bodyweight-Training

Haben dir meine persönlichen Beweggründe pro Bodyweight-Training gefallen? Super! Ich selbst lasse mich immer wieder gern von diesem unkomplizierten Training begeistern. Bevor es gleich so richtig losgeht, lass uns aber noch kurz die brennendsten deiner Fragen zu deinem neuen Training klären.

KANN ICH AUCH ALS SPORT-ANFÄNGER MIT BODYWEIGHT-TRAINING BEGINNEN?

Absolut. Bodyweight-Training ist ideal, um in ein sportlicheres Leben einzusteigen. Wenn du lang keinen Sport gemacht hast oder es irgendwo zwickt, solltest du dich vor dem Beginn deines Trainingsplans einmal vom Arzt durchchecken lassen, um alle Zweifel aus dem Weg zu räumen. Wichtig ist, dass du langsam ins Training einsteigst und dich nicht entmutigen lässt, wenn nicht gleich jede Übung auf Anhieb klappt. Im Gegenteil: Jede Trainingseinheit wird dich herausfordern – das geht sogar fortgeschrittenen Sportlerinnen so. Als Belohnung für all die Mühe werden dir die Workouts mit der Zeit immer leichter fallen. Freu dich auf die bevorstehende Zeit: Gerade ganz am Anfang werden Fortschritte besonders deutlich sicht- und spürbar sein.

IST BODYWEIGHT-TRAINING EIGENTLICH GENAUSO EFFEKTIV WIE TRAINING AN KRAFTGERÄTEN IM FITNESSSTUDIO?

Einer der großen Vorteile von Bodyweight-Training ist, dass du deine Muskeln dabei in der Regel mit einer höheren Intensität herausforderst, als du es im Fitnessstudio tun würdest. Bei einerm Liegestütz beispielsweise setzt du rund 60 Prozent deines Körpergewichts ein. Heißt: Eine 60 Kilogramm schwere Frau hantiert mit 36 Kilogramm. Hast du im Fitnessstudio je ein solches Gewicht in die Hand genommen? Siehst du! Ob ein Training wirksam ist, entscheidest du ganz allein – egal, ob es an Maschinen oder auf der Matte stattfindet. An den Geräten bearbeitest du zudem isoliert einzelne Muskelgruppen. Beim Bodyweight-Training sind bei einer Übung gleich mehrere Muskeln beteiligt – du trainierst also mehrdimensional und meist effektiver.

BEKOMME ICH DURCH BODYWEIGHT-TRAINING DICKE ARME UND BEINE?

Keine Sorge, du musst dich nicht fürchten, bald wie ein Muskelprotz auszusehen! Frauen bauen nämlich nicht so schnell Muskeln auf wie Männer. Wir haben weniger vom Wachstumshormon Testosteron im Blut. Das heißt aber nicht, dass wir keine definierten Muskeln bekommen können. Bei uns Mädels führt gezieltes Training eher zu einer Straffung des Gewebes statt zu Muskelbergen. Heißt: Der Speck über dem Sixpack schmilzt, und die kleinen Muskeln kommen zum Vorschein. Und das ist es, was wir wollen: einen schlanken, straffen und definierten Körper.

DARF ICH SCHWANGER TRAINIEREN?

Hey, herzlichen Glückwunsch, wenn du bald Mama wirst! Die gute Nachricht: Du musst während der Schwangerschaft nicht aufs Training verzichten – allerdings solltest du die Intensität anpassen und auf einige Übungen verzichten (der Bauch ist tabu!). Studien zeigen, dass moderates Training für Mutter und Baby sogar förderlich sein kann. Höre auf deinen Körper und frage unbedingt deinen Frauenarzt, ob etwas gegen dein Sportprogramm spricht.

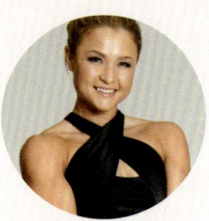

Im Fitnessstudio würden viele von uns sicher keine 40-Kilo-Hantel freiwillig in die Hand nehmen. Beim Bodyweight-Training setzt du aber ganz unbewusst und automatisch mehr Gewicht ein – und das zahlt sich aus!

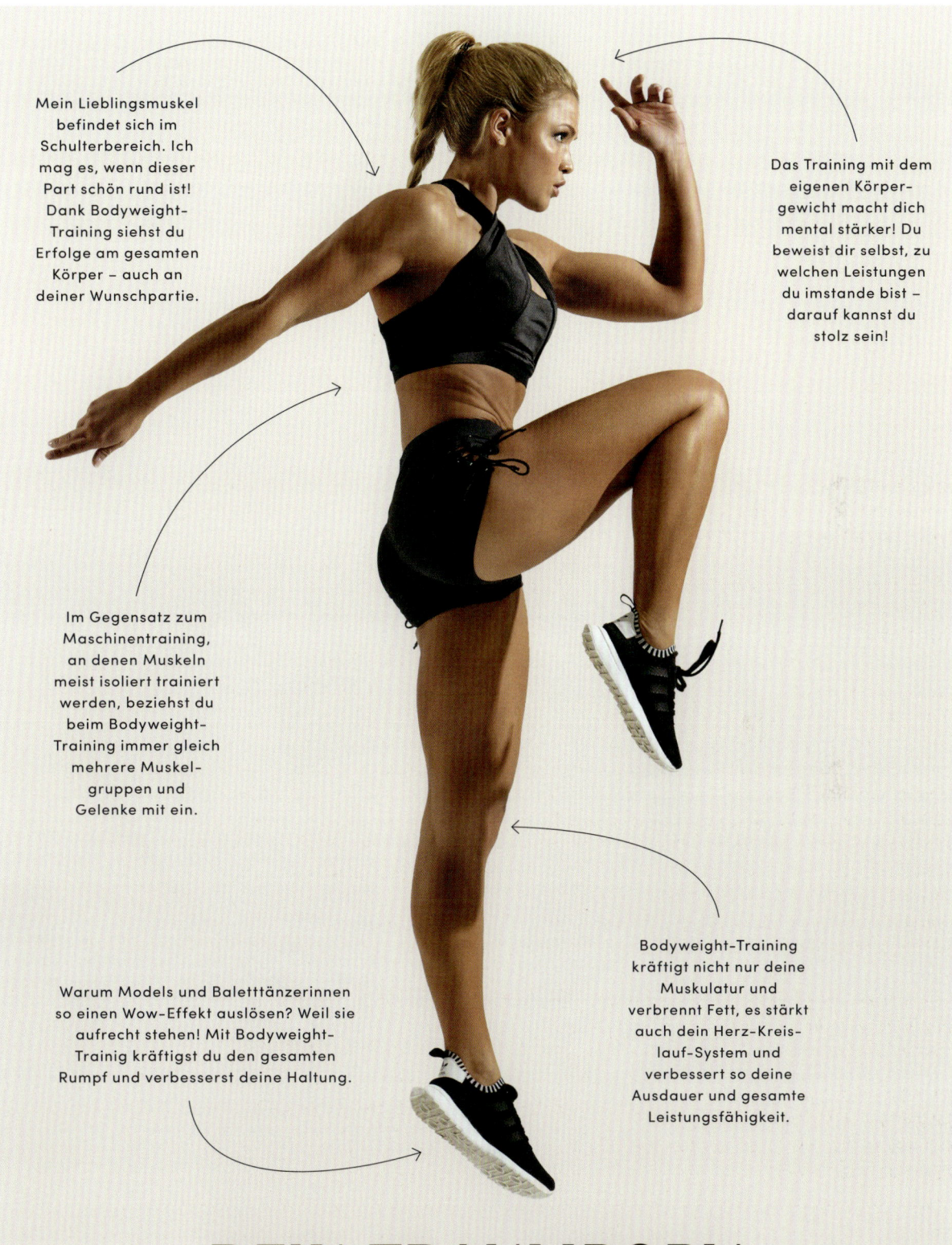

Mein Lieblingsmuskel befindet sich im Schulterbereich. Ich mag es, wenn dieser Part schön rund ist! Dank Bodyweight-Training siehst du Erfolge am gesamten Körper – auch an deiner Wunschpartie.

Das Training mit dem eigenen Körpergewicht macht dich mental stärker! Du beweist dir selbst, zu welchen Leistungen du imstande bist – darauf kannst du stolz sein!

Im Gegensatz zum Maschinentraining, an denen Muskeln meist isoliert trainiert werden, beziehst du beim Bodyweight-Training immer gleich mehrere Muskelgruppen und Gelenke mit ein.

Warum Models und Baletttänzerinnen so einen Wow-Effekt auslösen? Weil sie aufrecht stehen! Mit Bodyweight-Trainig kräftigst du den gesamten Rumpf und verbesserst deine Haltung.

Bodyweight-Training kräftigt nicht nur deine Muskulatur und verbrennt Fett, es stärkt auch dein Herz-Kreislauf-System und verbessert so deine Ausdauer und gesamte Leistungsfähigkeit.

DEIN TRAUMBODY

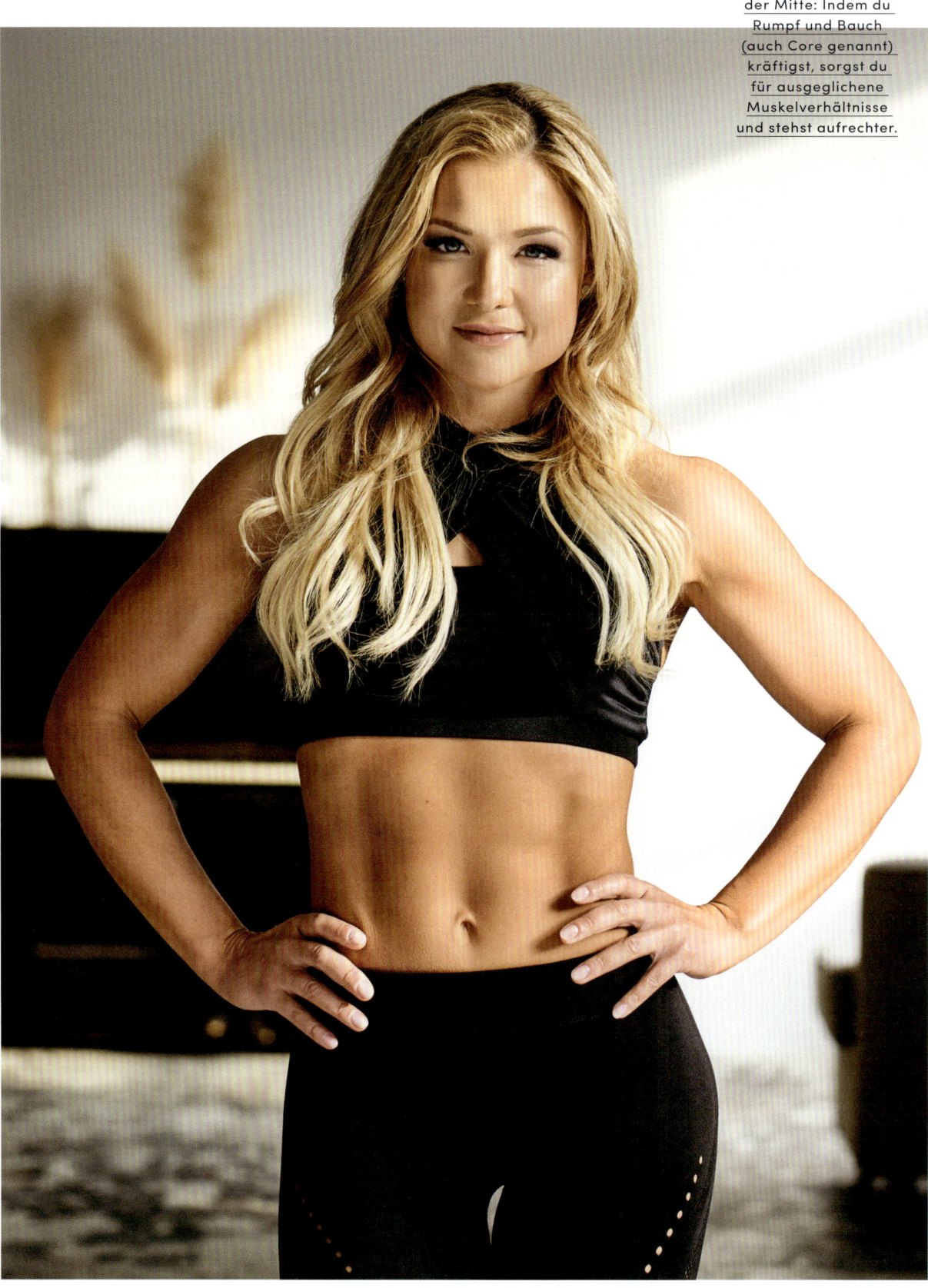

Die Kraft kommt aus der Mitte: Indem du Rumpf und Bauch (auch Core genannt) kräftigst, sorgst du für ausgeglichene Muskelverhältnisse und stehst aufrechter.

ICH HABE OFT STARKEN MUSKEL-KATER NACH DEM TRAINING. IST DAS EIGENTLICH NORMAL?

Ja, vor allem, wenn du deine Muskeln durch neue Reize forderst. Je häufiger du eine Übung gemacht hast, desto seltener tut's anschließend weh. Muskelkater ist also ein gutes Zeichen, auch wenn er nicht anzeigt, dass deine Muskeln wachsen. Die Minirisse, die den Schmerz auslösen, gehören zu Anpassungsprozessen der Muskeln. Bei einem starken Muskelkater solltest du die betroffenen Stellen nicht zu schnell wieder stark fordern, um Verletzungen zu verhindern. Lege einen Ruhetag ein oder trainiere andere Muskelpartien. Moderates Training ist auch mit Muskelkater erlaubt und kann zudem sogar lindernd wirken.

ICH BIN SCHON RECHT TRAINIERT, KANN ICH MICH TROTZDEM NOCH STEIGERN?

Aber ja! Eine Steigerung ist immer möglich. Du findest in diesem Buch viele Varianten, mit denen du die Intensität erhöhen kannst.

ICH SOLL PO UND BAUCH EINZELN TRAINIEREN? HABE ICH NICHT EINEN GRÖSSEREN EFFEKT, WENN ICH DEN GANZEN KÖRPER TRAINIERE?

Ich verstehe den Gedanken: Warum in kurzer Zeit nicht den Rundumschlag schaffen? Dazu folgender Vergleich: Stelle dir vor, du führst eine Telefonkonferenz mit drei Freundinnen gleichzeitig. Dabei sparst du zwar Zeit und hast alle mal wieder gehört, kannst dich aber auf keine so richtig einlassen. So verhält es sich auch mit deinem Training. Wenn du dich in einer Einheit einer Muskelpartie widmest, kannst du sie intensiver kräftigen, als wenn du alle Muskeln nur oberflächlich angehst. Die geforderten Muskeln dürfen sich anschließend ausruhen (und stärker werden!), weil du dich am nächsten Trainingstag der nächsten Partie widmest. Durch dieses sogenannte Split-Training bringst du außerdem mehr Abwechslung in deine Trainingswoche.

ICH WAR FAST AM ZIEL, BIN ABER IN ALTE MUSTER ZURÜCKGEFALLEN. WIE KANN ICH DAFÜR SORGEN, DASS ES NICHT WIEDER PASSIERT?

Das hat jeder von uns schon einmal erlebt, und es ist wirklich keine Schande. Aus so einem Rück-schlag geht man nämlich stärker heraus. Eine Niederlage ist das noch lang nicht! Vielleicht lag es ja daran, dass dein Training einfach nicht in deinen Alltag gepasst hat. Das Bodyweight-Training in diesem Buch ist so konzipiert, dass du es im Grunde dein ganzes Leben so weitermachen kannst. Es lässt sich super in den Alltag integrieren. Trainingsmethoden oder Diäten, die nur auf kurzfristigen Erfolg zielen, demotivieren meist. Beweise dir, dass du es wieder schaffen (und durchhalten) kannst! Wenn du magst, schaue dir auch meine Motivationstipps ab Seite 24 an.

ICH GEHE NORMALERWEISE AUCH HIN UND WIEDER MAL JOGGEN, DARF ICH DAS JETZT NICHT MEHR MACHEN?

Du darfst alles tun, was dir Spaß macht. Gegen Bewegung ist grundsätzlich nie etwas einzuwenden. Ich habe in Süddeutschland die Berge vor der Haustür, deswegen gehe ich an Ruhetagen auch gern mal ins Gebirge und erklimme einen Gipfel. Außerdem gehe ich für mein Leben gern ins Schwimmbad. Kurze Ausdauereinheiten sind eine ideale Ergänzung zu Bodyweight-Training. Wenn du deinen Körper in den nächsten Wochen schnell und effektiv formen willst, solltest du lange Ausdauereinheiten jedoch zurückfahren, um einen möglichen Muskelabbau zu vermeiden – das wäre doch wirklich zu schade!

„Du willst den ganzen Körper in einem Workout trainieren? Du telefonierst doch auch nicht mit all deinen Mädels parallel? Konzentriere dich besser auf eine Sache!"

Deine goldenen Motivationsregeln

1. Sprich laut aus, was du wirklich willst

Du weißt, was du mit deinem Training erreichen willst? Super! Dann solltest du es nicht nur denken, sondern auch mal laut aussprechen. So bekommt dein Vorhaben nämlich noch mehr Gewicht, und du wirst selbstsicherer. Du legst damit eine Art Schalter in deinem Bewusstsein um. Du kannst es allein vorm Spiegel oder vor deiner besten Freundin tun – im zweiten Fall bekommt dein Vorhaben eine höhere Verbindlichkeit, und deine Freundin kann dich bei deinem Ziel sogar unterstützen.

2. Gehe eine Vereinbarung mit dir selbst ein

Für Bodyweight-Training musst du keinen Fitnessstudio-Vertrag abschließen und sparst deswegen eine Menge Geld. Der Vorteil von dem Betrag, der monatlich vom Konto geht, ist jedoch, dass du eher dazu geneigt bist, das gezahlte Geld auch auszunutzen. Andersherum kennst du aber vielleicht auch das schlechte Gewissen, wenn du es trotzdem oft nicht zum Training schaffst. Um ohne Geldverlust eine Verbindlichkeit herzustellen, hilft es, wenn du eine Art Vertrag mit dir selbst abschließt.

Schreibe auf, welches Ziel du verfolgst, bis wann du es erreichen möchtest und was dafür nötig ist. Während der „Laufzeit" kannst du deinen Vertrag anpassen und kleine Zwischenziele notieren.

3. Stelle einen Plan auf

Der Plan resultiert aus deinem Vertrag mit dir selbst. Auch im Fitnessstudio hast du einen Timetable, der dir vorgibt, welches Training wann und an welchen Geräten ansteht. Das macht Sinn, denn wenn wir einfach ins Blaue trainieren, können wir nicht mit gezielten Trainingserfolgen rechnen. Stelle dir jetzt aber mal vor, du könntest den Plan selbst und sehr variabel gestalten – das geht bei Bodyweight-Training. Je nachdem, ob du ein Routinemensch bist oder oft Abwechslung suchst, kannst du

> **„Setze dir kleine Zwischenziele und feiere den Erfolg wie ein Endziel."**

deinen Trainingsplan individuell nach deinen Bedürfnissen gestalten. Halte fixe Trainingstermine fest, aber lass dir so viel Freiheit, dass du auch mal switchen kannst, wenn etwas dazwischenkommt. Wichtig: Plane auch die wohlverdienten Ruhetage ein.

4. Setze kluge Prioritäten

Eine Stunde pro Tag Serien schauen oder eine Stunde aktiv Sport treiben. Jede von uns hat definitiv dreimal pro Woche einen Slot fürs Training frei. Überlege dir genau, was dich langfristig wirklich glücklicher macht. Ist ganz leicht, oder?

5. Erschaffe dir Visionsbilder

Du hast dir vor drei Jahren mal besser im Bikini gefallen? Dann kann es für dich eine Strategie sein, dir ein Bild von damals als Motivation an die Wand zu hängen. Du kannst es auch als Hintergrundbild auf deinem Handy oder Computer speichern. Es gibt allerdings auch Mädels, die so ein Bild frustrieren kann. Alternativ kannst du den Bikini einfach in deiner Sichtweite aufhängen. Noch einfacher: Stell dir den nächsten Sommerurlaub vor – du, ganz selbstbewusst in deinem nagelneuen Bikini!

6. Halte dich an einem Motto fest

Mir helfen Motivationssprüche dabei, meine Ziele nicht aus den Augen zu verlieren. Wie eine Art Mantra erinnert ein Spruch mich daran, was der Grund für all die Mühe ist. Sprüche helfen mir, die negativen Gedanken schnell wieder über Bord zu werfen.

7. Gib Ausreden keine Chance

Ich habe keine Zeit! Ich bin zu müde! Ich bin total gestresst! Die Liste beliebter Ausreden lässt sich endlos fortsetzen. Wenn wir uns partout nicht zum Sport aufraffen können, werden wir kreativ und finden Gründe, warum wir nicht trainieren können. Aber: Eine Ausrede behindert dich, dein Ziel zu erreichen. Willst du das? Ausreden sind quasi die Muttersprache des inneren Schweinehunds. Du kannst ihn ganz leicht bekämpfen, indem du aufhörst abzuwägen, sondern einfach machst. Denke nicht darüber nach, ob du heute Lust hast oder nicht, sondern erfülle einfach, was du dir vorgenommen hast. Wenn du doch zwingend abwägen musst, überlege immer, was schlimmer wäre: eine halbe Stunde Sport oder dein angestrebtes Ziel nicht zu erreichen? Dann weißt du definitiv, was zu tun ist.

8. Belohne dich für große und kleine Fortschritte

Kennst du das? Man macht sich selbst oft fertig, weil man etwas nicht tut. Doch man belohnt sich auf der anderen Seite selbst sehr selten, wenn man etwas getan hat. Wenn du ein Ziel erreichst (egal, wie klein es ist), darfst du dich auch mal belohnen. Und selbst wenn das Ziel noch in weiter Ferne ist, darfst

du dich dafür belohnen, dass du dabeibleibst. Das allein ist nämlich schon richtig stark! Gönne dir zur Belohnung zum Beispiel eine Massage, einen Shaker, neue Kopfhörer oder ein cooles Trainingsshirt.

„Du arbeitest niemals gegen deinen Körper, sondern immer mit ihm."

9. Wirf dich in Schale

In Trainingsklamotten, die ich richtig hübsch finde, trainiere ich doppelt so gern wie in solchen, die ich nicht mehr sehen kann. Wichtig ist auch, dass du dich im Outfit pudelwohl fühlst – da sollte nichts zwicken oder einengen. Wenn du dich beim Training schön und entspannt fühlst, willst du wieder in die Klamotten steigen. Ich mag meine Sportklamotten übrigens so sehr, dass ich sie auch zu Hause gern trage. So muss ich mich vorm Training nicht mal umziehen!

10. Trainiere nicht krampfhaft gegen deinen Rhythmus

Wenn du morgens keine Probleme damit hast, aus dem Bett zu kommen, bist du ganz klar im Vorteil. Dann kannst du nämlich schon in der Früh dein Training absolvieren und musst den Rest des Tages nicht mehr darüber nachdenken. Dann verläuft der gesamte Tag anders,

und meist ernährst du dich dann auch automatisch gesünder. Wenn du morgens allerdings partout nicht aus den Federn kommst und lieber nach Feierabend dein Workout absolvieren willst, solltest du dich nicht verbiegen und den Sport unbedingt am Abend genießen.

11. Hole dir Verstärkung

Gemeinsam zu trainieren und sich dann dabei gegenseitig zu motivieren ist einfach supercool. Denn manchmal fühlt man sich schon etwas allein mit seinem Trainingsvorhaben. Die Strategie dagegen: Schnappe dir deine Freunde oder deine Familienmitglieder, die mitziehen. Aber auch Fremde können unterstützen: Bei meinem Online-Programm gibt es zum Beispiel die „Sweating Beauties". Die Teilnehmerinnen posten in der Gruppe zahlreiche Transformationsbilder, super motivierende Sprüche und spornen sich gegenseitig total an. Das gibt so viel Kraft, da will man am liebsten direkt mit der nächsten Trainingseinheit starten.

12. Gib was auf die Ohren

Für mich persönlich ist Musik ein Anker in jedem noch so tiefen Motivationsloch. Musik kann einen aus den verschiedensten Gefühlslagen wieder herausholen und nach vorn pushen – einfach Kopfhörer auf und wegbeamen.

13. Lass dich begeistern

Wo verbringen wir viel Zeit, wenn wir nicht trainieren, zur Schule, in die Uni oder zur Arbeit gehen? Absolut richtig: am Handy auf etlichen Social-Media-Plattformen! Wieso das dann also nicht direkt als Motivation nutzen? Folge Fitnessseiten, auf denen supermotivierende Bilder und Sprüche zu sehen sind.

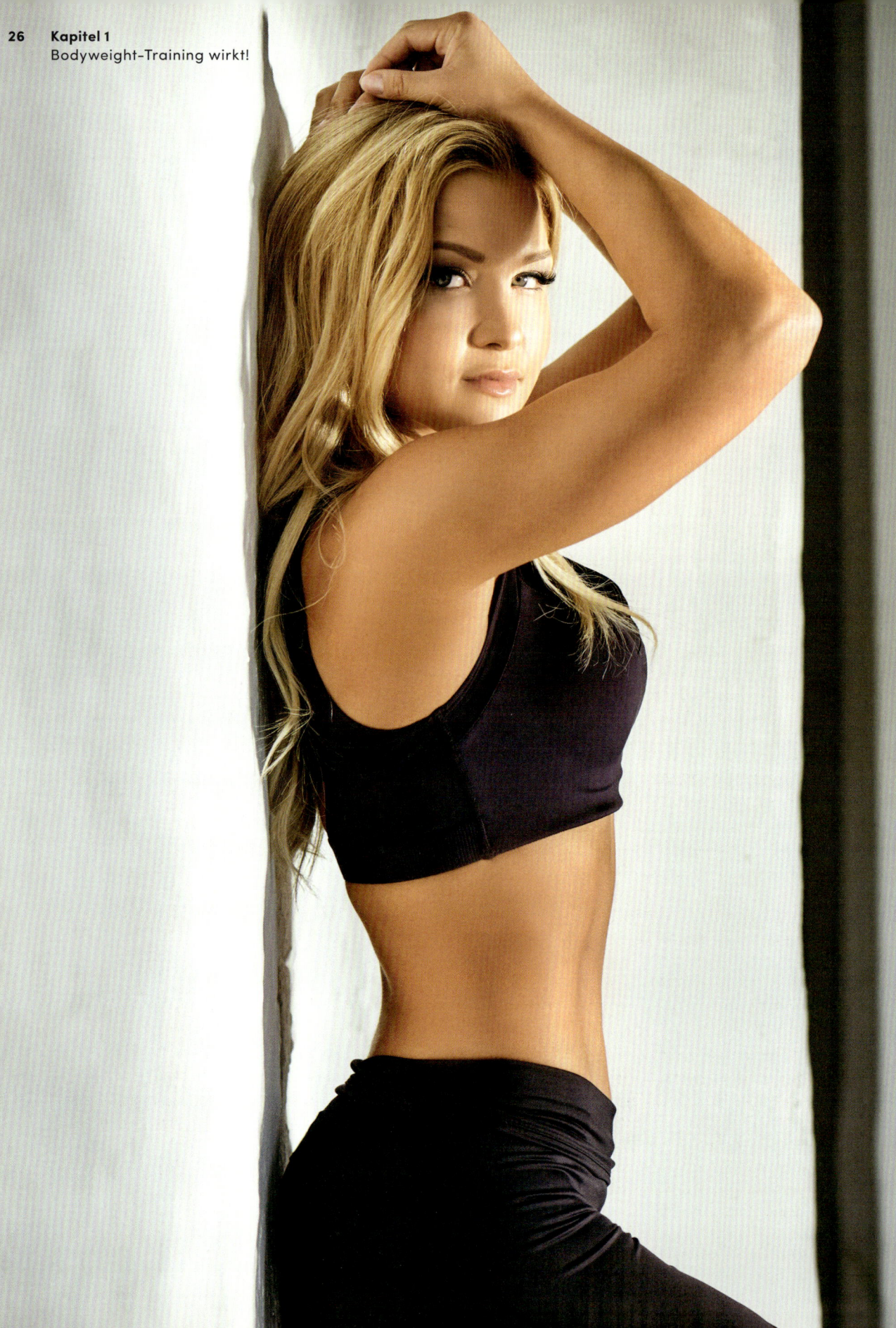

Ich habe plötzlich keine Lust mehr aufs Training. Woran kann das liegen?

DU HAST ZU WENIG GESCHLAFEN

Wenn du regelmäßig zu wenig schläfst, bist du weniger leistungsfähig, fühlst dich öfter gestresst und hast ein höheres Schmerzempfinden. Ideal sind sieben bis acht Stunden Schlaf pro Nacht. Ich nutze zusätzlich jede Gelegenheit für einen Powernap, wie zum Beispiel während der Bahnfahrt, am Flughafen oder in der Mittagspause.

DU HAST DIR KEINE RUHETAGE GEGÖNNT

Deine Muskeln wachsen zwischen den Trainingstagen. Gib deinem Körper die Zeit, die er zur Regeneration braucht. Zeichen von Übertraining sind: Unlust, Abgeschlagenheit und Gereiztheit.

DEIN TRAINING IST NICHT ABWECHSLUNGSREICH GENUG

Etwas Routine ist gut, zu viel Routine wird langweilig: Stelle dir vor, du müsstest jeden Tag denselben Film schauen oder dasselbe Gericht essen. Das würde auf Dauer doch auch öde werden. Bringe daher unbedingt ausreichend Abwechslung ins Training (in diesem Buch gibt es genug davon!), dann bleibst du immer topmotiviert!

DU ARBEITEST AB, STATT SPASS ZU HABEN

Kennst du das nicht auch? Du willst das Training schnell durchziehen und bist dabei mit dem Kopf aber ganz woanders. Das ist sehr gefährlich, denn dabei achtest du weniger auf die saubere Ausführung der Übungen. Das Training soll unbedingt Spaß machen. Es ist eine Zeit des Tages, die nur dir, deinen Wünschen und deinen Bedürfnissen dient. Steigere die Vorfreude aufs Training: Nimm dir vor, dabei ins neue Album deiner Lieblingsband zu hören, oder hol dir gut gelaunte Mitstreiter ins Boot und schärfe deinen Fokus.

DU BIST GESTRESST

Du kommst nach einem stressigen Tag aus der Schule, der Uni oder dem Büro und kannst dir nicht vorstellen jetzt noch Sport zu treiben. Unlust, Antriebslosigkeit und Müdigkeit sind typische Stresssymptome. Und genau hier steckt das Dilemma. Sport hilft nämlich, Stress abzubauen. Wenn wir uns aber zu fertig dazu fühlen, geraten wir immer tiefe in die Stressspirale. Halte dir vor Augen, dass es dir nach dem Workout besser gehen wird, du leichter einschlafen kannst und du ausgeglichener bist. Manchmal reicht es, wenn du einfach mal anfängst und dir vornimmst, dass du nach fünf Minuten aufhörst, wenn du wirklich keine Lust mehr hast – meistens bleibt man dran.

DU HAST „SCHWER" GEGESSEN

Wenn du gerade erst eine Hauptmahlzeit gegessen hast, ist es kein Wunder, dass du wenig Lust auf das Training hast. Mit einem vollen Bauch trainiert es sich auch nicht gut. Achte darauf, dass du etwa zwei Stunden vor dem Workout keine größeren Mahlzeiten mehr zu dir nimmst.

DU HAST ZU WENIG GEGESSEN

Du fühlst dich zu schlapp fürs Training? Dann kann es daran liegen, dass du zu wenig gegessen oder getrunken hast. An stressigen Arbeitstagen kann das schon mal passieren. Um schnell Energie zu bekommen, hilft es, wenn du vor dem Training beispielsweise einen Espresso und ein Glas Wasser trinkst und ein Stück Banane isst. Die belastet deinen Magen nicht stark, und der enthaltene Zucker geht schnell ins Blut und versorgt dich sofort mit Energie.

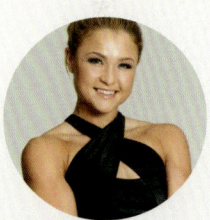

Genug trinken, so gelingt's! An trainingsfreien Tagen trinke ich über den Tag verteilt zwei bis drei Liter Wasser oder ungesüßten Tee. Für jede halbe Stunde Training lege ich einen halben Liter nach. Kleiner Trick: Klebe dir Zettel mit Uhrzeiten auf die Flasche. Dann weißt du, wie viel du bis dahin getrunken haben willst.

Kapitel 2
DEINE TRAININGS-BASICS

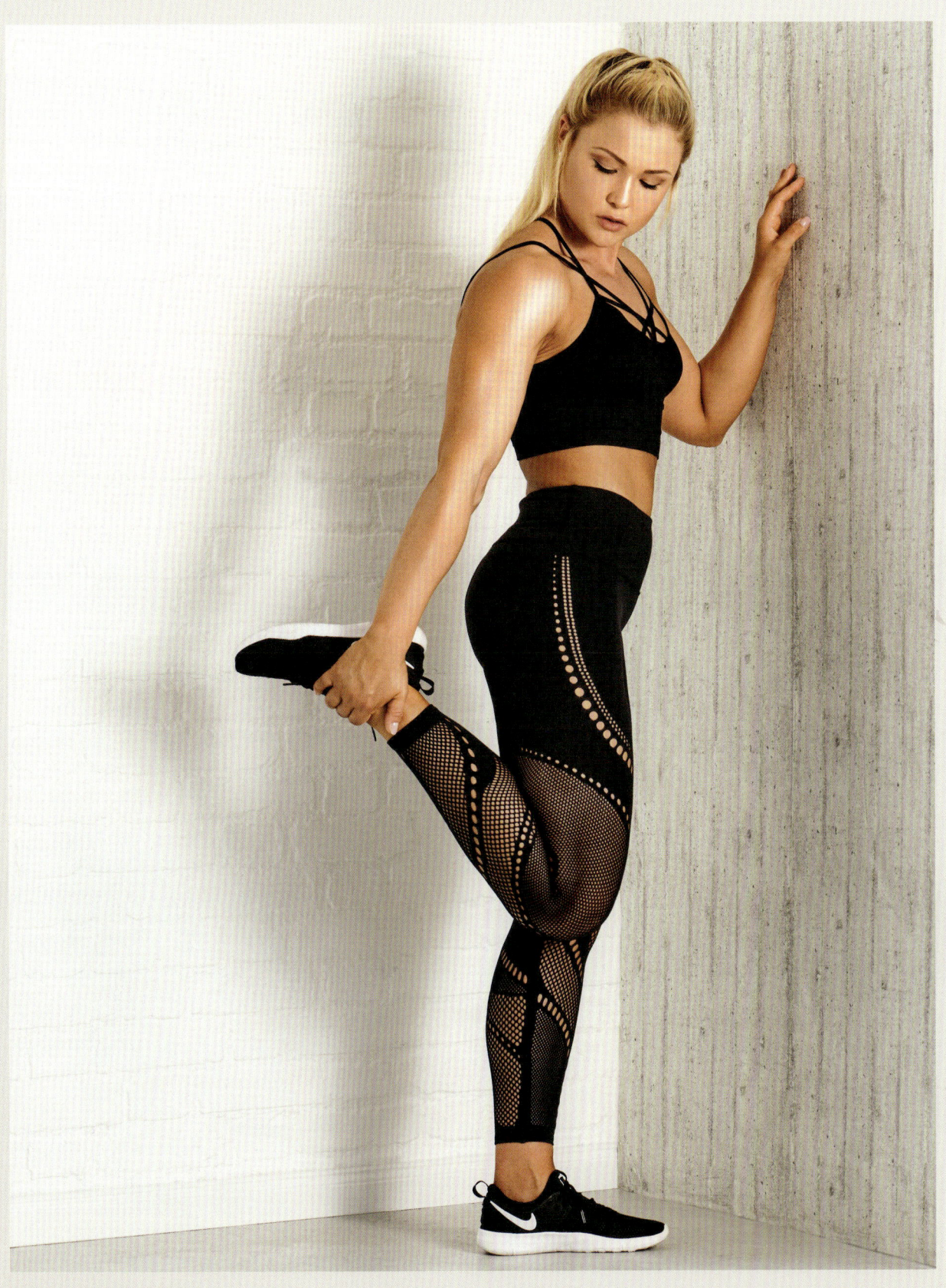

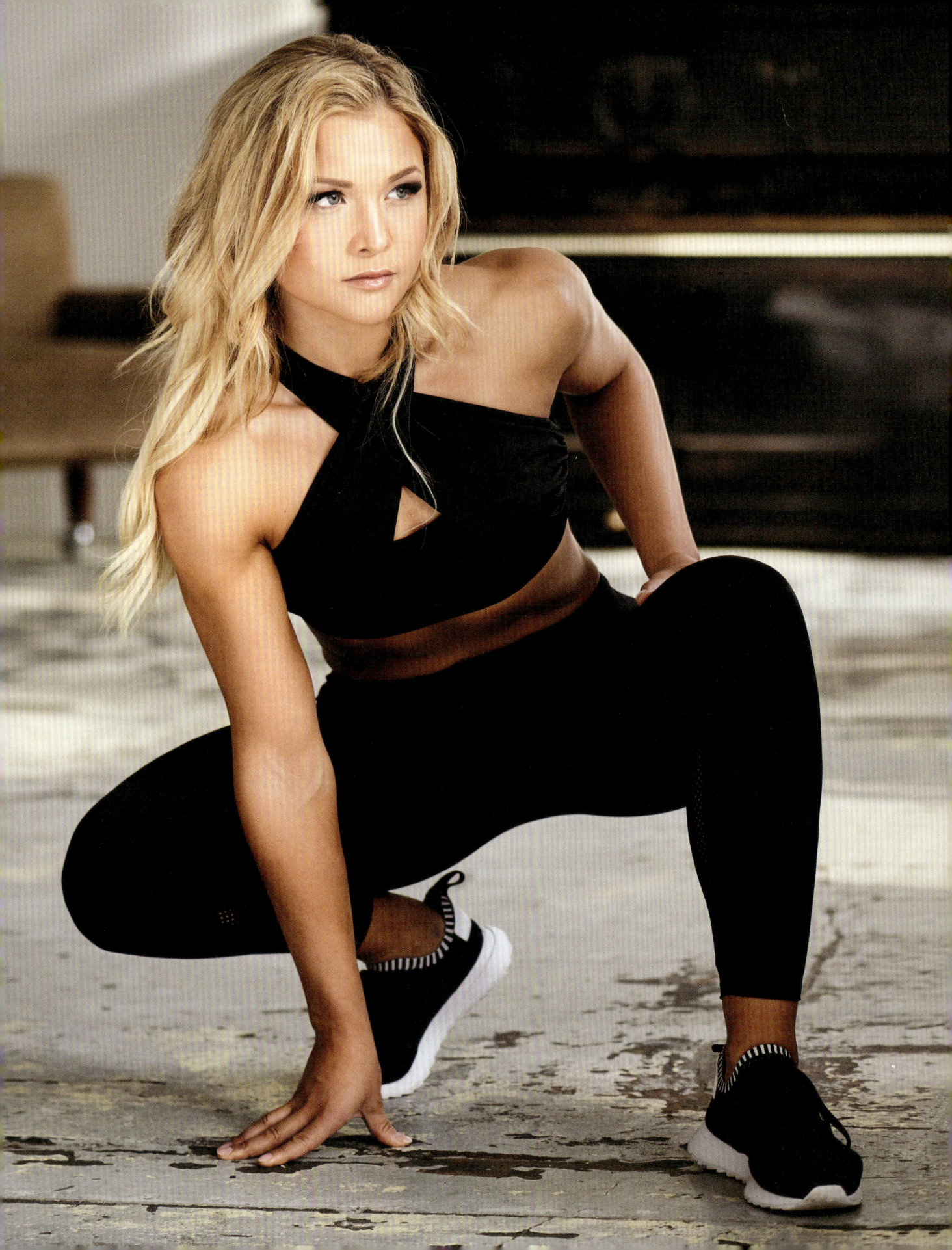

Dein Körper ist ein Kunstwerk

MUSKULATUR UND GELENKE

Bevor es losgeht, wollen wir uns noch kurz mit dem wichtigsten Trainingsgerät beschäftigen: deinem Körper! Keine Sorge, ich quäle dich nicht mit trockenem Anatomie-Unterricht, aber es ist superspannend, wie und wo Bodyweight-Training deinen Körper verändern kann. Spätestens bei deinem ersten Muskelkater wirst du spüren, dass du bisher nur einen Bruchteil deiner rund 600 verschiedenen Muskeln kanntest. Oft vernachlässigt, aber genauso wichtig, wenn nicht wichtiger für jede deiner Bewegungen, sind die Gelenke. Die mehr als 100 Gelenke in deinem Körper stabilisieren und mobilisieren die Muskeln bei jeder deiner Bewegungen.

DIE VORDERSEITE

Schulter-
gelenk

Die Gelenke
Bodyweight-Training stabilisiert deine Gelenke, weil bei
jeder Übung mehrere Muskeln
gleichzeitig arbeiten müssen.
Schon allein deswegen, damit
du bei den Übungen nicht
umkippst. Wenn du an
Maschinen trainierst,
übernehmen die diese Arbeit,
dadurch geht dir ein wichtiger
Trainingseffekt verloren.

Großer Brustmuskel
Indem du deinen
Brustmuskel trainierst,
sorgst du nicht nur für ein
straffes Dekolleté. Der
Brustmuskel unterstützt
dich auch bei vielen
Alltagsbewegungen, zum
Beispiel, wenn du eine Tür
aufdrückst. Du spürst
sie, wenn du deine
Handflächen fest vor der
Brust zusammenpresst.

Gerade und seitliche Bauchmuskeln
Er ist nicht nur für ein sexy
Sixpack zuständig. Alle deine
Bauchmuskeln tragen zu
einer aufrechten Körperhaltung bei und schützen deine
inneren Organe. Im Alltag
benutzt du den geraden
Bauchmuskel zum Beispiel,
wenn du von einem Stuhl
aufstehst. Ist dein Bauch gut
trainiert, beugst du Rücken-
schmerzen und einem
Hohlkreuz vor. Die seitlichen
Bauchmuskeln unterstützen
den geraden Bauchmuskel,
wenn du den Rumpf nach
vorn beugst.

Bizeps
Starke Arme für alle! Die
Hauptaufgabe des Bizeps
ist es, den Ellenbogen zu
beugen. Du beanspruchst
ihn im Alltag, wenn du
beispielsweise etwas
Schweres vom Boden
aufhebst, eine Autotür
zuziehst oder einen
Korken aus einer
Weinflasche drehst.

Hüftstrecker

Knie-
gelenk

Innerer Oberschenkelmuskel
Vielleicht kennst du auch
die fiesen Fettpölsterchen,
die an den Beininnensei-
ten aneinanderreiben.
Indem du den Muskel des
inneren Oberschenkels
trainierst, wirst du sie
dauerhaft los. Du spürst
den Muskel, wenn du im
Sitzen die Knie zusam-
mendrückst. Er ist bei der
Bewegung des Beins
nach vorn und nach
innen beteiligt.

Sprung-
gelenk

Vorderer Oberschenkelmuskel
Er ist eine der größten
Muskelgruppen deines
Körpers. Wenn deine Ober-
schenkel gut trainiert sind,
steigerst du also automatisch
auch deinen Grundumsatz. Der
vordere Oberschenkelmuskel
wird meist als „Strecker"
bezeichnet. Du nutzt ihn bei
der Kniebeuge, beim Radfahren
und beim Treppensteigen.

DIE RÜCKSEITE

Deltamuskel

Dieser Muskel teilt sich in einen hinteren, seitlichen und vorderen Anteil. Er hebt deinen Arm nach vorn, rückwärts und zur Seite. Er stabilisiert außerdem dein Schultergelenk und schützt es vor Verletzungen. Im Alltag nutzt du ihn unbewusst, wenn du beispielsweise eine Tasse aus dem Schrank holst.

Rückenstrecker

Dieser Bereich besteht aus vielen kleinen Muskeln, die zwischen den Wirbeln und neben der Wirbelsäule liegen. Sie sorgen für eine gute Haltung.

Gesäßmuskeln

Klar, sie sind für den Knackarsch verantwortlich. Aber sie unterstützen dich auch bei jeder Beinbewegung. Den großen Pomuskel nutzt du unter anderem beim Radfahren und Treppensteigen. Die seitlichen Gesäßmuskeln kommen zum Zug wenn du zum Beispiel seitlich aus der Wanne aussteigst.

Hinterer Oberschenkel

In jeder Umkleidekabine präsentieren sie sich im fiesen Licht. Die hinteren Oberschenkel sind häufig eine Problemzone, weil sich hier Cellulite besonders gemein zeigt. Die Muskeln an der Oberschenkelrückseite, auch „Strecker" genannt, beugen das Knie und strecken die Hüfte. Du brauchst sie, wenn du über ein Hindernis steigst.

Trapezmuskel

Dein Handy zwischen Ohr und Schulter geklemmt, schon ist dieser Msukel im Einsatz. Neben der Kopfbeugung hebt und senkt er die Schultern.

Trizeps

Wenn du einen nervigen Typ wegschubsen willst, hilft dir dieser Muskel dabei. Vernachlässigst du ihn, entsteht in Kombi mit vielen Kalorien ein Winkearm.

Breiter Rückenmuskel

Er bewegt die Schulterblätter aufeinander zu und kann den Rumpf aufrichten. Du benutzt ihn, wenn du dich beim Aufstehen beispielsweise auf einer Stuhllehne abstützt.

Äußerer Oberschenkelmuskel

Sammelt sich hier zu viel Fett und zu wenig Muskelstärke an, bilden sich nervige Reiterhosen.

Wadenmuskeln

Definierte Waden sind ein Hingucker. Wenn du mal Wadenkrämpfe hattest, weißt du, wie stark sie sein können. Die Wadenmuskeln drücken deinen Fuß nach unten, spannen die Rückseite des Fußknöchels und heben die Ferse bei einer Vorwärtsbewegung unter Belastung. Du brauchst sie jedes Mal, wenn du dich auf die Zehenspitzen stellst, um etwas vom Schrank zu holen.

Dein Weg zur Bestform: Worauf du beim Training achten solltest

Wie du im ersten Kapitel gelesen hast, hat das Training mit dem eigenen Körpergewicht jede Menge gesundheitlicher Vorteile im Vergleich zu anderen Trainingsmethoden – du läufst zum Beispiel nicht Gefahr, dir an Maschinen mit unpassendem Gewicht etwas zu zerren oder einen Wirbel auszurenken. Aber auch beim Eigengewichtstraining solltest du Fehlbelastungen vermeiden, um das Risiko für Verletzungen zu minimieren. Die folgenden zehn Regeln helfen dir dabei, dass dein Training schmerzfrei (nicht falsch verstehen: Die Muskeln dürfen brennen!) verläuft und du deinem Ziel mit Freude und Effektivität näher kommst.

DEINE ZEHN GOLDENEN TRAININGS-REGELN

1. HÖR AUF DEINEN KÖRPER

Wenn du an Maschinen im Fitnessstudio trainierst, kannst du deine Leistungsentwicklung anhand der Gewichtseinheiten, die du daran ablesen kannst, bestimmen. Beim Training mit dem eigenen Körpergewicht fehlt dir diese Maßeinheit. Deswegen ist es umso wichtiger, dass du genau in dich hineinspürst. Bist du schon am Limit, oder könntest du einen Schritt weitergehen? Auf diese Weise bekommst du auch ein besseres Gefühl für deine Tagesform und bist sensibler für Beschwerden deines Körpers, die sich häufig nur sehr leise äußern.

2. MANCHMAL IST WENIGER MEHR

Schwankungen deiner Leistung und Tagesform sind übrigens völlig normal. Lass dich davon nicht entmutigen. Solche „Durchhänger" können viele Ursachen haben. Vielleicht hast du letzte Nacht schlecht geschlafen, oder eine Erkältung bahnt sich an. In so einer Situation solltest du deinen Trainingsplan nicht auf Biegen und Brechen durchboxen, sondern sanfter oder gar nicht trainieren. Deine Gesundheit ist defintiv immer wichtiger als ein Trainingstag.

3. VERGISS NIE DAS WARM-UP

Immer erst vorglühen! Aufwärmen ist vor jedem Workout Pflicht. Beim Warm-up steigt dein Puls, jede Muskelfaser wird gut durchblutet, das Zusammenspiel von Muskeln und Gelenken verbessert sich. So bist du gegen Verletzungen gewappnet, und dein Training wird effektiver. Übrigens: Es hat nicht den gleichen Effekt, wenn du vor dem Training mit dem Fahrrad von der Arbeit, der Uni oder der Schule nach Hause fährst. Aufs Warm-up solltest du also trotzdem nicht verzichten. Du findest Aufwärmen aber öde? Ich beweise dir definitiv das Gegenteil: Freu dich auf meine zehn liebsten Warm-up-Übungen.

4. ACHTE AUF DEINE HALTUNG

Beim Bodyweight-Training ist es wichtig, dass deine Körperhaltung jederzeit korrekt ist. Ein gerader Rücken ist zum Schutz vor Überbelastung wichtig. In den Übungsbeschreibungen findest du jeweils Hinweise, worauf du bei deiner Körperhaltung achten solltest. Anders als man oft hört, halte ich es nicht für sinnvoll, sich während der Übungen im Spiegel zu kontrollieren, da man dann dazu neigt, den Kopf zu überstrecken. Besser ist, du lässt einen Trainingspartner kontrollieren oder filmst dich beim Training mal selbst mit dem Handy oder der Kamera vom Computer und schaust es dir dann direkt nach dem Workout an.

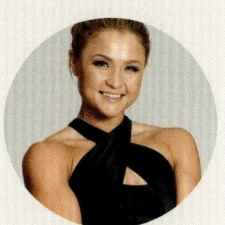

Schlechtes Gewissen im Krankenbett? Von wegen! Wenn ich mal nicht trainieren kann, lasse ich mich beispielsweise durch Fitnessvideos motivieren, schaue im Netz nach hübschen Trainings-klamotten oder -tools oder plane meinem Trainingsplan für die Zeit, wenn ich wieder fit bin.

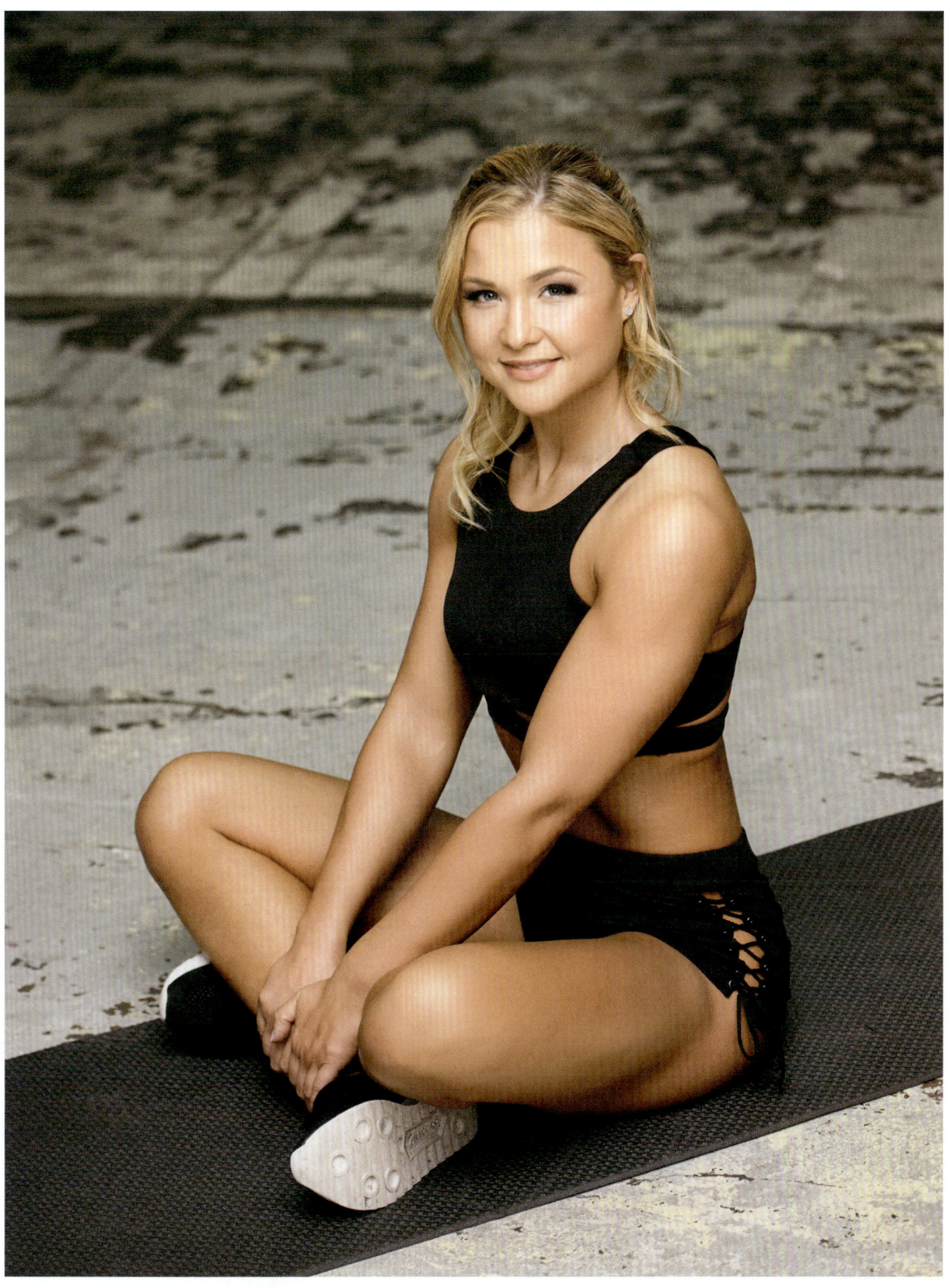

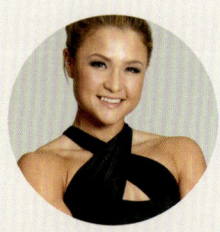

Haltungsnote mangelhaft:
Der Boden im Hotelzimmer ist zu
hart? Widerstehe der Idee, die
Übungen auf dem Bett oder einer
Couch zu machen. Um gezielt
Muskeln zu erreichen und
Verletzungen vorzubeugen, brauchst
du bei den meisten Übungen den
Widerstand des Bodens. Schau, ob du
stattdessen die Bettdecke oder ein
dickes Handtuch als Ersatz für eine
Matte unterlegen könntest.

5. FINDE DIE RICHTIGE INTENSITÄT

Ob du mit der richtigen Intensität trainierst, sagt
dir dein Körper. Wenn du beim Training ordent-
lich ins Schwitzen kommst, deine Muskeln an-
fangen zu brennen und du kaum mehr eine zu-
sätzliche Wiederholung schaffst, liegst du genau
richtig. Je länger du trainierst, desto besser wird
dein Gespür für deine Bedürfnisse.

6. TRAU DICH AUF DIE NÄCHSTE STUFE

Dein Körper entwickelt sich beim Training
weiter. Er passt sich an die Belastungen an. Bald
fordert ihn das Training nicht mehr so intensiv,
wie es ihn noch zu Beginn deines Trainingsplans
beansprucht hat. Das ist ein gutes Zeichen. Doch
wenn du nun weiter in einem Bereich trainierst,
der dich kaum fordert, verpufft der Trainingseffekt. Heißt: Es ist Zeit, deinen Muskeln einen
neuen Trainingsreiz zu geben. Das tust du,
indem du einzelne Übungen dieses Buches
in der schweren Variante ausführst.

7. ÜBERRASCHE DEINEN KÖRPER

Surprise, surprise! Training muss Spaß machen –
und zwar nicht nur deinem Kopf, sondern auch
deinem Körper. Deswegen solltest du ihn nicht
mit den immer gleichen Bewegungen, Intensitä-
ten und Trainingsabfolgen langweilen. Du bringst
Abwechslung ins Training, indem du die Reihen-
folge der Übungen variierst oder bewusst unge-
wöhnliche oder neue Bewegungen einbaust.
Übrigens, perfekt dafür geeignet: Animal Moves.

8. GIB DIR ZEIT ZUR ERHOLUNG

Muskeln wachsen in der Zeit zwischen dem
Training. Die Regeneration ist deswegen genauso wichtig wie das Training selbst. Nach einem
anstrengenden Workout hast du dir einen
Ruhetag nicht nur redlich verdient, er ist auch
wichtig, damit dein Körper Reparatur- und An-
passungsprozesse durchführen kann. Nur so
kannst du beim nächsten Training wieder topfit
sein. Die Erholung beginnt übrigens schon mit
dem Cool-down. Dabei kommen alle wichtigen
Körperfunktionen wieder in den Normalzustand.
Während der Cool-down-Übungen werden die
Muskeln gelockert und Stoffwechselprodukte
abtransportiert, die beim Training entstanden
sind. Auch das Nervensystem wird auf die bevorstehende Erholung vorbereitet. In diesem Buch
findest du meine zehn liebsten Übungen, mit
denen du nach dem Training in die Entspan-
nungsphase starten darfst.

9. BLEIB DRAN

Damit du deinem Ziel langsam, aber sicher
näher kommst, brauchst du Regelmäßigkeit
im Training. Vokabeln können sich die meisten
Menschen auch nicht einprägen, indem sie nur
einmal draufschauen. Genauso verhält es sich mit
deinem Körper. Er muss immer wieder gefordert
werden, um sich anpassen zu können. Wenn
du unregelmäßig nur alle drei Wochen einmal
trainierst, macht das vielleicht Spaß, bringt
dich aber dauerhaft nicht zu einem straffen
und starken Körper. Im Idealfall etablierst
du das Training als Gewohnheit.

10. VERGISS NICHT, ZU ESSEN

Dein Trainingserfolg steht und fällt mit der
Energie, die du deinem Körper zuführst. Die
Muskelzellen brauchen Power, damit sie arbeiten
und wachsen können. Wenn du abnehmen
möchtest, solltest du nicht dem Irrglauben
verfallen, weniger essen zu müssen, um schneller
abzunehmen. Kurzfristig mag das stimmen,
doch auf lange Sicht entfernst du dich durch
dieses Vorgehen sogar von deinem Ziel. Denn
es sind Muskeln, die unsere Figur straffen, die
Energie und Fett verbrauchen. Wenn du deinem
Körper keine Energie in Form von Nahrung
zur Verfügung stellst, hast du auch keine Kraft
zu trainieren, und folgerichtig wachsen dann
auch keine Muskeln.

**Was sind
Animal Moves?**

Sogenannte Animal
Moves sind Übungen,
die Bewegungs-
abläufe aus der
Tierwelt imitieren.
Heißt: Du bewegst
dich zum Beispiel wie
ein Känguru oder ein
Krokodil. Das ist
tierisch effektiv, denn
mit den Übungen
verbesserst du nicht
nur Kraft und
Kondition, sondern
auch Mobilität,
Flexibilität, Stabilität
und Koordination.
Außerdem machen sie
verdammt viel Spaß!
Weil wir uns norma-
lerweise eher selten
wie Tiere bewegen,
sind die Moves
anfangs ungewohnt
und fordern Fortge-
schrittene genauso
wie Einsteiger. Achte
darauf, dass du gut
erholt in jede
Bewegung startest!

Quick-Start zu deinem Workout – Hinweise zu den Übungsbeschreibungen

Bevor wir in die 100 besten Bodyweight-Übungen einsteigen, noch kurz ein paar Worte vorweg. Du findest in diesem Kapitel Aufwärm-Moves, Übungen für jede Partie oder Problemzone deines Körpers und Bewegungen, die noch mal alles aus dir herausholen – die sogenannten Finisher. Als kleines Extra zeige ich dir außerdem zehn meiner liebsten Animal Moves – sie machen dein Training abwechslungsreicher.

Zu jeder Bewegung erkläre ich dir jeweils, welche Muskeln sie fordert und wie du sie gegebenenfalls leichter oder schwerer gestalten kannst. Aber jetzt lass uns endlich loslegen!

→

Kapitel 2.1

DEIN WARM-UP FÜRS POWER-WORKOUT

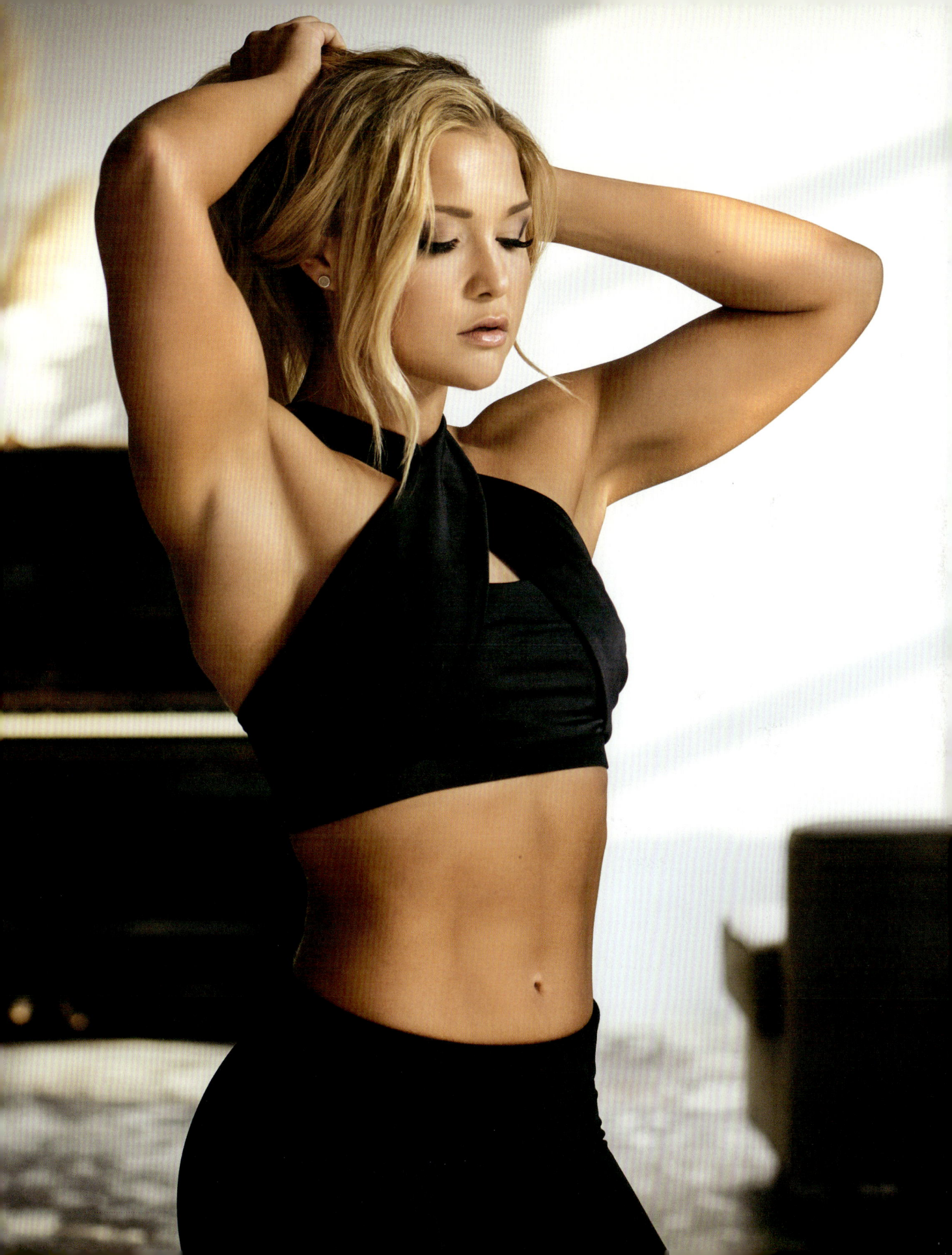

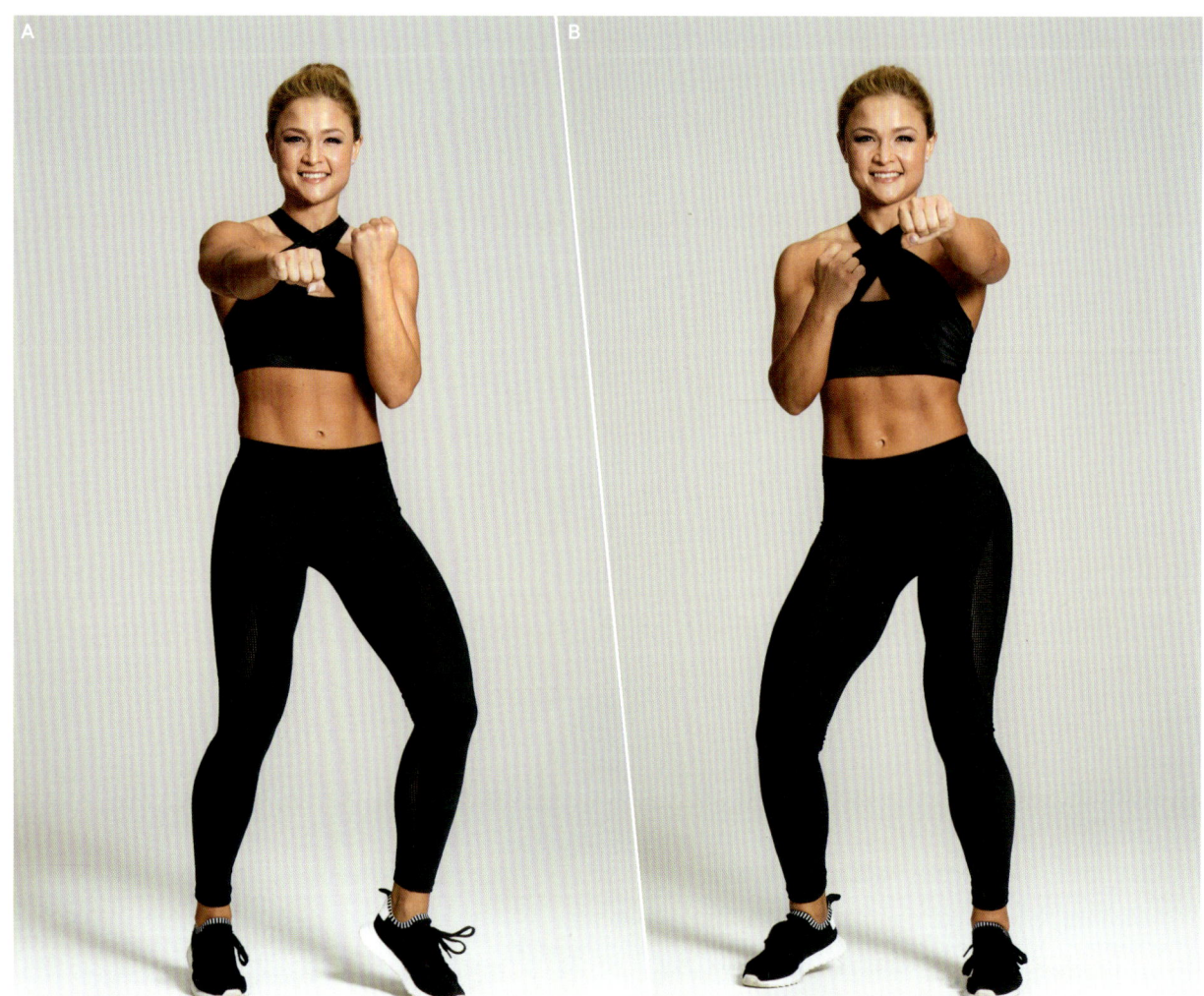

Box-Jumper

Diese Übung mobilisiert: die Sprung-, Knie-, Hüft-, Schulter-Ellenbogen- und Handgelenke

A Stelle dich hüftbreit auf und balle deine Hände zur Faust. Löse deine Fersen vom Boden und hüpfe vom rechten Fußballen auf den linken. Gleichzeitig winkelst du den linken Unterarm vor dem linken Oberarm an und schlägst mit der rechten Faust auf Schulterhöhe nach vorn. Strecke dabei deinen Arm.

B Hüpfe nun in einer kleinen Bewegung auf den rechten Fußballen. Gleichzeitig winkelst du den rechten Unterarm an und schlägst mit der linken Faust nach vorn. Wiederhole den Ablauf in einer flüssigen Bewegung. Halte deine Schultern während der Ausführung weit unten.

⬀ **So wird die Übung anstrengender:** Führe zwei kurze, schnelle Schlagbewegungen pro Fußwechsel durch.

⬊ **So wird die Übung leichter:** Verlagere dein Gewicht von einem Fußballen auf den anderen und verzichte auf den Sprung.

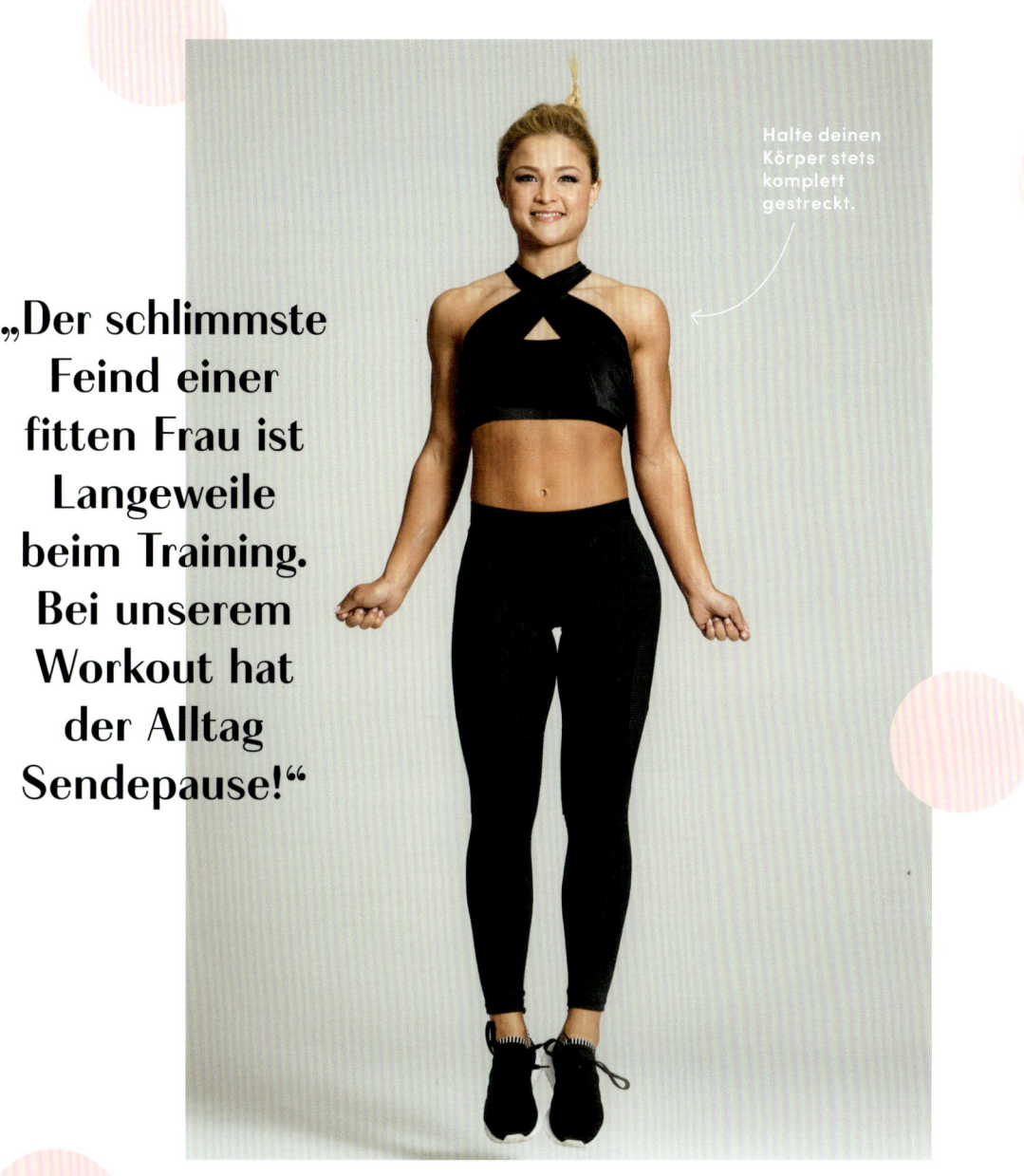

Halte deinen Körper stets komplett gestreckt.

„Der schlimmste Feind einer fitten Frau ist Langeweile beim Training. Bei unserem Workout hat der Alltag Sendepause!"

Seilspringen

Diese Übung mobilisiert: die Sprung- und die Handgelenke

Stelle dich in einem hüftbreiten Stand auf. Halte deine Arme locker neben dem Körper. Schließe deine Hände zur Faust und drehe die Daumen nach außen. Drücke dich nun mit beiden Füßen vom Boden ab und springe senkrecht nach oben. Lande auf den Fußballen und setze die Fersen nicht ab, bevor du zum nächsten Sprung ansetzt. Drehe dabei deine Handgelenke in kreisenden Bewegungen nach vorn – so, als ob du ein Springseil in den Händen hieltest.

⬀ **So wird die Übung anstrengender:** Springe noch höher.
⬂ **So wird die Übung leichter:** Verzichte auf den Sprung, indem du dich auf die Zehen stellst und dann die Fersen wieder aufsetzt.

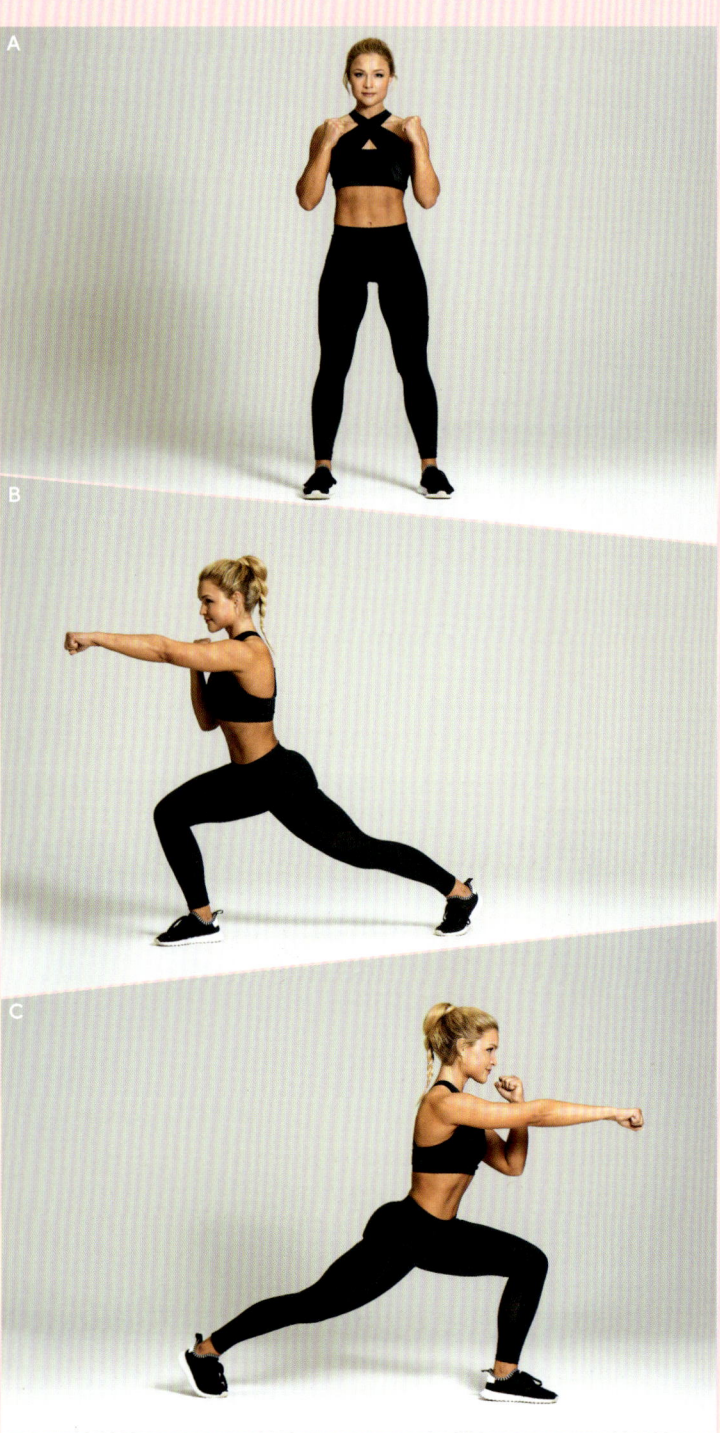

Box Side Step

Diese Übung mobilisiert: die Sprung-, Knie-, Hüft-, Schulter-, Ellenbogen- und Handgelenke

A Stelle dich etwas weiter als hüftbreit auf. Balle deine Hände zur Faust und halte sie vor den Schultern.

B Gehe mit dem rechten Fuß einen Schritt nach schräg vorn und beuge das Bein. Achte darauf, dass du das Knie nicht über die Zehen hinausschiebst. Gleichzeitig hebst du die linke Ferse und drehst sie nach außen. Zudem schlägst du mit der linken Faust auf Schulterhöhe gerade nach vorn. Halte deine Schultern dabei weit unten.

C Komme zurück in die Ausgangsposition und wiederhole den Ablauf zur linken Seite.

⟳ **So wird die Übung anstrengender:** Senke in der Schrittstellung das hintere Knie bis kurz über dem Boden ab.
⟲ **So wird die Übung leichter:** Verzichte darauf, das vordere Bein zu beugen.

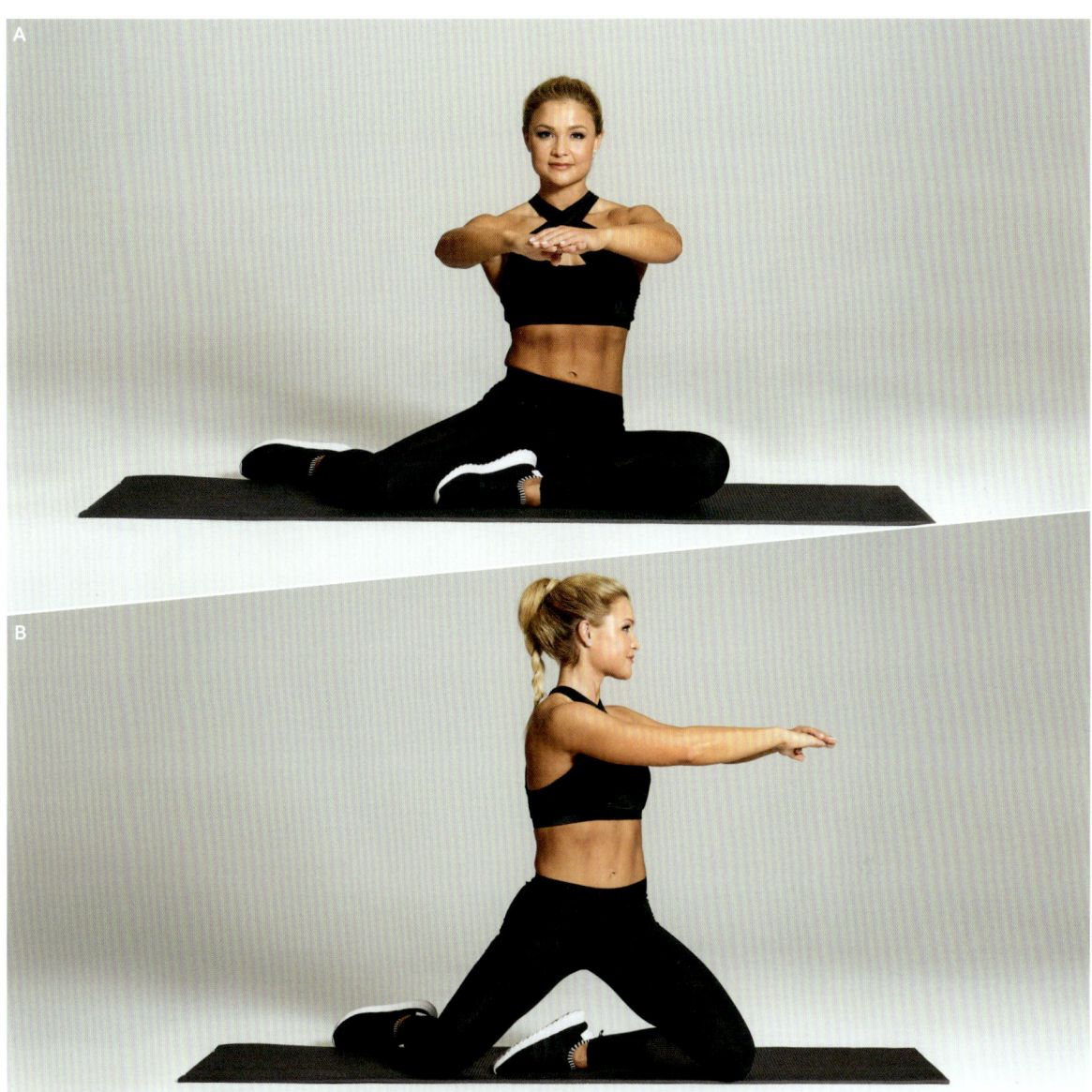

Rumpfmobilisation

Diese Übung mobilisiert: die Knie- und Hüftgelenke, die Lendenwirbelsäule sowie die Brustwirbelsäule

A Setze dich auf den Boden und stelle deine Füße vor dir auf. Strecke deine Arme auf Brusthöhe nach vorn und lege die Handflächen übereinander. Halte deine Schultern tief. Drehe jetzt beide Knie nach links und lege die Beine angewinkelt auf dem Boden ab. Dabei schiebst du das rechte Bein etwas nach hinten, damit es auch komplett aufliegt. Deine übrige Körperhaltung verändert sich nicht.

B Schiebe deinen Po nach oben, indem du dich über die Knie nach oben abdrückst. Gleichzeitig drehst du den Oberkörper so weit wie möglich nach links. Setze dich zurück in die Ausgangsposition. Hast du alle Wiederholungen geschafft, führe den Ablauf zur anderen Seite aus.

🡕 **So wird die Übung anstrengender:** Führe die Bewegung auf einem Untergrund wie einem Bett oder Sofa aus.
🡖 **So wird die Übung leichter:** Drehe dich nur leicht zur Seite.

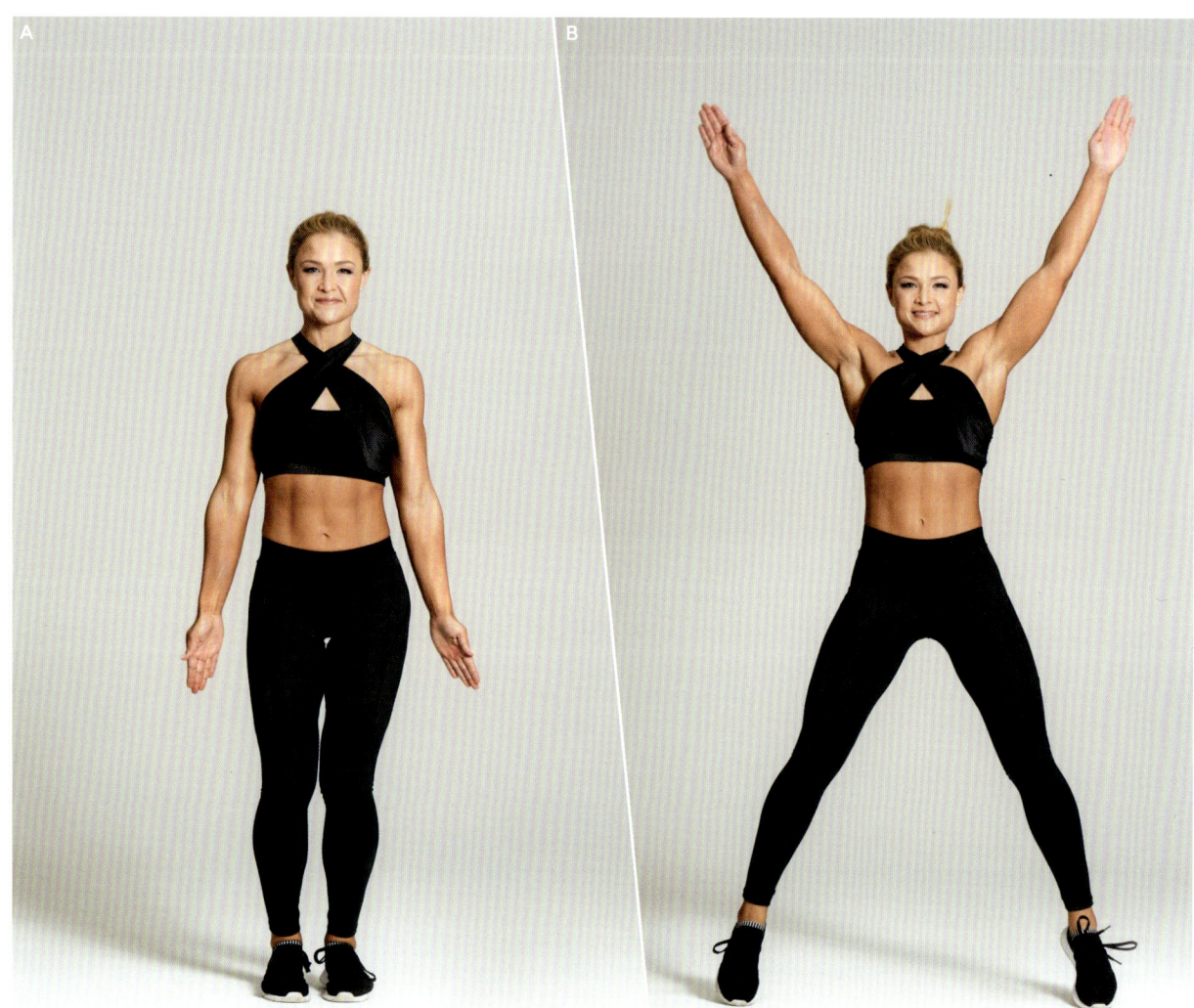

Hampelmann

Diese Übung mobilisiert: die Sprung-, Knie-, Hüft- und Schultergelenke

A Stelle dich in einem hüftbreiten Stand auf. Halte deine Arme gestreckt neben dem Körper und drehe die Daumen nach außen. Strecke deine geschlossenen Finger und halte deine Schultern möglichst tief.

B Spanne deinen Bauch an und springe mit beiden Füßen nach außen. Dabei landest du nur auf den Fußballen und führst gleichzeitig deine Arme über die Seite nach oben zur V-Haltung. Springe direkt zurück in die Mitte und schließe die Füße, dabei senkst du die Arme neben dem Körper ab. Wiederhole den Ablauf so schnell wie möglich.

⬈ So wird die Übung anstrengender: Überkreuze die Arme vor dem Körper auf Brusthöhe (anstatt sie über die Seite nach oben zur V-Haltung zu führen), während du mit deinen Füßen nach außen springst.

⬊ So wird die Übung leichter: Lande auf dem ganzen Fuß und setze erst dann zum nächsten Sprung an.

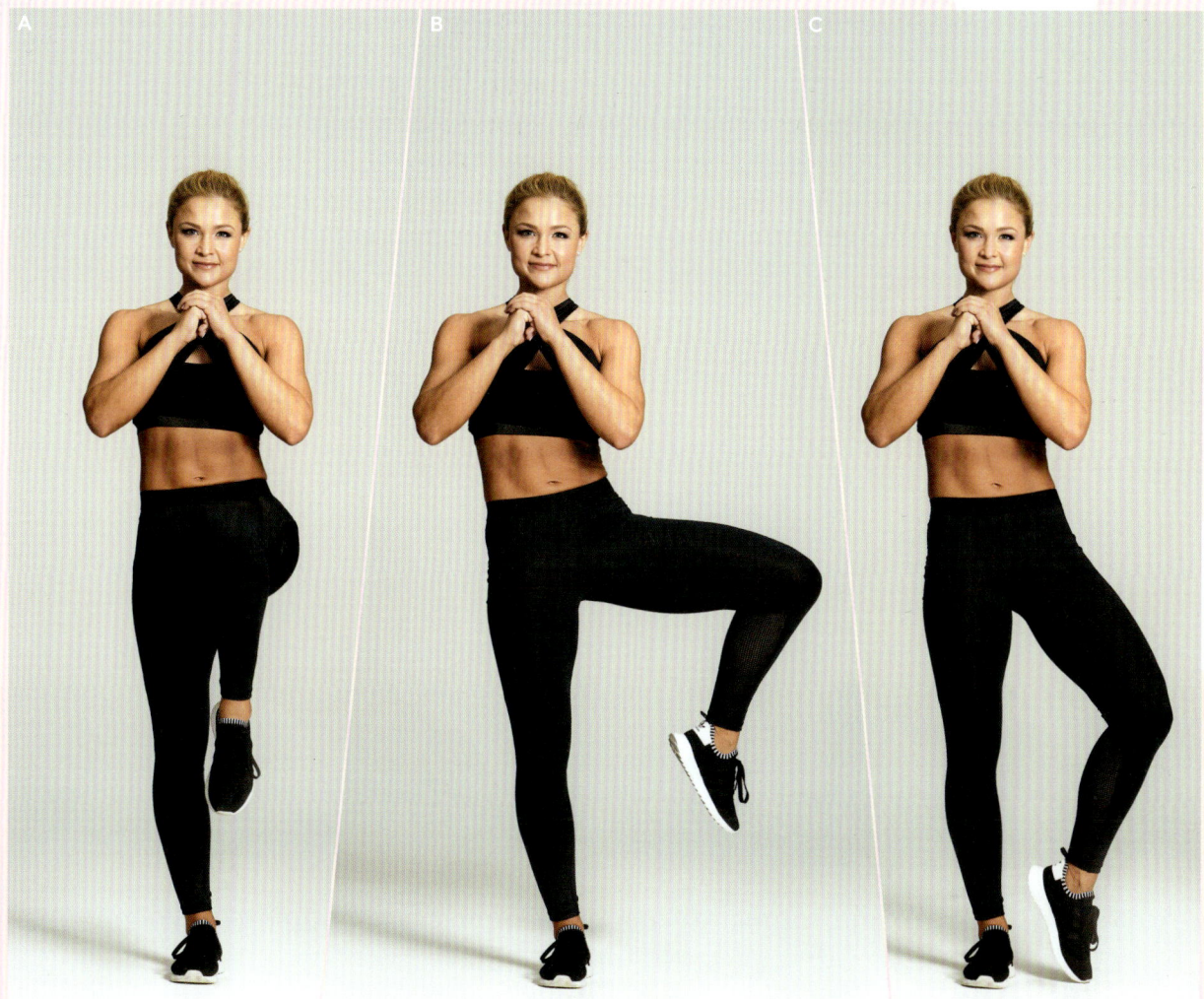

Hüftmobilisation

Diese Übung mobilisiert: die Hüftgelenke

A Stelle dich hüftbreit auf. Lege deine Hände unterhalb des Kinns übereinander, deine Ellenbogen zeigen nach unten. Spanne deinen Bauch an. Verlagere dein Gewicht auf den rechten Fuß und hebe das linke Knie auf Hüfthöhe an.

B Drehe das linke Knie auf Hüfthöhe zur Seite. Deine Zehen sind gestreckt. Achte darauf, dass du aufrecht stehst und nicht zur Seite wegkippst.

C Senke das linke Bein ab und stelle nur die linken Zehen auf. Dein Knie zeigt nach schräg vorn. Drehe das Knie nach vorn und hebe es auf Hüfthöhe in Position A. Hast du alle Wiederholungen geschafft, wiederhole den Ablauf mit dem rechten Bein.

↗ **So wird die Übung anstrengender:** Bewege dich so langsam wie möglich. Halte jede Position für mehrere Atemzüge.

↘ **So wird die Übung leichter:** Halte dich auf der Seite deines Standbeins an einem fest stehenden Gegenstand fest.

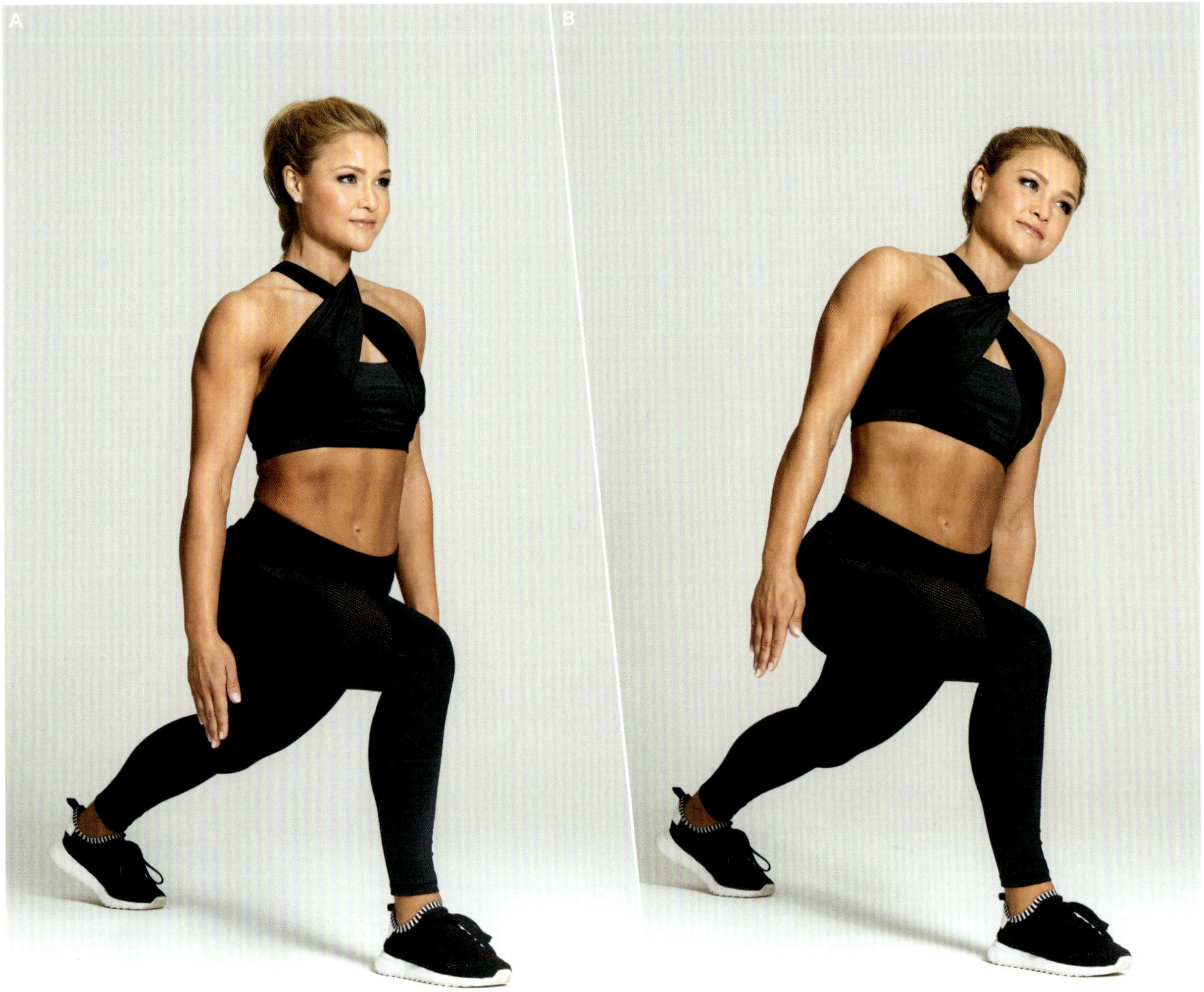

Seitneigen im Ausfallschritt

**Diese Übung mobilisiert: die Lendenwirbelsäule
sowie die Knie- und Hüftgelenke**

A Stelle dich hüftbreit auf. Spanne deinen Bauch an und gehe mit dem
rechten Fuß einen großen Schritt nach vorn. Beuge das rechte Bein,
ohne das Knie über die Zehen hinauszuschieben. Gleichzeitig löst du
die linke Ferse und schiebst den Fußballen etwas nach hinten, bis dein
linkes Bein gestreckt ist. Halte deine Arme locker neben dem Körper.

B Beuge dich nun mit geradem Oberkörper so weit wie möglich auf die linke
Seite. Richte dich wieder auf und beuge dich auf die rechte Seite. Deine Fingerspitzen wandern dabei in Richtung des Bodens. Hast du alle Wiederholungen
geschafft, wechsle die Schrittstellung und führe die Bewegung erneut aus.

 **So wird die Übung anstrengender:** Stelle dich mit dem vorderen Fuß
auf ein flaches Kissen oder ein zusammengefaltetes Handtuch.

 **So wird die Übung leichter:** Führe das Seitneigen im hüftbreiten Stand aus.

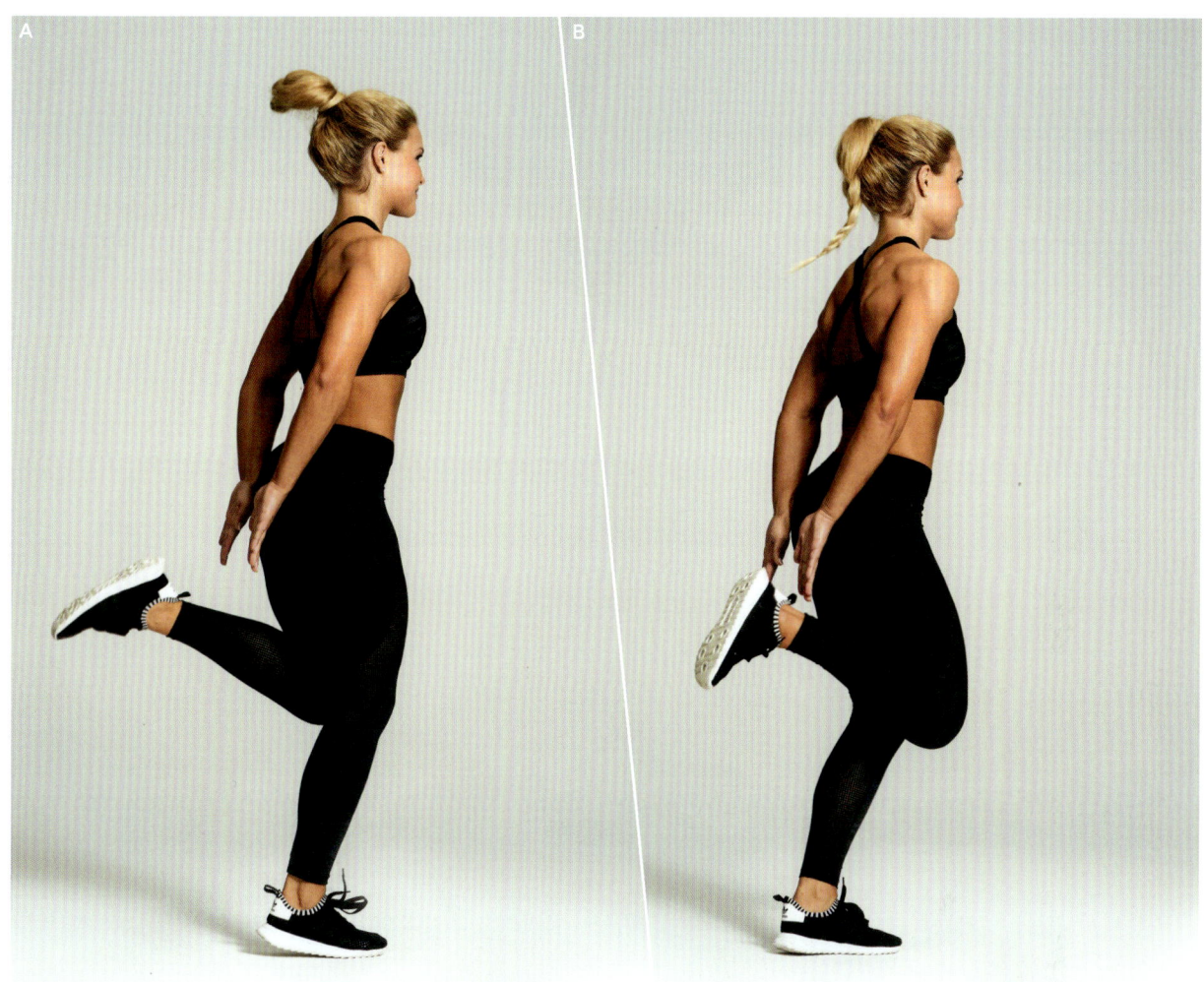

Anfersen

Diese Übung mobilisiert: die Knie- und Hüftgelenke

A Lege im hüftbreiten Stand deine Handrücken auf den Po. Winkle deinen linken Unterschenkel nach hinten an und führe die Ferse zur linken Handfläche. Lehne dich dabei mit geradem Rücken leicht nach vorn.

B Springe auf den linken Fuß und winkle die rechte Ferse zur rechten Handfläche an. Sobald du den Ablauf drinhast, steigere das Tempo.

⬈ **So wird die Übung anstrengender:** Erhöhe das Tempo auf Sprintniveau.

⬊ **So wird die Übung leichter:** Bleibe im Schritttempo.

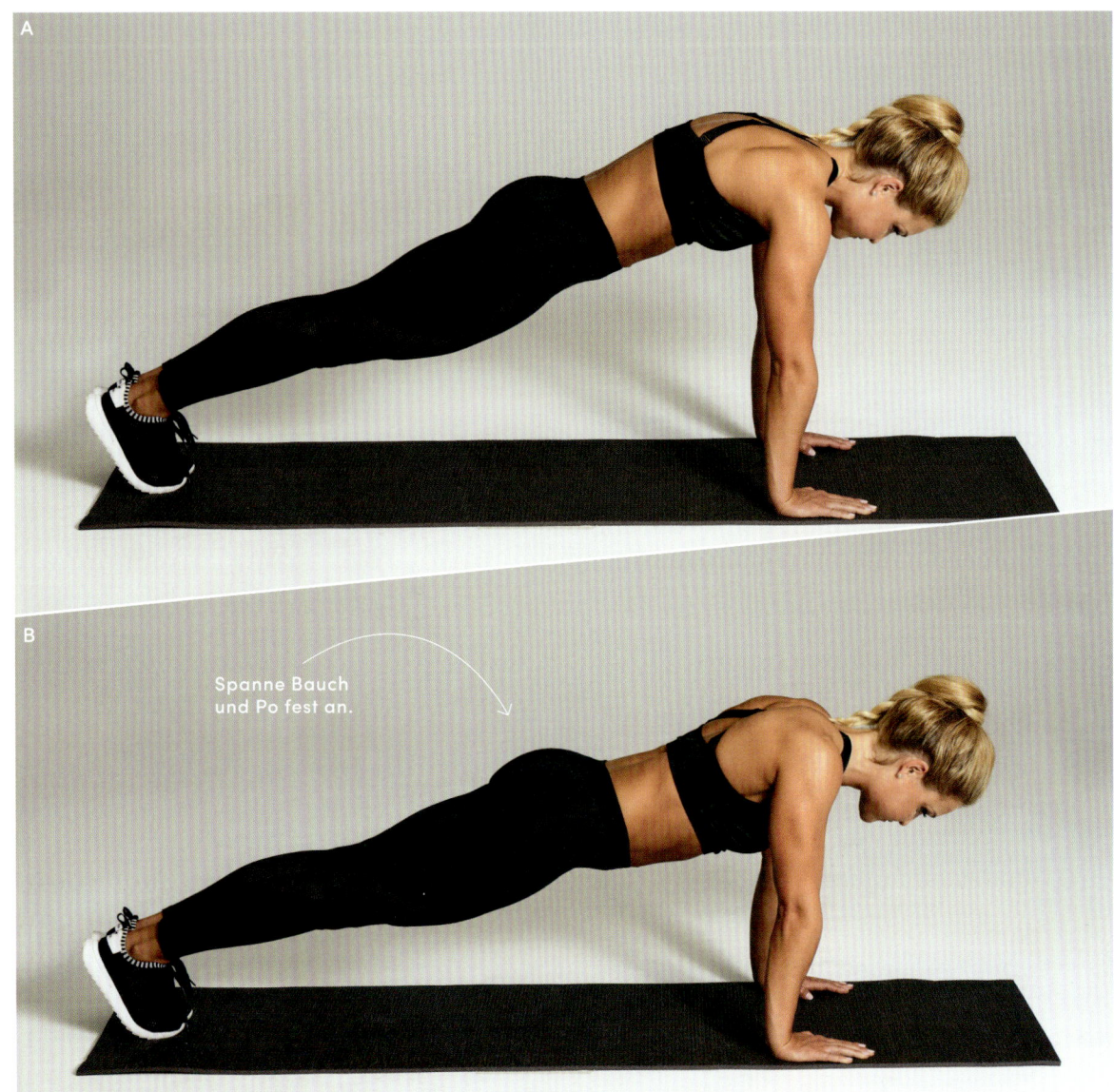

Spanne Bauch
und Po fest an.

Schultergürtelmobilisation

**Diese Übung mobilisiert: die Brustwirbelsäule,
die Schulterblätter und die Schultergelenke**

A Komme in die Liegestützposition. Deine Hände befinden sich dabei direkt unter den
Schultern. Spanne deinen Bauch und den Po an. Dein Blick geht zum Boden. Runde nun
deinen oberen Rücken, indem du ihn über die Hände und Schultern nach oben drückst.

B Bilde im oberen Rücken eine Art Hohlkreuz, indem du dich in den
Schulterblättern hängen lässt. Deine übrige Körperhaltung verändert sich nicht.

⬢ **So wird die Übung anstrengender:** Stelle deine Füße auf eine
Treppenstufe oder eine andere Erhöhung.

⬢ **So wird die Übung leichter:** Führe die Übung im Vierfüßlerstand aus. Dazu kniest du dich
auf den Boden, beugst dich vor und stellst die Hände unterhalb der Schultern auf.

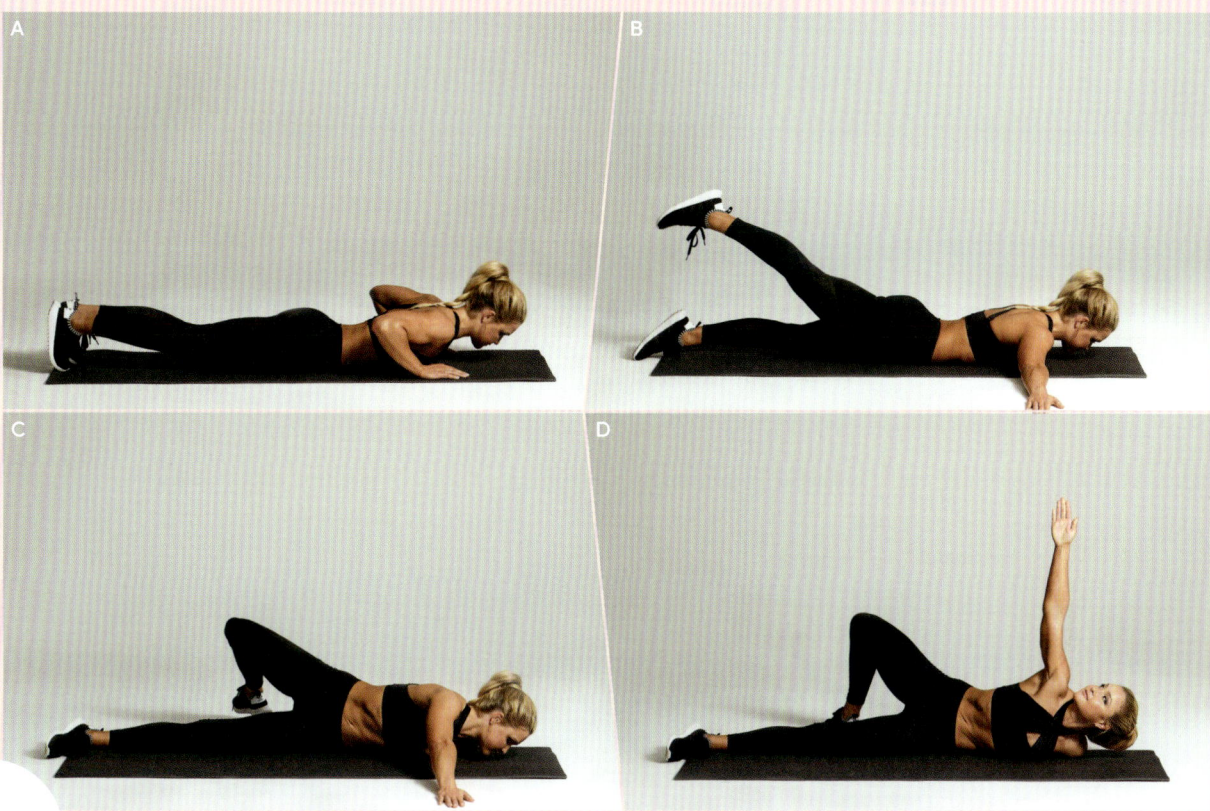

Brustöffner

**Diese Übung mobilisiert: die Knie-, Hüft-, Schulter- und Ellenbogen-
gelenke, die Lendenwirbelsäule, die Brustwirbelsäule sowie die Schulterblätter**

A Lege dich in Bauchlage auf den Boden, deine Hände befinden sich
neben den Schultern. Deine Ellenbogen zeigen nach hinten, dein Blick zum
Boden. Strecke deine Beine nach hinten und stelle die Zehen hüftbreit auf.

B Breite deine Arme seitlich auf Schulterhöhe aus und lege die
Handflächen auf dem Boden ab. Deine Kopfhaltung verändert sich nicht.
Strecke deine Füße aus und hebe das rechte Bein nach oben.

C Führe den rechten Fuß auf die linke Seite und stelle ihn auf der
Höhe deines linken Knies ab.

D Löse den rechten Arm vom Boden und drehe den Oberkörper
seitlich auf. Dein Arm zeigt nun senkrecht nach oben, dein Blick folgt
der Hand. Schiebe dein rechtes Knie so weit wie möglich nach außen.
Halte diese Position kurz und komme dann zurück zu Position A,
um den Ablauf zur anderen Seite zu wiederholen.

Kapitel 2.2

HER MIT DEN SEXY BAUCH- MUSKELN

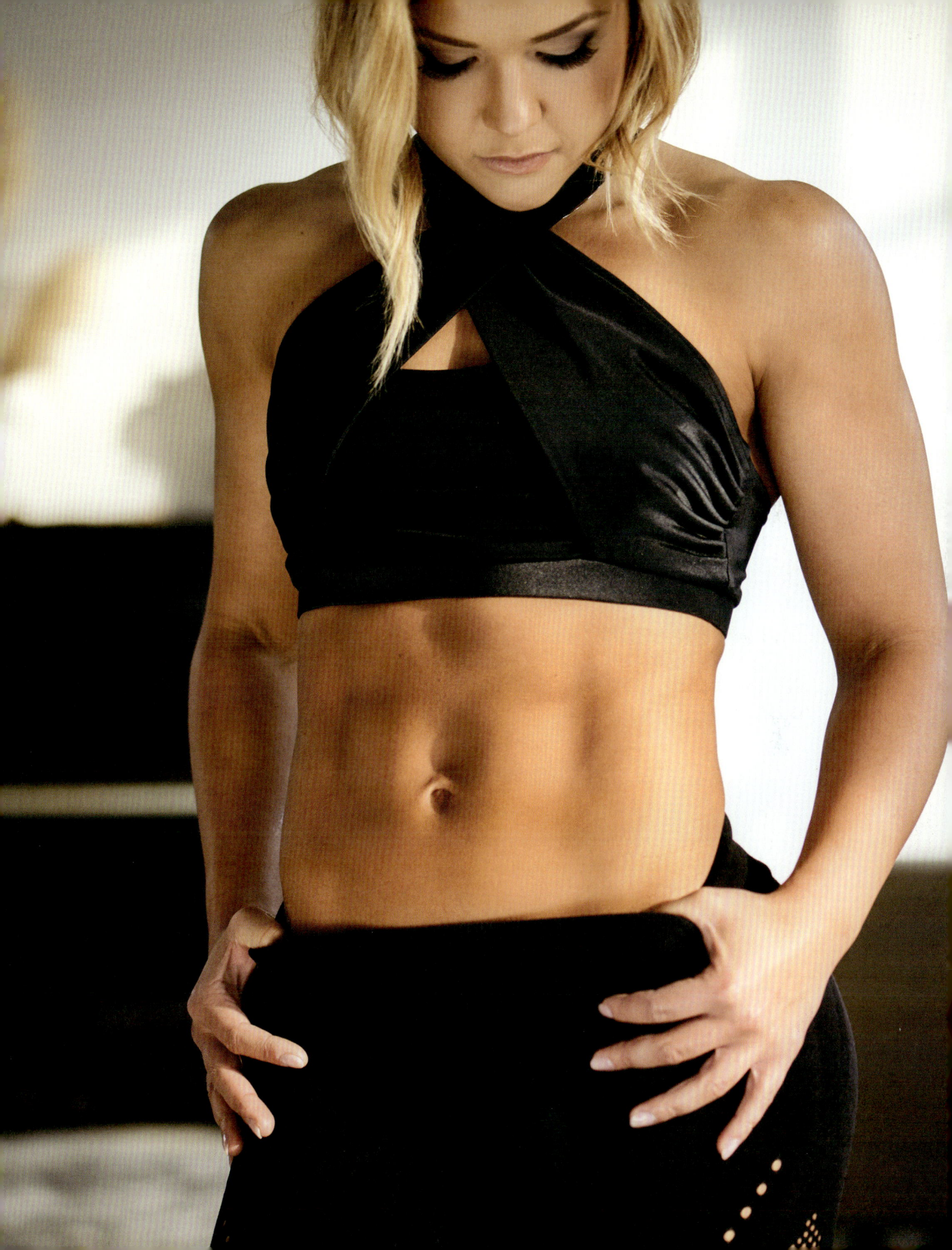

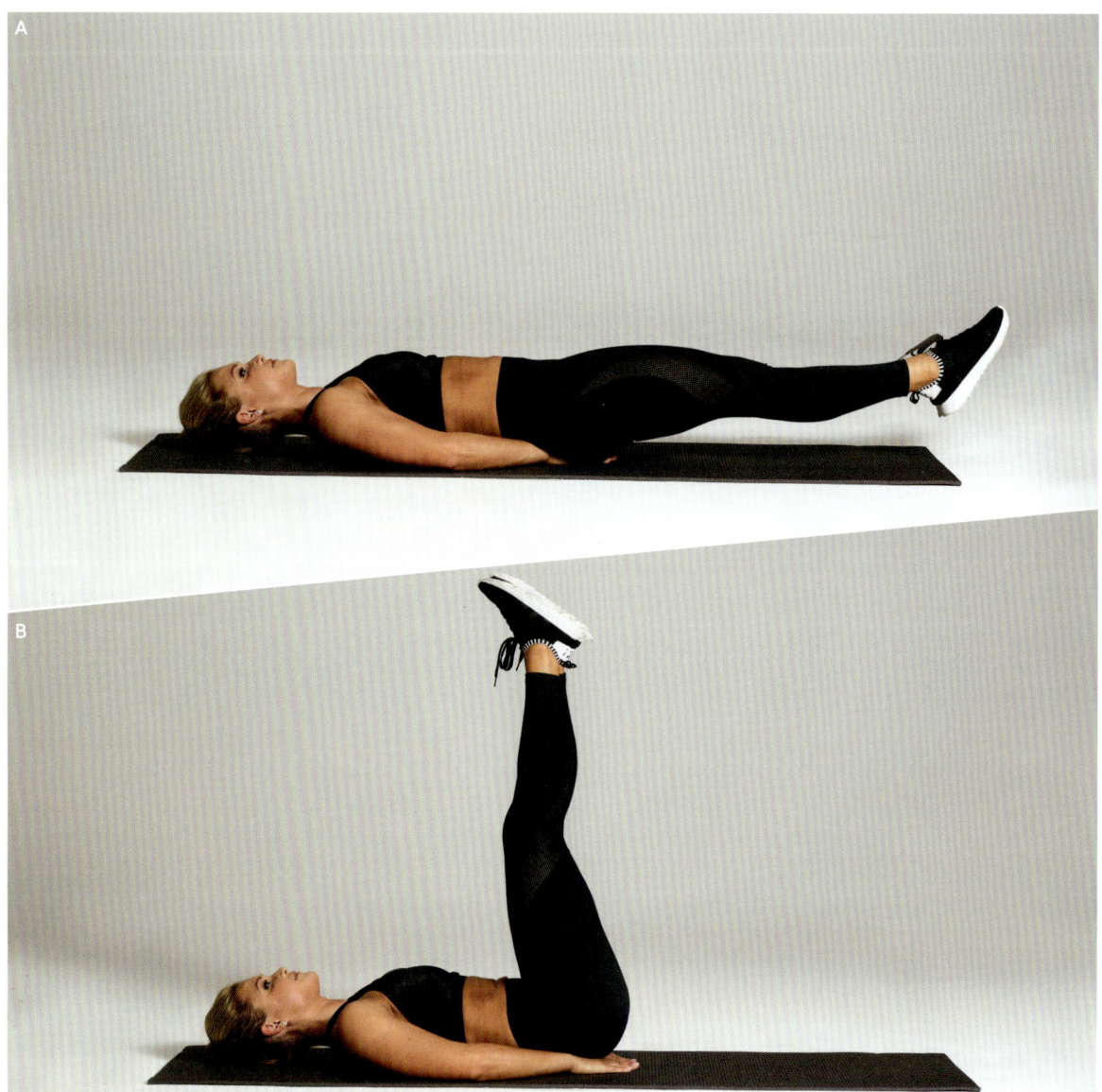

Leg Raise

Diese Übung trainiert: den unteren Teil der geraden Bauchmuskeln

A Lege dich mit lang ausgestreckten Beinen auf den Rücken. Dein Blick geht zur Decke.
Bringe deine Hände unter deinen Po, die Handflächen liegen auf dem Boden. Hebe nun auch
deine gestreckten Beine an und halte sie parallel zum Boden in der Luft.

B Spanne deinen Bauch an und drücke deinen unteren Rücken fest gegen die Unterarme. Hebe
jetzt deine Beine so weit wie möglich an, idealerweise stehen sie senkrecht in der Luft. Arbeite beim
Anheben ohne Schwung. Senke deine Beine langsam ab und halte sie über dem Boden.

⬈ **So wird die Übung anstrengender:** Hebe in der Position B zusätzlich dein Becken senkrecht nach
oben. Wiederhole diese kleine Bewegung 3- bis 5-mal, bevor du deine Beine wieder absenkst.

⬊ **So wird die Übung leichter:** Halte die Beine im 90-Grad-Winkel in der Luft. Die Knie stehen senkrecht
über der Hüfte, deine Unterschenkel sind parallel zum Boden. Führe die Übung in dieser Position aus.

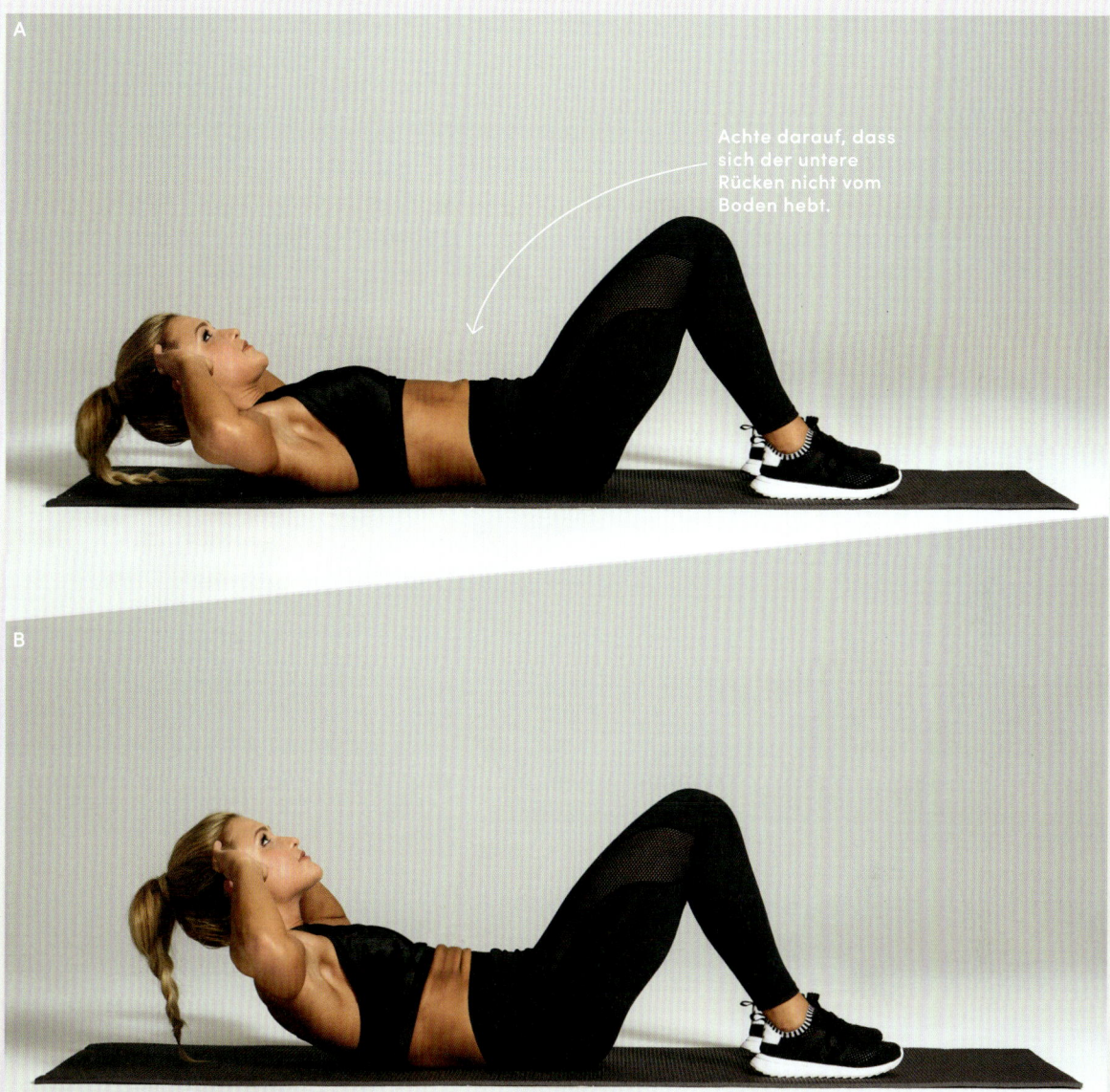

Achte darauf, dass sich der untere Rücken nicht vom Boden hebt.

Crunch

Diese Übung trainiert: die geraden Bauchmuskeln

A Lege dich auf den Rücken und stelle die Füße in einem bequemen Abstand auf den Boden. Führe deine Finger an die Schläfen, deine Ellenbogen zeigen nach außen. Hebe deinen Kopf und den oberen Rücken an. Dein Blick geht nach oben, zwischen deinem Kinn und der Brust ist etwas Platz.

B Spanne den Bauch fest an und hebe deinen Oberkörper so weit wie möglich vom Boden. Die übrige Körperhaltung verändert sich nicht. Achte darauf, dass deine Ellenbogen nicht nach vorn wandern. Senke deinen Oberkörper, lege den oberen Rücken jedoch nicht auf dem Boden ab.

⬀ **So wird die Übung anstrengender:** Halte die Beine während der Übung im 90-Grad-Winkel in der Luft.

⬂ **So wird die Übung leichter:** Lege deine Handflächen in den Nacken, wenn die Muskulatur dort (noch) etwas schwach ist. Zerre deinen Hals nicht krampfhaft mit den Händen nach oben.

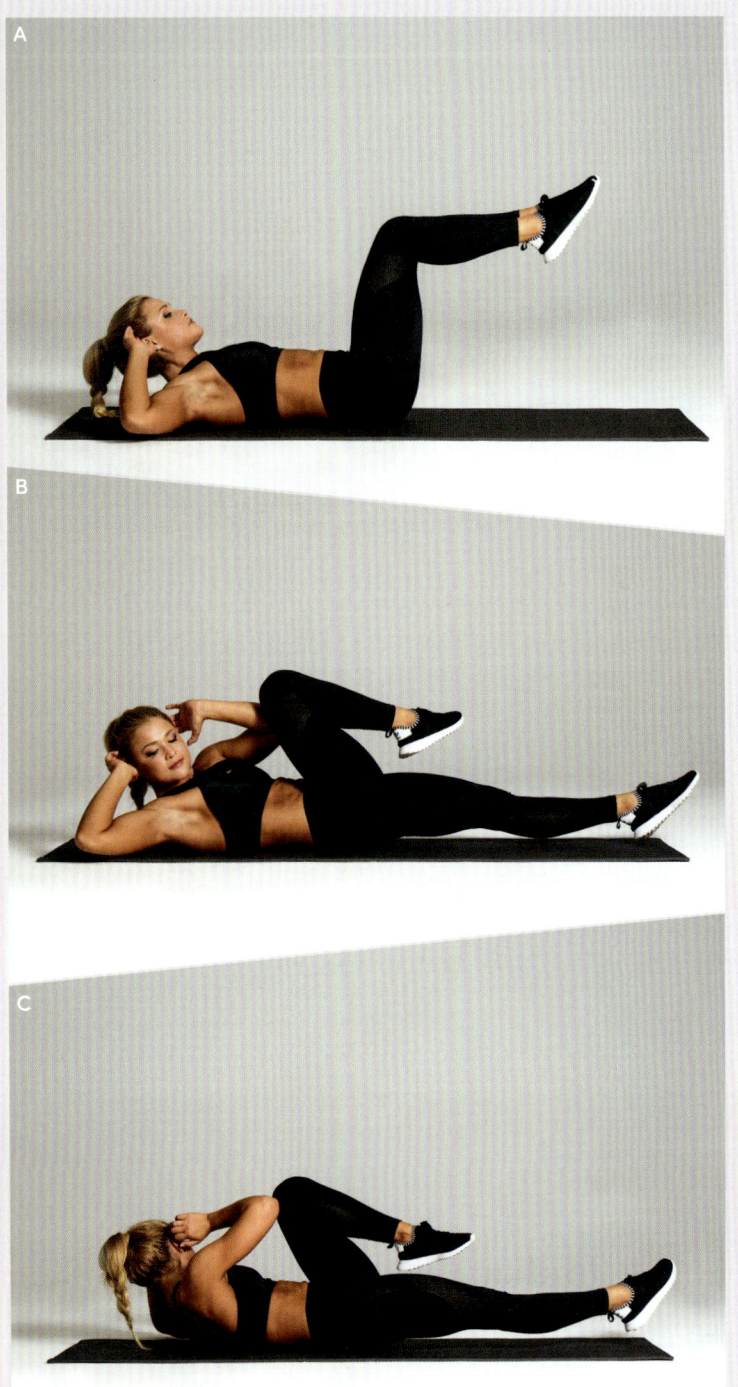

Krabbler

Diese Übung trainiert: die schrägen und geraden Bauchmuskeln

A Lege dich auf den Rücken und halte deine Beine im 90-Grad-Winkel in der Luft. Deine Knie stehen dabei senkrecht über der Hüfte, und deine Unterschenkel sind parallel zum Boden. Hebe deinen Kopf an und positioniere deine Finger oberhalb der Ohren am Kopf. Die Oberarme liegen auf dem Boden. Dein Blick geht nach schräg oben.

B Spanne deine Bauchmuskeln an. Führe deinen linken Ellenbogen kontrolliert mit dem rechten Knie zusammen. Dazu drehst du den Oberkörper nach rechts ein. Gleichzeitig streckst du dein linkes Bein parallel zum Boden aus.

C Komme zurück in die Ausgangsposition und führe nun das linke Knie mit dem rechten Ellenbogen zusammen. Dazu drehst du den Oberkörper nach links ein. Gleichzeitig streckst du dein rechtes Bein parallel zum Boden aus.

⭧ **So wird die Übung anstrengender:** Halte die Oberarme die ganze Zeit – auch in der Ausgangsposition – in der Luft.

⭨ **So wird die Übung leichter:** Stelle den Fuß des nicht angezogenen Beins auf, anstatt das Bein auszustrecken.

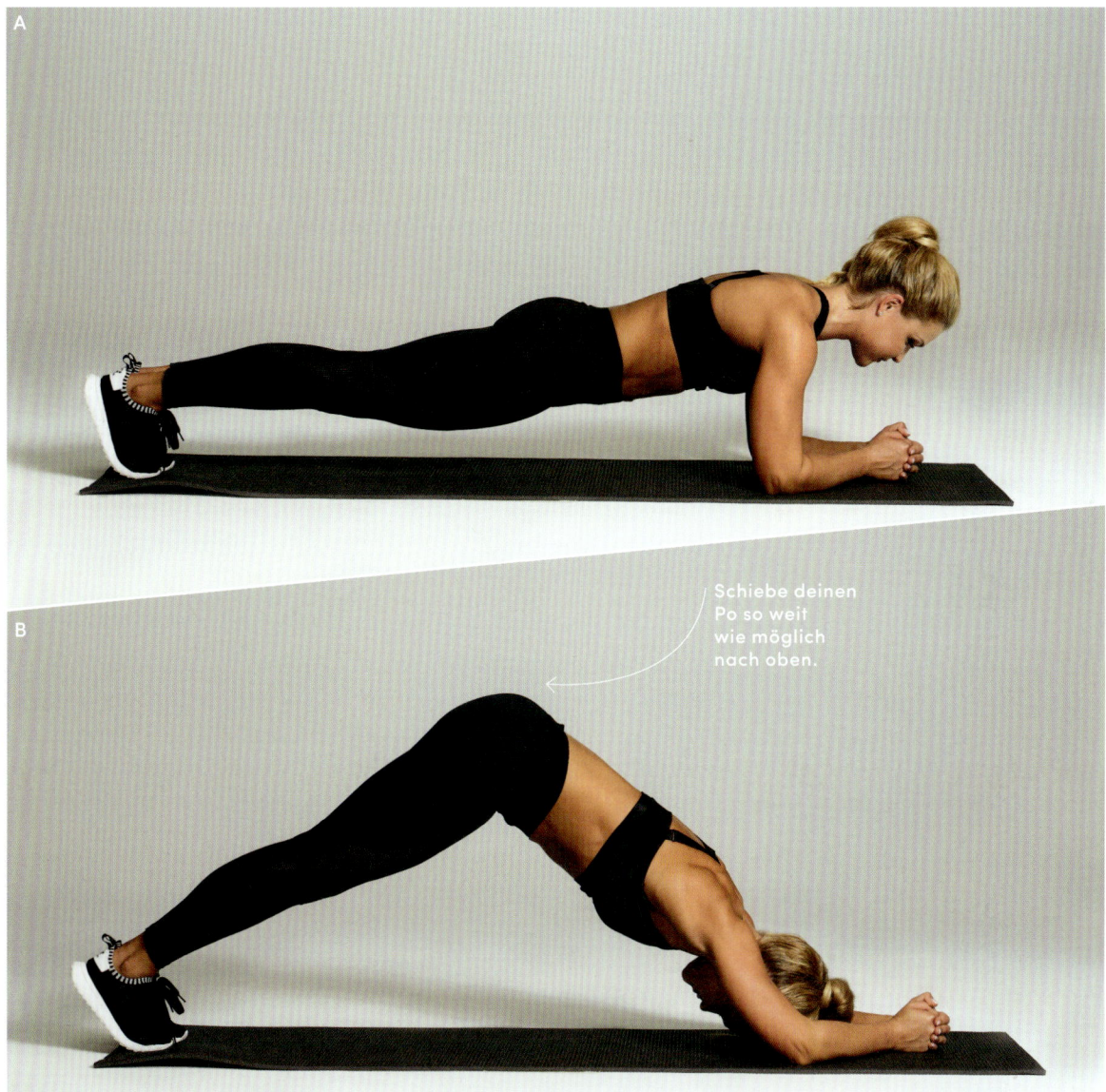

Schiebe deinen
Po so weit
wie möglich
nach oben.

High Bridge

Diese Übung trainiert: die geraden Bauchmuskeln

A Stütze dich in Bauchlage auf deine Unterarme. Achte darauf, dass die Ellenbogen unter den Schultern platziert sind. Stelle nun die Zehen auf, deine Beine sind gestreckt. Spanne deinen Bauch sowie den Po fest an und hebe den Körper nach oben. Dieser bildet vom Hinterkopf bis zu den Fersen eine Linie, richte dazu den Blick nach unten.

B Drücke deine Unterarme fest in den Boden. Schiebe deinen Po so weit wie möglich nach oben, dein Kopf bewegt sich dabei zwischen deine Oberarme. Halte diese Position kurz und komme zurück in die Ausgangsposition.

↗ So wird die Übung anstrengender: Führe den Ablauf nur auf einem Bein aus. Das andere Bein hältst du während der Ausführung gestreckt in der Luft.

↘ So wird die Übung leichter: Lege die Knie auf dem Boden ab. Schiebe diese so weit wie möglich nach hinten, bevor dein Kopf zwischen die Oberarme und der Po nach oben wandert.

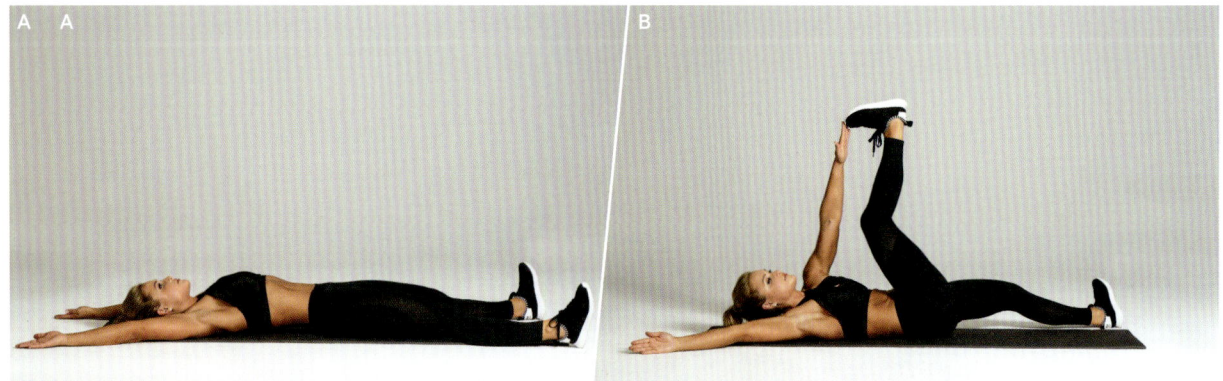

Seestern

Diese Übung trainiert: die schrägen Bauchmuskeln

A Lege dich auf den Rücken und richte deinen Blick nach oben. Strecke deine Arme und Beine lang aus. Sie bilden ein V, sind also leicht geöffnet. Lass deine Zehen bequem nach außen fallen.

B Spanne deine Bauchmuskeln fest an. Hebe gleichzeitig den linken Arm und das rechte Bein gestreckt nach oben. Deine Finger berühren nun deine Zehen. Führe den Arm und das Bein ohne Schwung zurück zum Boden und wiederhole den Ablauf mit dem rechten Arm und dem linken Bein.

⬈ **So wird die Übung anstrengender:** Bringe beide Arme und beide Beine gleichzeitig nach oben.

⬊ **So wird die Übung leichter:** Hebe den Arm und das Bein jeweils bis zu einer senkrechten Position an.

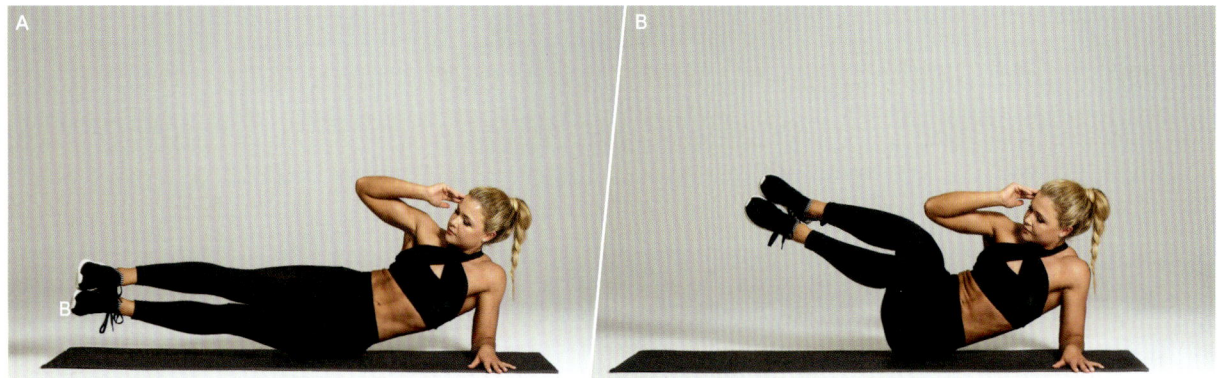

Schräger V-Sit-up

Diese Übung trainiert: die schrägen Bauchmuskeln

A Lege dich auf die linke Seite. Stütze deinen linken Unterarm auf, um deinen Oberkörper aufzurichten. Bringe deine rechte Hand an die rechte Stirnseite, der rechte Ellenbogen zeigt nach außen. Schaue zu deinen Füße und hebe die gestreckten, übereinander liegenden Beine etwas an.

B Führe nun deine Knie in Richtung des rechten Ellenbogens. Gleichzeitig bewegt sich dieser Ellenbogen zu den Knien, dein Körper bildet also ein C. Anschließend geht es direkt zurück zu A. Hast du alle Wiederholungen geschafft, führst du die Bewegung auf der anderen Seite aus.

⬊ **So wird die Übung leichter:** Lege die Beine nach jeder Wiederholung kurz auf dem Boden ab.

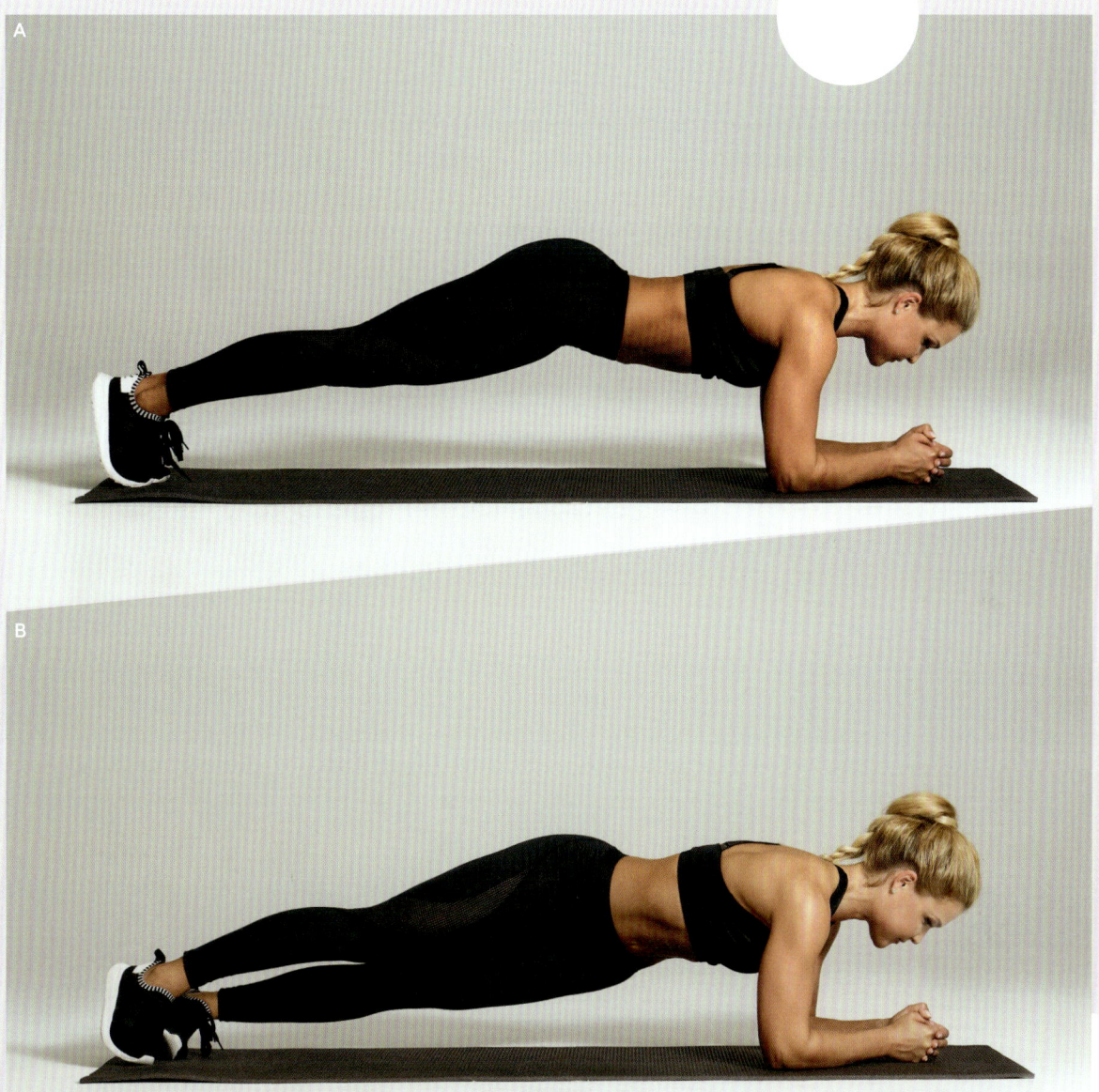

Hip Twist

Diese Übung trainiert: die schrägen und geraden Bauchmuskeln sowie den Rückenstrecker

A Lege dich auf den Bauch und stütze dich auf deine Unterarme. Deine Ellbogen stehen unter den Schultern. Stelle nun die Zehen auf, deine Beine sind gestreckt. Spanne deinen Bauch sowie den Po fest an, um deinen Körper nach oben zu drücken. Dein Hinterkopf bildet eine Linie mit den Fersen, richte dazu den Blick nach unten und halte die Spannung in den Bauch- und Pomuskeln.

B Drehe nun deine Hüfte seitlich nach rechts auf. Achte darauf, dass sich deine Arme und der obere Rücken nicht mitbewegen. Komme zurück in die gerade Position und drehe dich auf die linke Seite. Dabei bleibt dein Körper stets in einer Linie, schiebe den Po also nicht nach oben und lasse die Hüfte nicht absinken.

⤷ **So wird die Übung anstrengender:** Hebe in der aufgedrehten Position den oberen Fuß kurz an.

⤵ **So wird die Übung leichter:** Lege die Knie auf dem Boden ab. Schiebe diese weit nach hinten, bevor du dich zur Seite drehst. Hebe dabei das obere Knie an, um dich gut drehen zu können.

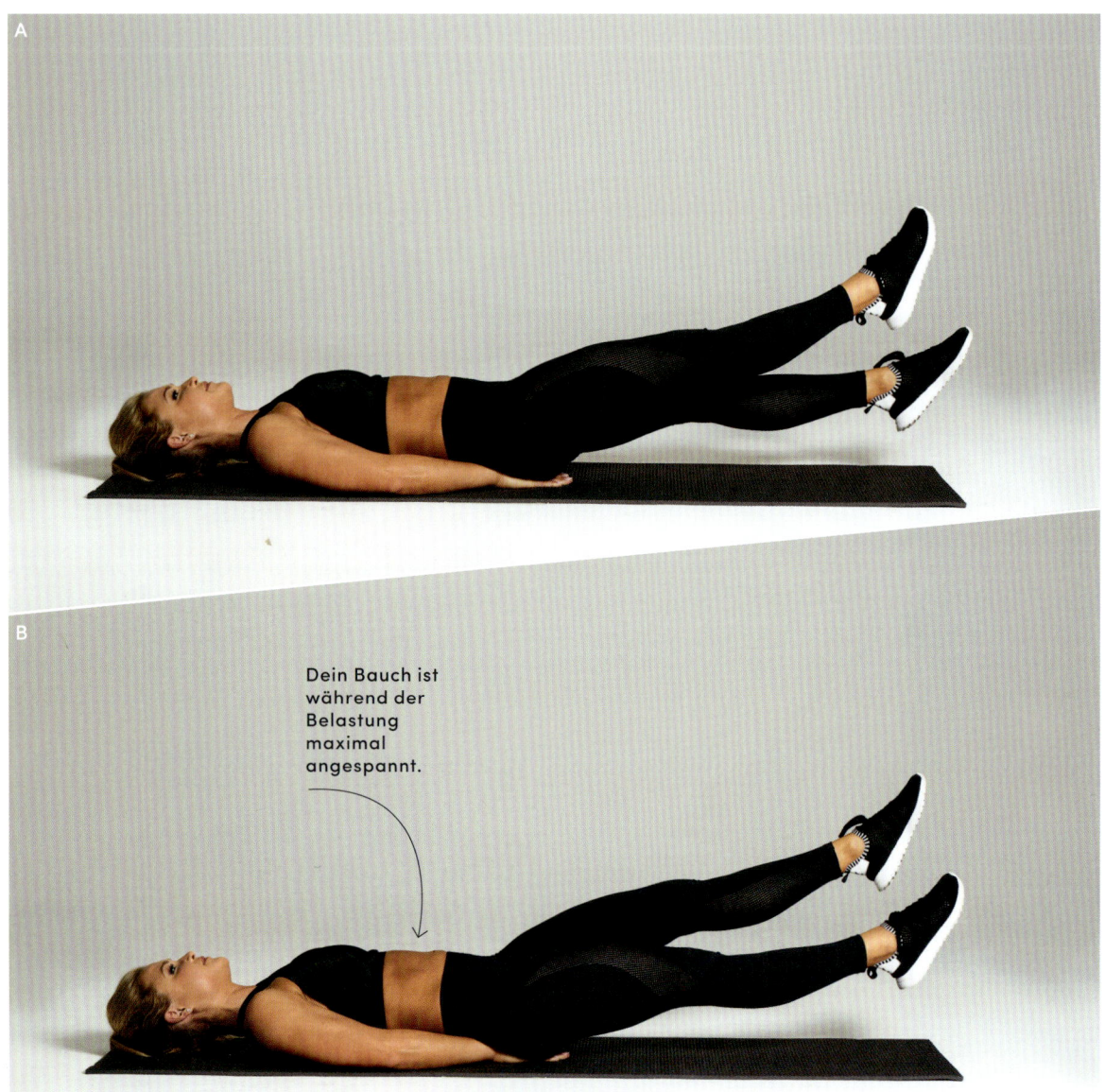

Dein Bauch ist
während der
Belastung
maximal
angespannt.

Flutter Kick

**Diese Übung trainiert: den unteren Teil der geraden und die
schrägen Bauchmuskeln sowie die vorderen Oberschenkel**

A Lege dich mit gestreckten Beinen auf den Rücken. Bringe deine Hände unter
deinen Po, die Handflächen liegen auf dem Boden. Hebe nun deine gestreckten Beine
an, das rechte Bein führst du noch etwas höher nach oben als das linke.

B Senke nun das rechte Bein ab, bis es parallel zum Boden ist, und hebe gleichzeitig das
linke Bein maximal an. Wiederhole diese Scherenbewegung so schnell wie möglich,
ohne die Spannung in der Bauchmuskulatur zu verlieren. Kontrolliere dazu immer
wieder, ob dein unterer Rücken fest auf den Unterarmen aufliegt.

⊗ **So wird die Übung leichter:** Überkreuze deine Beine in der Luft, anstatt sie nur auf und
ab zu bewegen. Du kannst die beiden Bewegungen auch kombinieren!

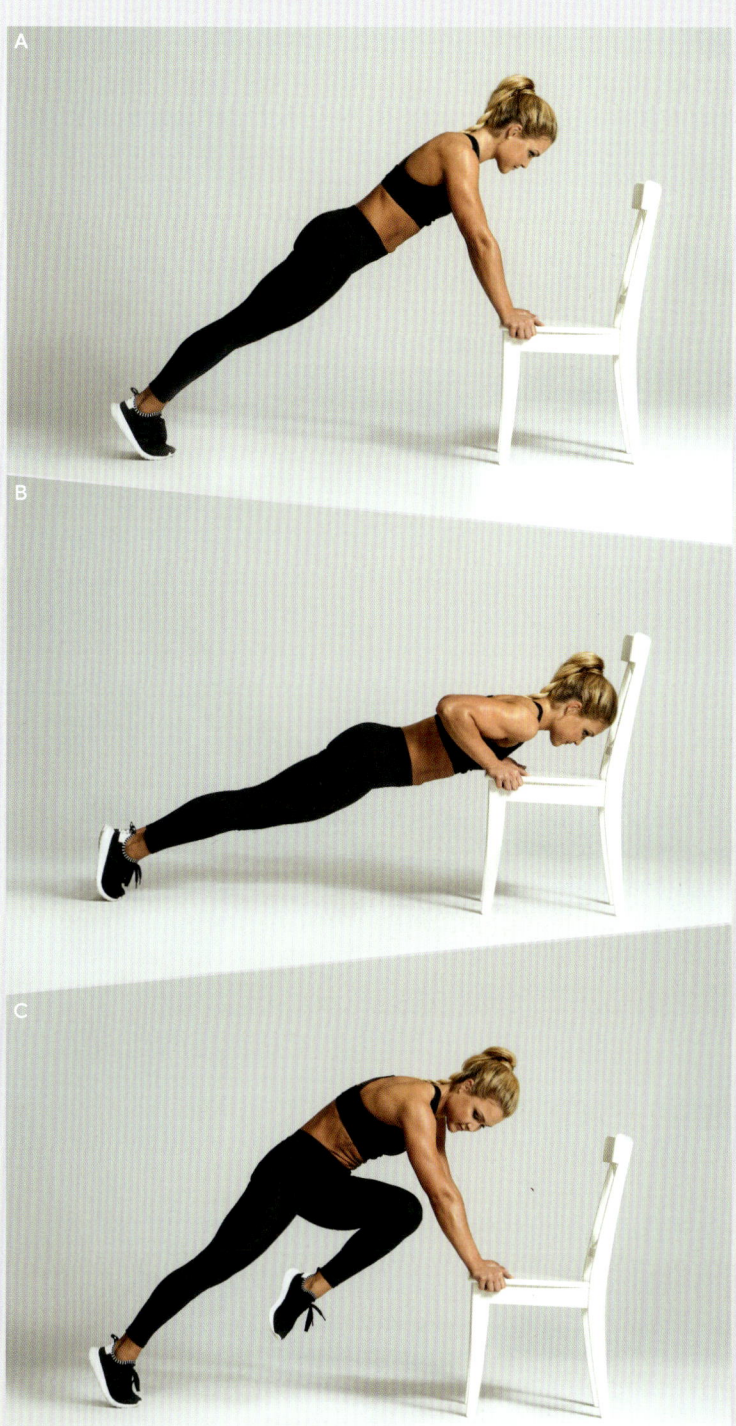

Push-up Climber

Diese Übung trainiert: die schrägen Bauchmuskeln und den großen Brustmuskel

A Stütze dich mit den Händen auf die vordere Stuhlkante. Gehe mit den Füßen einige Schritte zurück, bis du eine gerade Liegestützposition erreichst. Dazu spannst du den Bauch und den Po fest an, dein Blick ist auf die Sitzfläche gerichtet.

B Senke kontrolliert deine Brust bis kurz vor die Stuhlkante, ohne diese zu berühren. Beuge dabei langsam deine Arme, die Ellenbogen zeigen nach hinten.

C Drücke dich wieder nach oben und führe in der Bewegung das linke Bein in Richtung des rechten Ellenbogens. Stelle anschließend den linken Fuß wieder neben dem rechten ab und führe erneut einen Liegestütz aus. Ziehe beim Hochkommen dann aber dein rechtes Bein kontrolliert zum linken Ellenbogen.

↗ **So wird die Übung anstrengender:** Führe die Übung auf einem Fuß aus und halte das andere Bein in der Luft. Ziehe dann das Knie des schwebenden Beins an und wechsle erst, wenn alle Wiederholungen geschafft sind, zur anderen Seite.

↘ **So wird die Übung leichter:** Verzichte bei der Ausführung auf den Liegestütz.

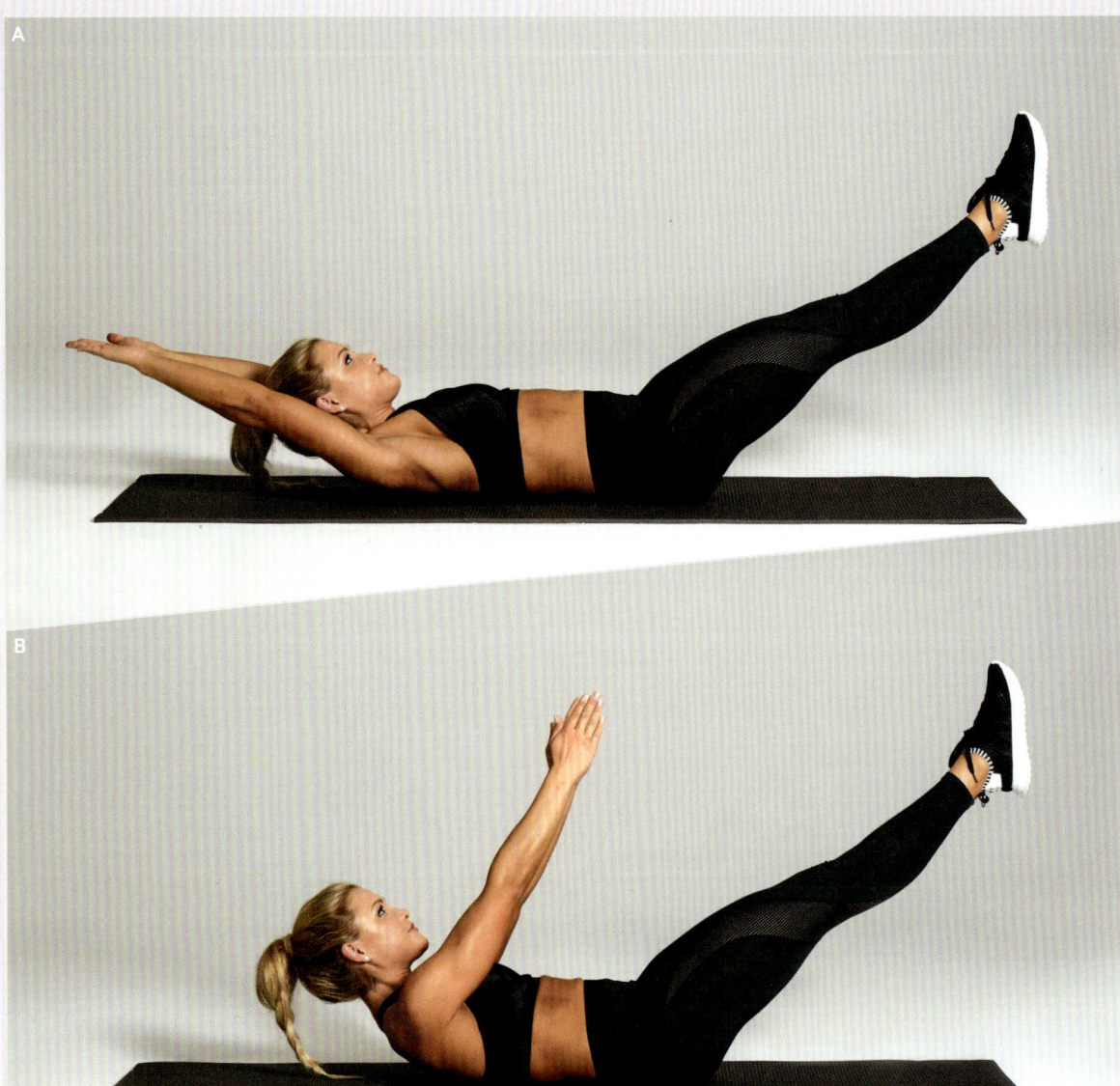

Hollow Body Fly

Diese Übung trainiert: die geraden Bauchmuskeln

A Lege dich auf den Rücken. Hebe deine Beine im 45-Grad-Winkel an und drücke den unteren Rücken fest auf den Boden. Spanne deine Bauchmuskeln maximal an. Gleichzeitig hebst du deine Arme gestreckt nach hinten und führst deine inneren Handkanten hinter dem Kopf zusammen. Auch dein Kopf und deine Schultern sind in der Luft, dein Blick geht nach schräg oben.

B Führe die Arme in einem Halbkreis nach vorn und klatsche oberhalb der Brust in die Hände. Dabei hebst du deinen oberen Rücken noch ein Stück weiter an. Deine übrige Körperhaltung verändert sich nicht. Führe deine Arme zurück hinter den Kopf und senke den oberen Rücken.

⬈ **So wird die Übung anstrengender:** Senke deine Beine in Position A bis kurz über dem Boden ab und hebe sie gleichzeitig mit deinen Armen an.

⬊ **So wird die Übung leichter:** Halte deine Beine im 90-Grad-Winkel in der Luft. Deine Knie stehen dabei senkrecht über der Hüfte und deine Unterschenkel sind parallel zum Boden. Führe die Übung in dieser Position aus.

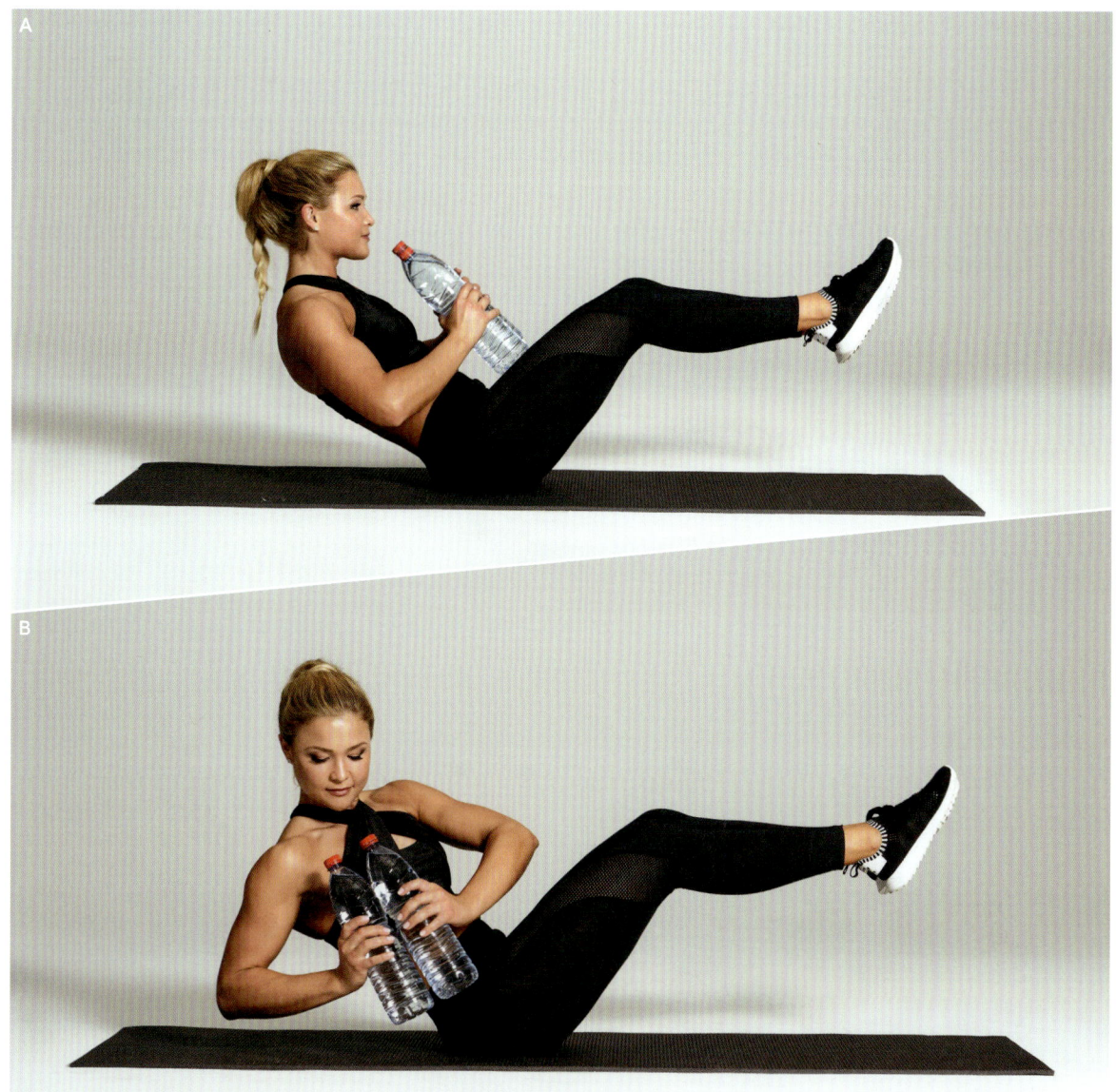

Russian Twist

Diese Übung trainiert: die schrägen und geraden Bauchmuskeln

A Setze dich auf den Boden und halte zwei Wasserflaschen mit angewinkelten Armen vor der Brust. Deine Ellenbogen zeigen nach außen, die Flaschenverschlüsse nach oben. Stelle die Füße bequem auf. Lehne dich nun mit geradem Oberkörper so weit wie möglich nach hinten und hebe die Beine an. Deine Unterschenkel sind parallel zum Boden.

B Drehe deinen Oberkörper so weit wie möglich nach rechts. Drücke dabei die Flaschen fest zusammen und halte die Schultern tief. Die restliche Körperhaltung verändert sich nicht. Komme zurück in die Ausgangsposition und drehe dich nach links. Wiederhole den Ablauf in einem flüssigen Tempo, ohne dabei die Beine abzusenken oder den Rücken zu krümmen.

↗ **So wird die Übung anstrengender:** Drehe die angewinkelten Beine zur linken Seite, während du den Oberkörper nach rechts drehst – und umgekehrt.

↘ **So wird die Übung leichter:** Lass die Füße am Boden.

„Was du zur flachen Mitte brauchst? Zwei Wasserflaschen, einen Stuhl und Lust auf den heißesten Bikinibauch, den du je hattest!"

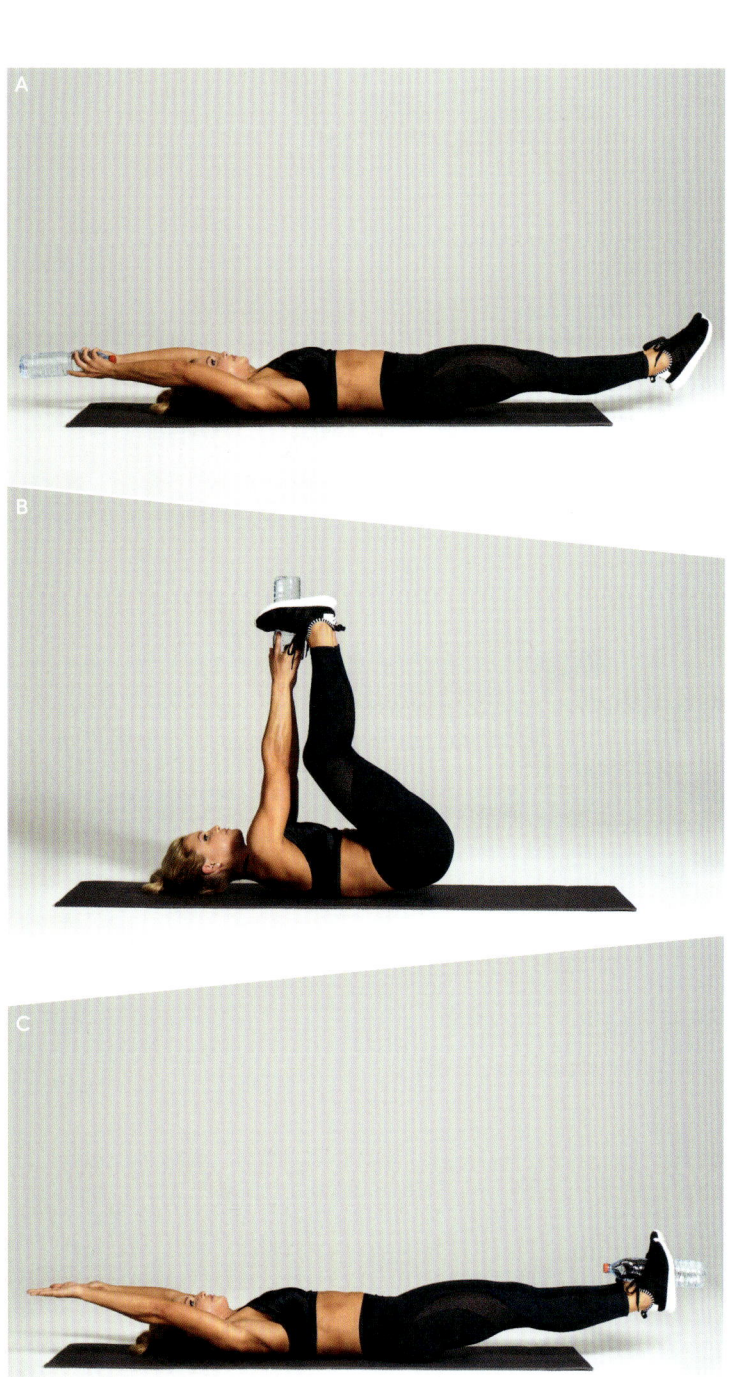

Übergabe

Diese Übung trainiert: die geraden Bauchmuskeln

A Nimm dir eine Wasserflasche und lege dich mit ausgestreckten Armen und Beinen auf den Boden. Greife die Flasche am oberen Ende mit beiden Händen. Hebe nun die Arme und Beine an und halte sie in der Luft. Achte darauf, dass dein unterer Rücken am Boden bleibt.

B Hebe nun deine Arme und Beine so hoch wie möglich an, um die Flasche am höchsten Punkt an deine Füße übergeben zu können. Umklammere dazu das untere Flaschenende mit beiden Fußinnenseiten.

C Strecke dich wieder und halte deine Arme und Beine über dem Boden. Drücke deine Innenschenkel fest zusammen.

⊘ So wird die Übung anstrengender: Fülle deine Flasche mit nassem Sand, um mit mehr Gewicht zu arbeiten. Alternativ kannst du auch einen anderen schwereren Gegenstand benutzen wie etwa eine Wassermelone oder eine große Waschmittelflasche (gut verschließen!).

⊘ So wird die Übung leichter: Führe den Ablauf ohne Flasche aus und berühre in Position B mit den Händen deine Zehen.

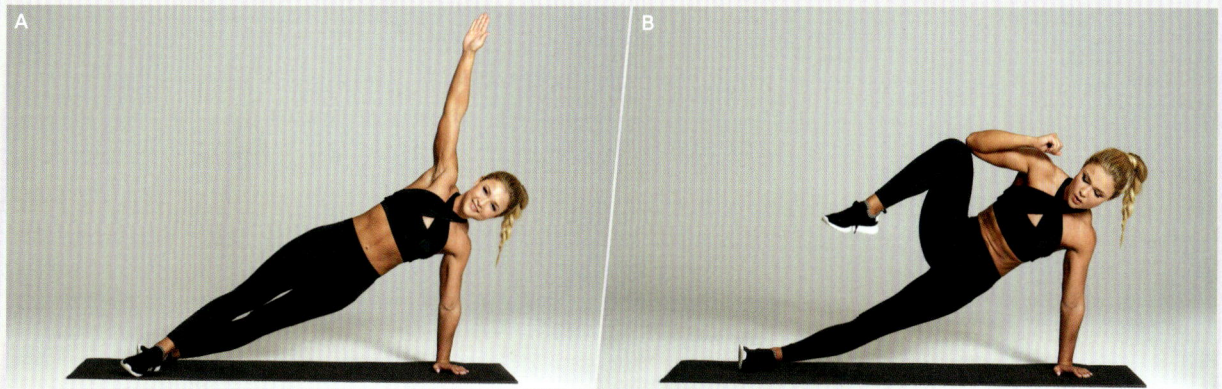

Seitstütz mit Crunch

Diese Übung trainiert: die schrägen Bauchmuskeln

A Lege dich auf die linke Seite. Stütze deine linke Hand mit gestrecktem Arm unterhalb der Schulter ab. Hebe den Körper an, Kopf und Füße bilden eine Linie. Strecke den rechten Arm senkrecht nach oben. Tipp: Wenn es für dich einfacher ist, stelle den oberen Fuß vor dem unteren auf dem Boden ab.

B Führe das rechte Knie mit dem rechten Ellenbogen zusammen. Deine Hüfte darf nicht absinken. Strecke den rechten Arm wieder nach oben und stelle den rechten Fuß zurück auf den Boden. Hast du alle Wiederholungen geschafft, führst du die Bewegung auf der anderen Seite aus.

So wird die Übung leichter: Winkle in der Seitenlage das untere Bein nach hinten ab. Hebe dann deinen Körper nur bis zum Knie an und führe den Ablauf in dieser Position aus!

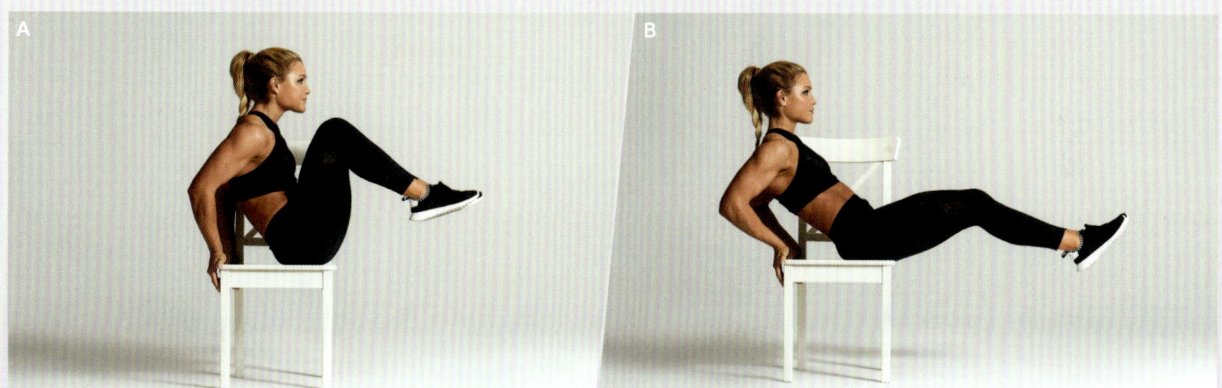

Crunch am Stuhl

Diese Übung trainiert: die geraden Bauchmuskeln

A Setze dich so auf einen Stuhl, dass die Rückenlehne links von dir ist. Lehne dich mit geradem Rücken zurück und umgreife mit den Händen die gegenüberliegende Stuhlkante. Deine Handrücken zeigen nun nach hinten. Spanne deine Bauchmuskeln fest an und ziehe deine Knie in Richtung Brust. Drücke deine Beine leicht zusammen.

B Lehne dich noch weiter nach hinten und beuge dabei deine Arme. Strecke gleichzeitig die Beine so weit wie möglich aus. Richte dich sofort wieder auf und ziehe die Knie in Richtung Brust. Versuche, die Bewegung ohne Schwung auszuführen, hier arbeiten vor allem die Bauchmuskeln, die vom Trizeps etwas Unterstützung bekommen.

So wird die Übung anstrengender: Klemme zwischen deine Füße eine Wasserflasche.

So wird die Übung leichter: Strecke jeweils nur ein Bein nach vorn aus und halte das andere angewinkelt vor der Brust.

Kapitel 2.3

STRAFFE BEINE UND EIN KNACKIGER PO

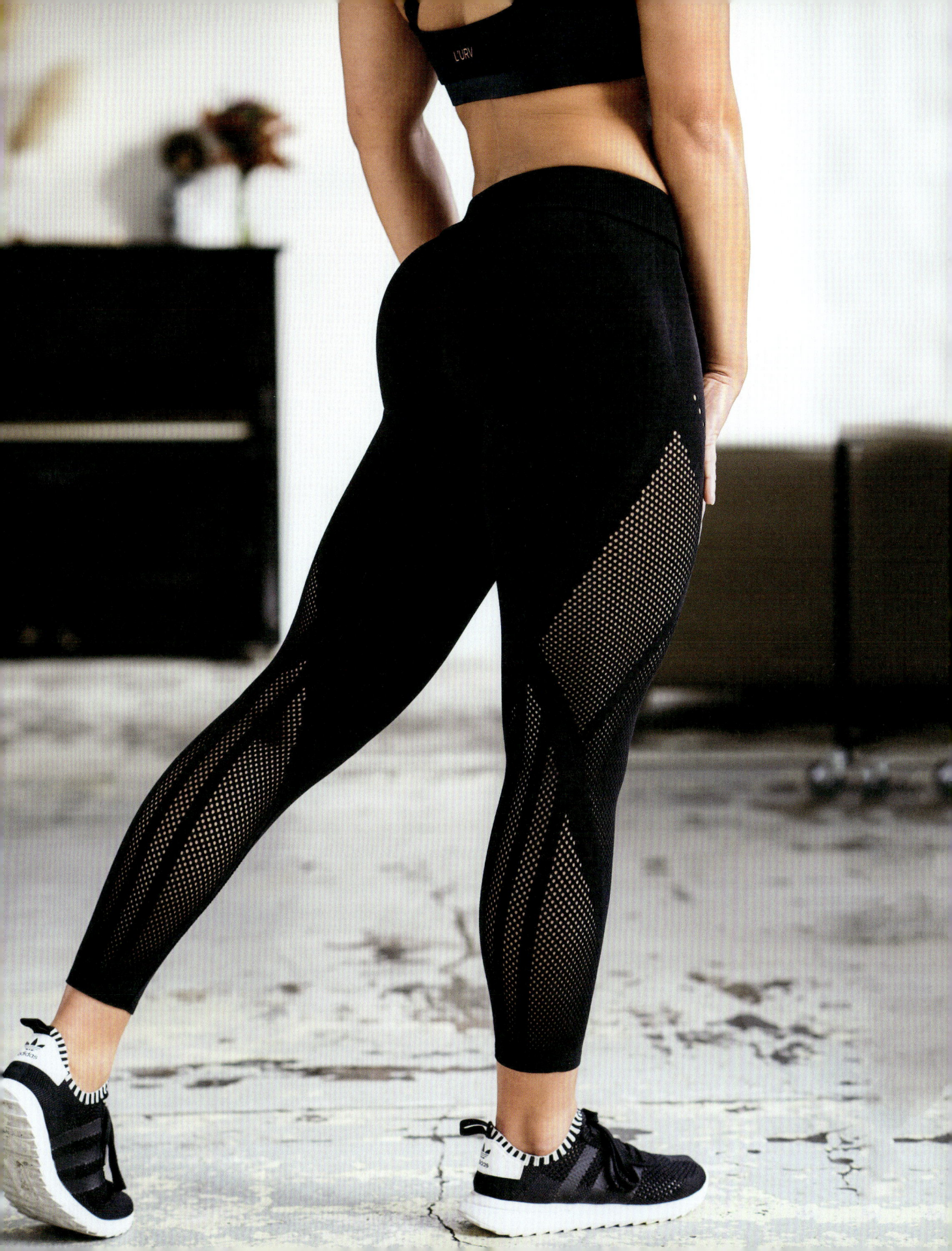

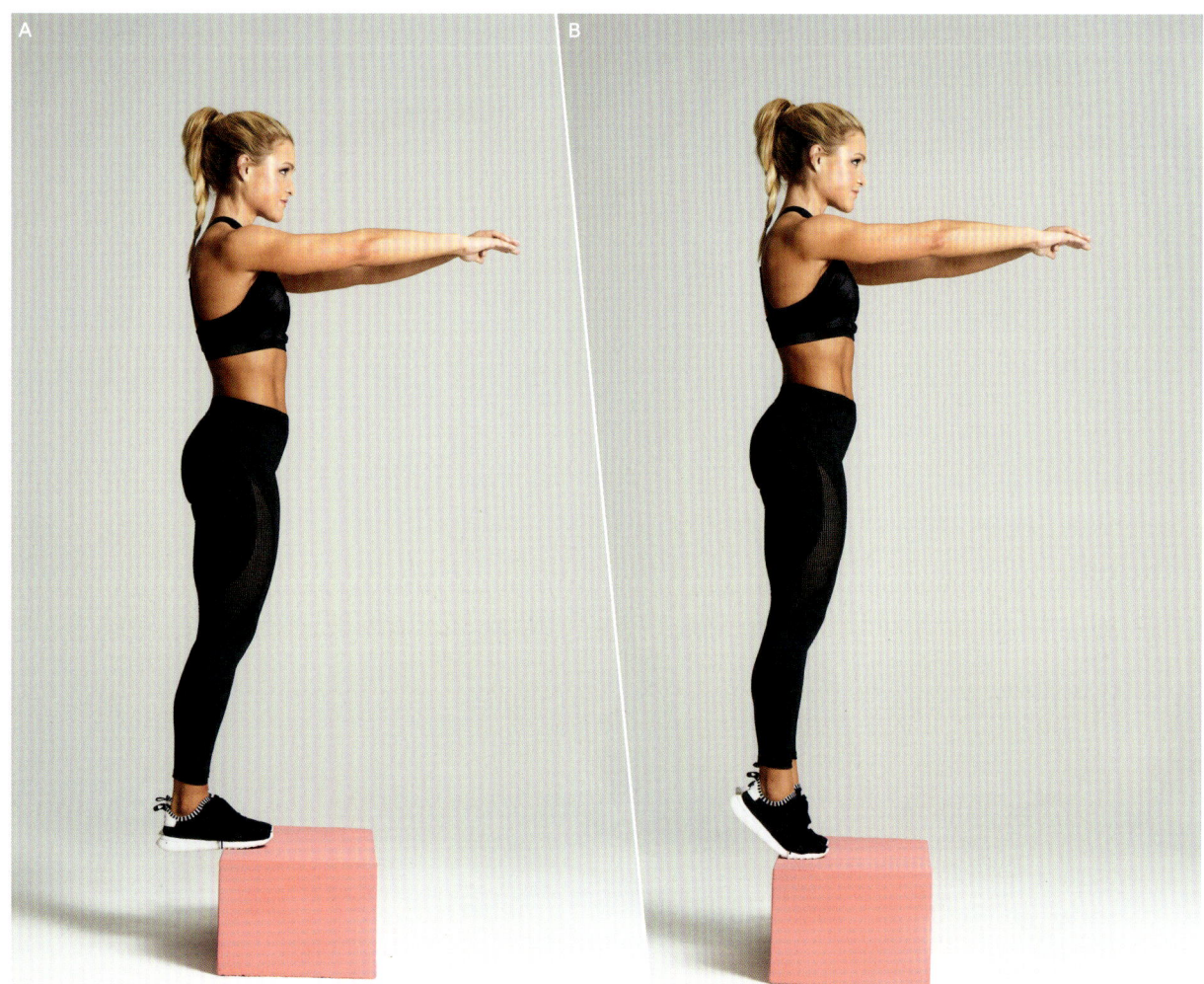

Wadenheben

Diese Übung trainiert: die Wadenmuskeln

A Stelle dich auf die hintere Kante einer fest stehenden Kiste. Die Fersen sind in der Luft. Strecke deine Arme für ein besseres Balancegefühl auf Schulterhöhe nach vorn aus. Halte deine Schultern bewusst unten.

B Hebe deine Fersen so hoch wie möglich und senke sie dann direkt wieder ab. Wiederhole die Bewegung komplett ohne Schwung.

↗ **So wird die Übung anstrengender:** Senke die Fersen auch nach unten ab.

↘ **So wird die Übung leichter:** Halte dich an einem fest stehenden Gegenstand fest.

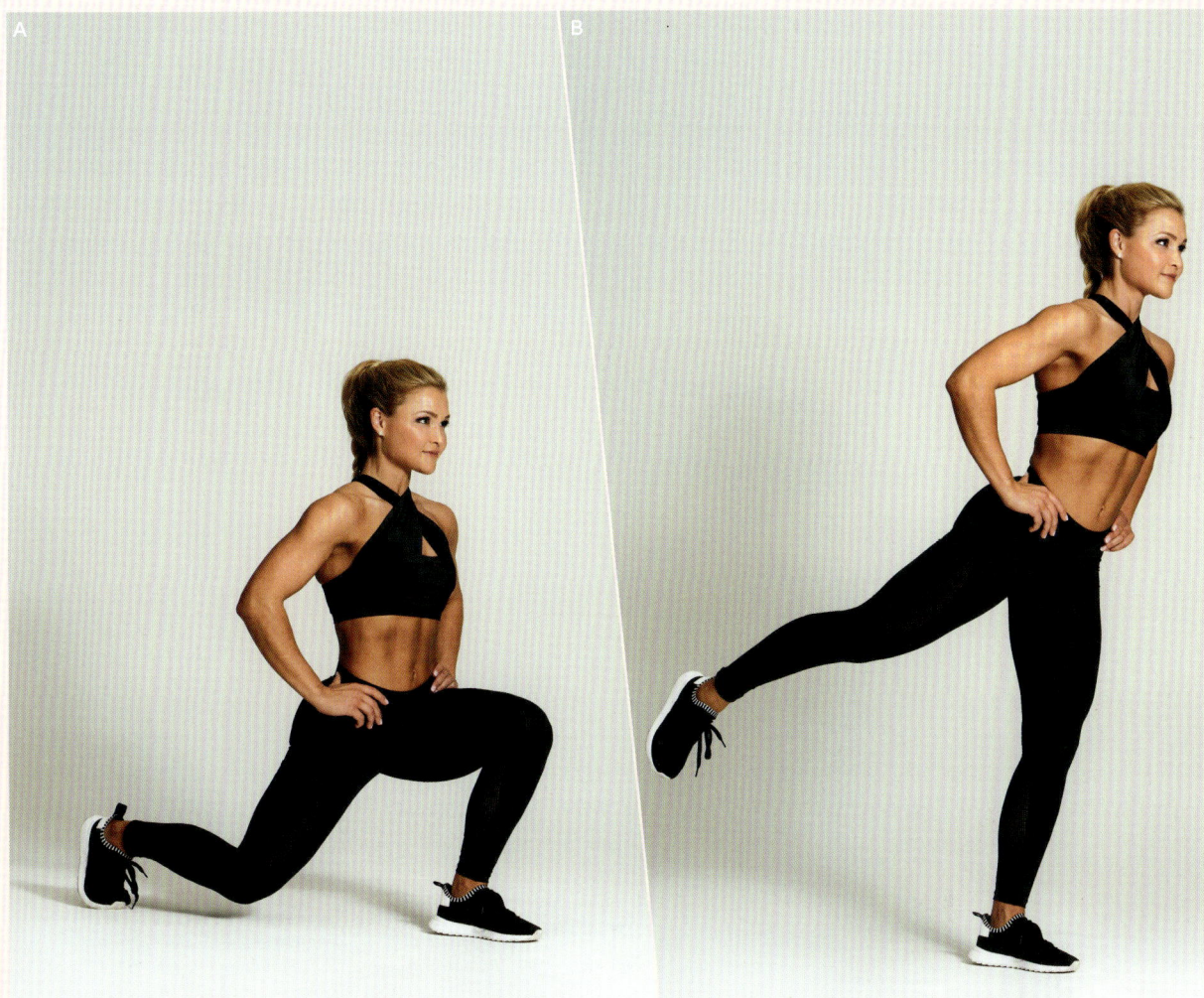

Kickback im Stand

Diese Übung trainiert: die hinteren Oberschenkelmuskeln sowie die Pomuskeln

A Stelle dich hüftbreit auf und stütze deine Hände in die Hüften. Deine Ellenbogen zeigen nach außen. Halte deinen Oberkörper gerade. Gehe mit dem linken Fuß einen großen Schritt nach vorn und beuge das linke Bein. Gleichzeitig führst du das rechte Knie in Richtung Boden, ohne es aufzusetzen. Achte darauf, dass du dein vorderes Knie nicht über die Zehen hinausschiebst.

B Drücke den linken Fuß fest auf den Boden und strecke das linke Bein, um dich in den Stand aufzurichten. Dabei hebst du das rechte Bein gestreckt nach hinten an. Setze den rechten Vorfuß wieder auf und kehre zurück in den tiefen Ausfallschritt. Hast du alle Wiederholungen geschafft, führst die Übung mit dem anderen Bein aus.

↗ **So wird die Übung anstrengender:** Stelle dich mit dem vorderen Fuß auf ein zusammengelegtes Handtuch oder ein flaches Kissen.

↘ **So wird die Übung leichter:** Halte dich seitlich an einem fest stehenden Gegenstand fest.

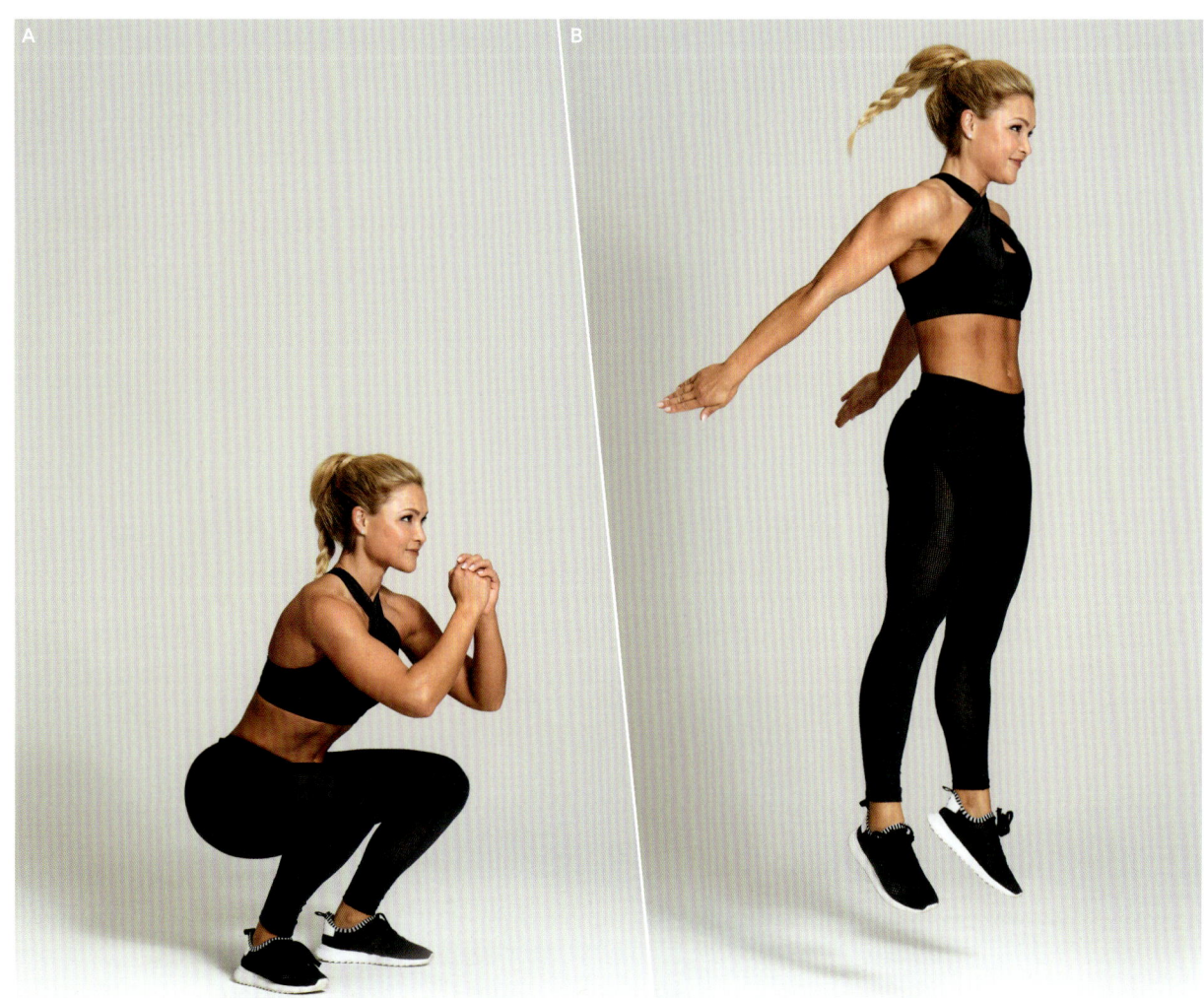

Jump Squat

Diese Übung trainiert: die vorderen und hinteren Oberschenkelmuskeln sowie die Po- und Wadenmuskeln

A Stelle dich hüftbreit auf und drehe die Zehen leicht nach außen. Winkle deine Arme auf Brusthöhe nach vorn an und verschränke die Finger ineinander. Beuge deine Beine und senke deinen Po etwas unterhalb der Knie ab. Halte deinen Rücken gerade und deinen Kopf in Verlängerung der Wirbelsäule.

B Drücke dich mit beiden Füßen fest vom Boden ab und springe gerade nach oben. Dazu streckst du deine Beine und führst die Arme über die Seite gestreckt nach hinten. Achte darauf, dass du senkrecht nach oben und nicht nach vorn springst. Lande so sanft wie möglich auf den Vorfüßen und setze erst dann die Fersen auf. Kehre anschließend direkt zurück in die tiefe Kniebeuge.

⬀ So wird die Übung anstrengender: Ziehe deine Knie in der Sprungphase in Richtung der Brust.

⬂ So wird die Übung leichter: Löse nur die Fersen vom Boden und stelle dich – anstatt zu springen – auf die Zehen.

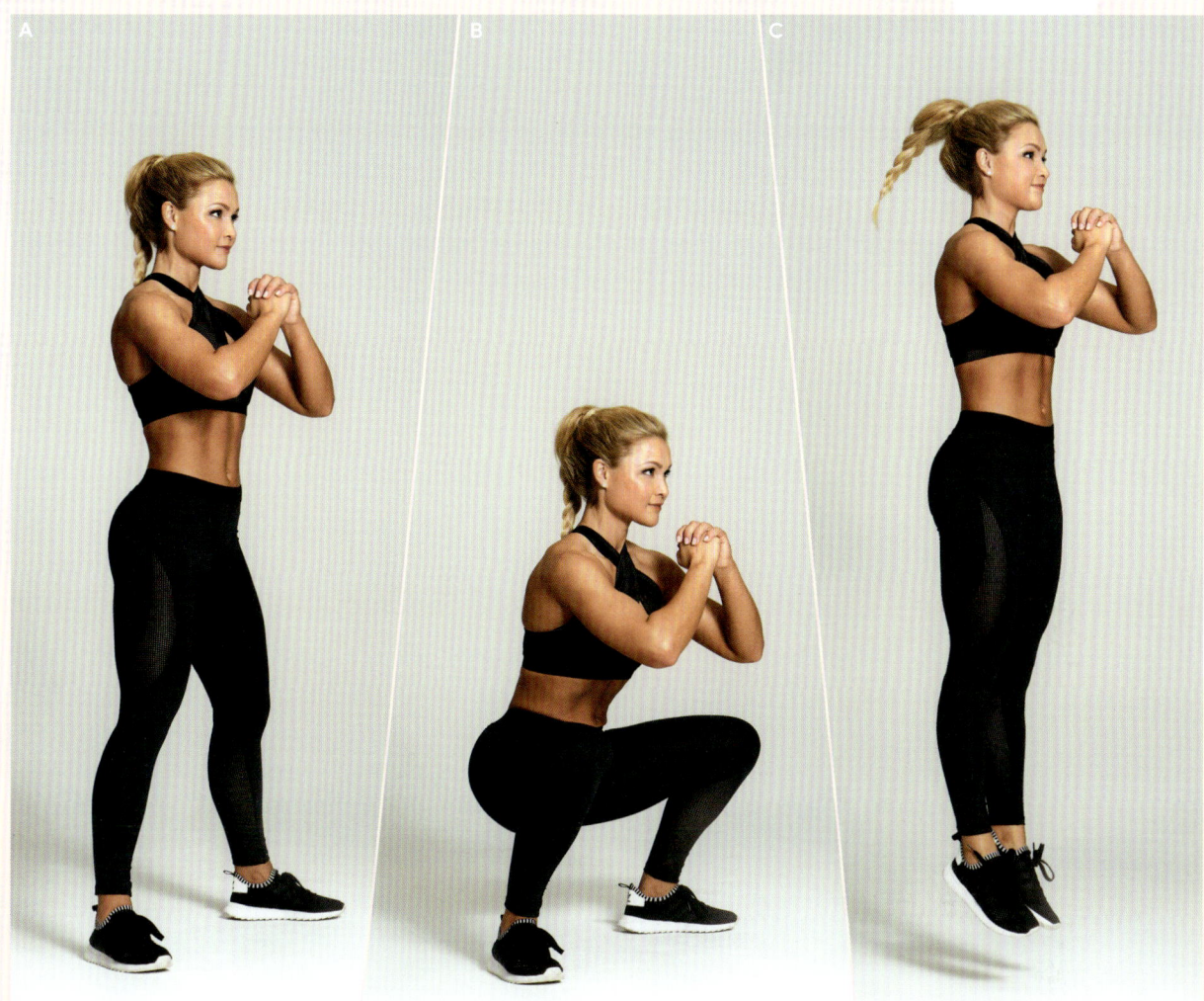

Sumo Squat Jump

Diese Übung trainiert: die vorderen, hinteren und inneren Oberschenkelmuskeln sowie die Pomuskeln

A Stelle dich in einem weiten Stand auf und drehe deine Zehen leicht nach außen. Verschränke deine Hände vor der Brust und hebe deine Ellenbogen etwas an. Halte deine Schultern tief und den Rücken gerade.

B Beuge deine Beine. Schiebe gleichzeitig deinen Po nach hinten und senke ihn bis unter Kniehöhe ab. Schiebe deine Knie bewusst nach außen.

C Drücke dich mit beiden Füßen vom Boden ab und springe senkrecht in die Luft. Strecke dazu deine Beine maximal, die Zehen zeigen nach unten. Lande so leise wie möglich mit geschlossenen Beinen auf den Vorfüßen und setze erst dann den ganzen Fuß ab. Springe direkt mit beiden Füßen ein Stück weit nach außen, um zurück in die Ausgangsposition zu kommen.

⬀ **So wird die Übung anstrengender:** Erhöhe das Ausführungstempo auf ein Maximum – ohne dabei die Technik zu vernachlässigen.

⬂ **So wird die Übung leichter:** Gehe nicht ganz so tief in die untere Kniebeugeposition und/oder springe nur leicht nach oben.

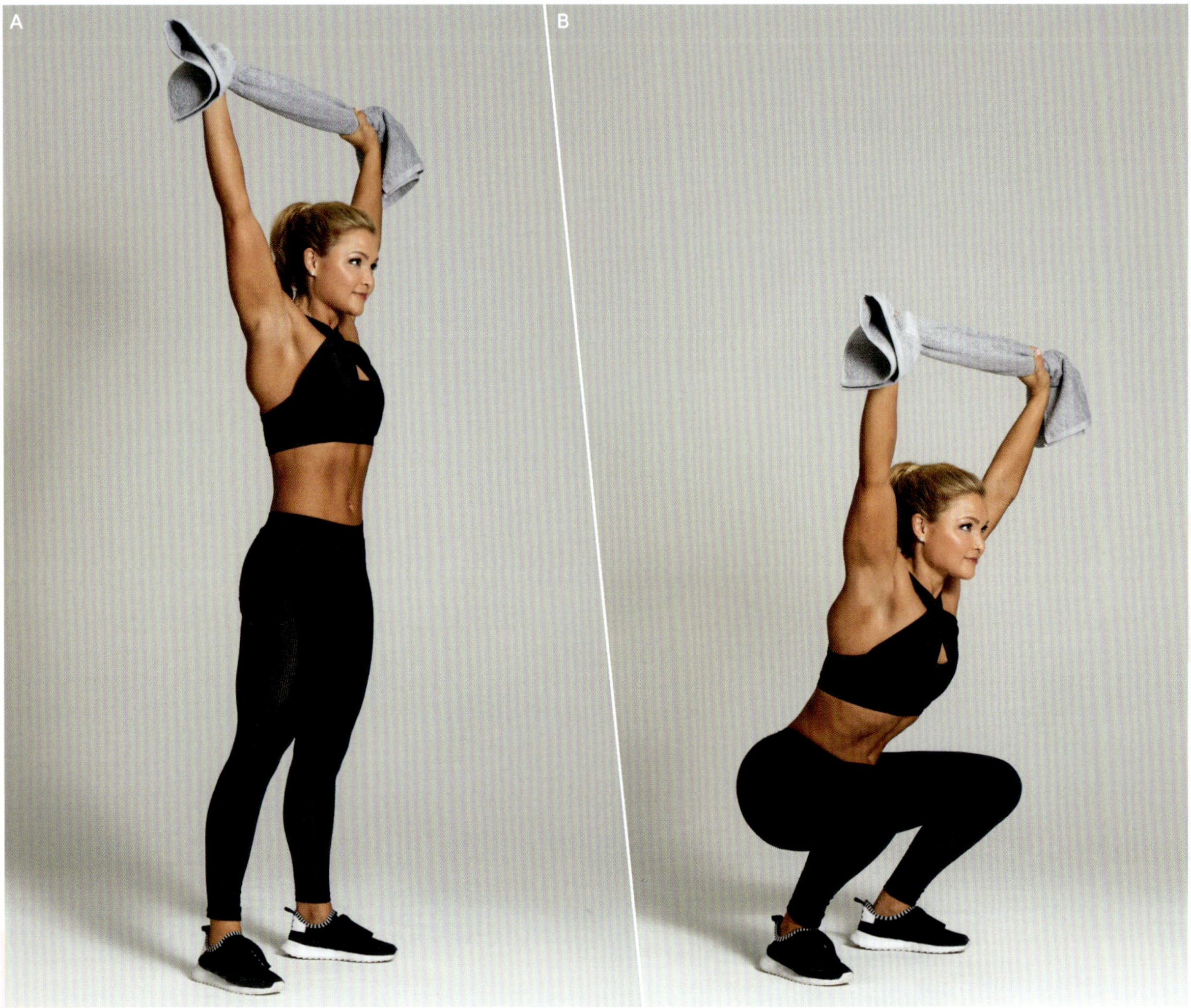

Kniebeuge mit Handtuch

**Diese Übung trainiert: die vorderen und
hinteren Oberschenkelmuskeln sowie die Pomuskeln**

A Rolle ein kleines Handtuch der Länge nach zusammen. Greife es so breit, dass deine
Arme ein V bilden, wenn du sie über dem Kopf nach oben streckst. Halte deine Schultern
tief. Stelle dich hüftbreit auf und drehe die Zehen leicht nach außen.

B Beuge deine Beine und schiebe deinen Po nach hinten, um in eine tiefe Kniebeuge zu
kommen. Lehne dabei deinen Oberkörper etwas nach vorn, die Armhaltung verändert sich
nicht. Drücke die Fersen fest in den Boden und richte dich auf, bis die Hüfte wieder
gestreckt ist. Spanne dazu den Po an.

↗ **So wird die Übung anstrengender:** Führe die Bewegung mit einer möglichst schweren
Stange oder einem Besenstiel aus.

↘ **So wird die Übung leichter:** Senke die Arme kurz ab und lockere sie aus, bevor du zur
nächsten Wiederholung ansetzt. Vielleicht schaffst du auch 2 oder 3 Wiederholungen und
senkst erst dann die Arme.

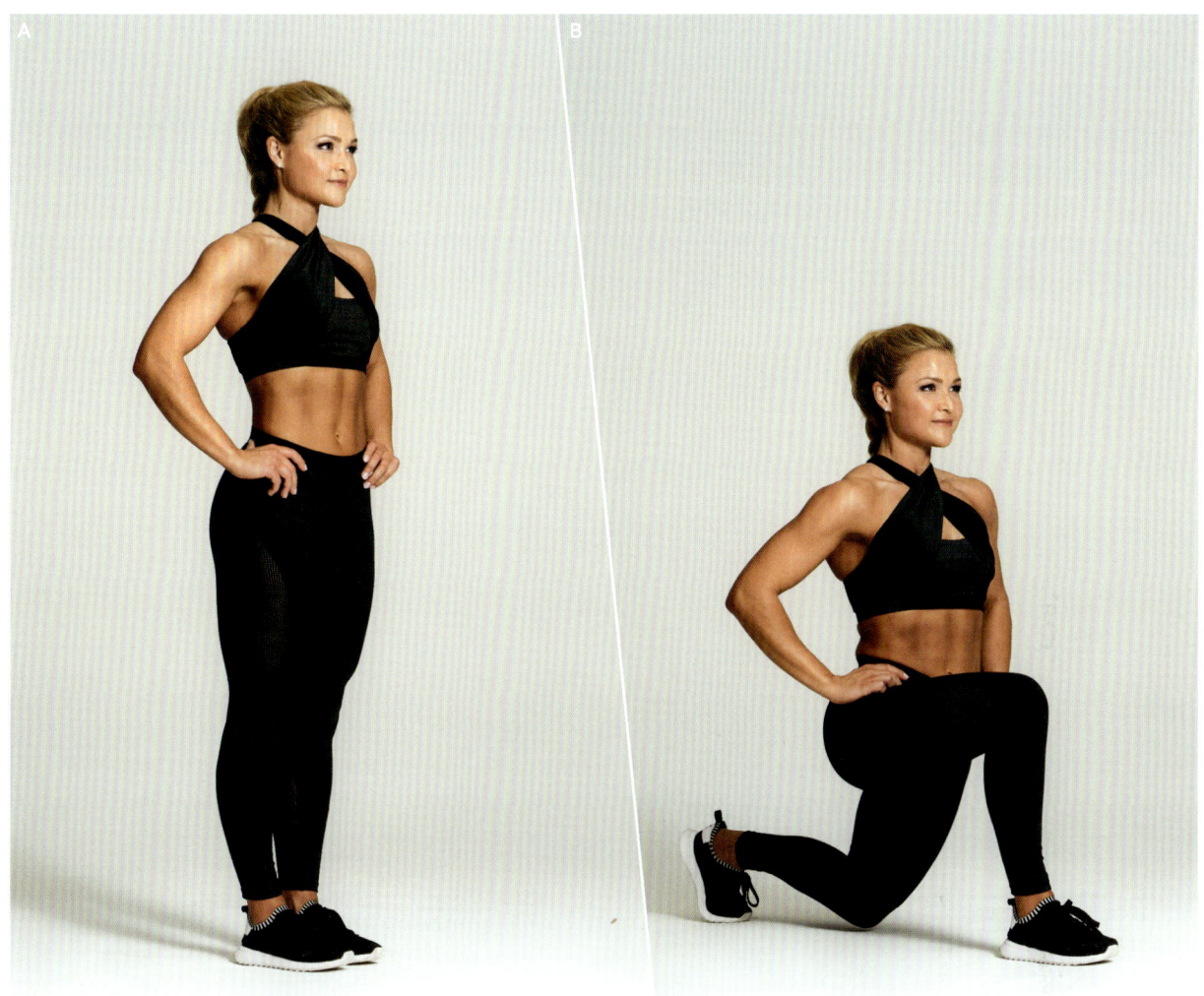

Ausfallschritt

Diese Übung trainiert: die vorderen Oberschenkelmuskeln und die Pomuskeln

A Stelle dich hin und drücke deine Beine leicht zusammen. Stütze deine Hände in die Hüfte. Deine Ellenbogen zeigen zur Seite, und dein Rücken ist gerade.

B Gehe mit dem rechten Fuß einen großen Schritt nach vorn. Löse die linke Ferse vom Boden und beuge das rechte Bein. Senke gleichzeitig das linke Knie in Richtung Boden ab. Halte deinen Oberkörper dabei aufrecht. Drücke dich anschließend über die vordere Ferse direkt wieder nach oben und gehe mit dem rechten Fuß einen Schritt zurück in die Ausgangsposition. Danach wiederholst du den Ausfallschritt mit dem linken Bein.

⌎ **So wird die Übung anstrengender:** Führe erst alle Wiederholungen durch und wechsle dann die Schrittstellung.

⌌ **So wird die Übung leichter:** Halte dich seitlich an einem fest stehenden Gegenstand fest.

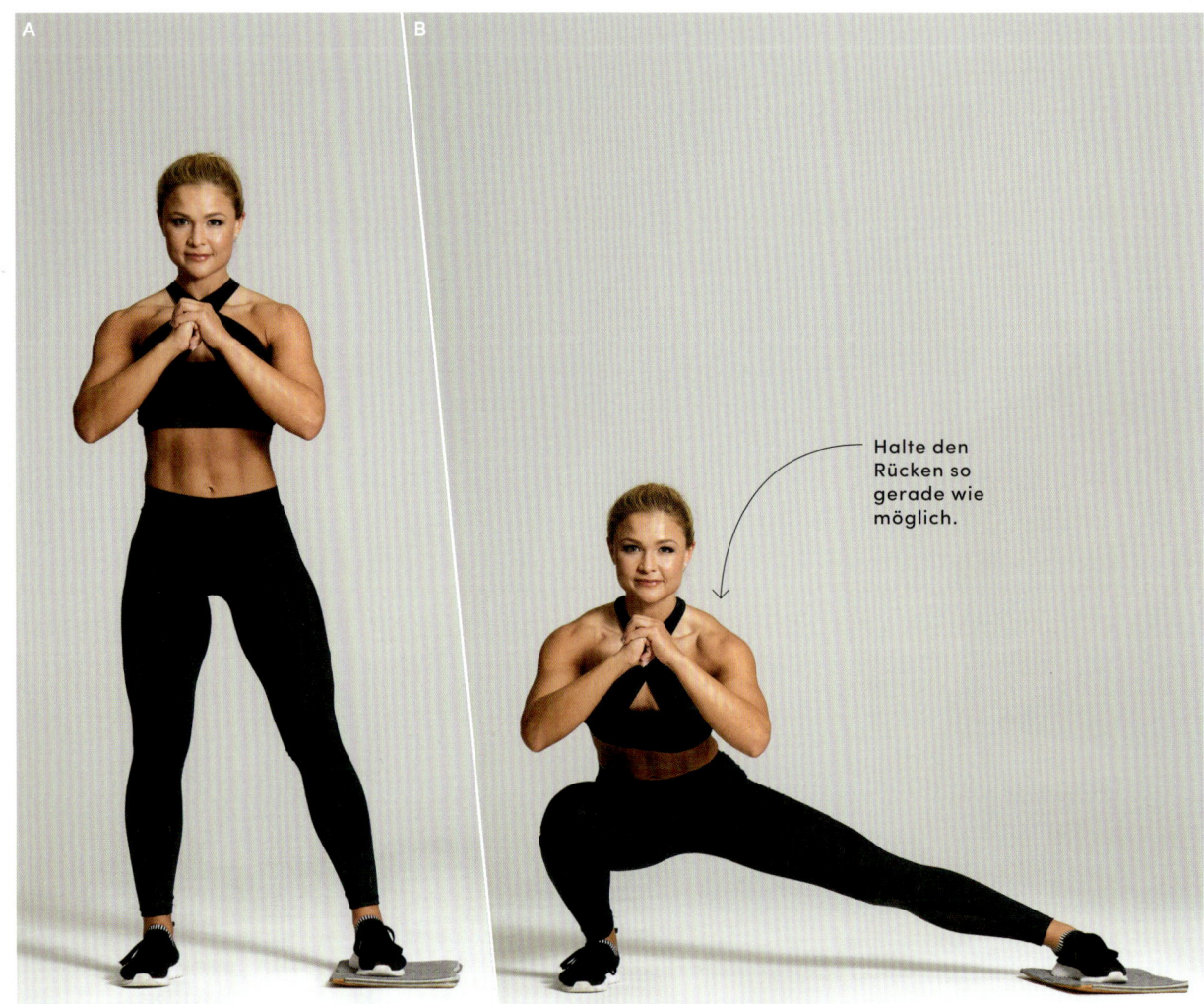

Halte den Rücken so gerade wie möglich.

Slide Side Lunge

Diese Übung trainiert: die vorderen, hinteren und inneren Oberschenkelmuskeln sowie die Pomuskeln

A Falte ein Gästehandtuch zu einem Viereck zusammen. Stelle dich etwas weiter als hüftbreit auf und verlagere das Gewicht auf den rechten Fuß, der linke Fuß steht auf dem Handtuch. Lege die Hände vor deiner Brust ineinander und führe die Ellenbogen etwas nach außen.

B Schiebe das Handtuch mit dem linken Fuß zur Seite. Gleichzeitig beugst du das rechte Bein und schiebst den Po nach hinten unten. Dabei bleibt dein Rücken gerade, und du lehnst dich leicht nach vorn. Ziehe das Handtuch wieder zum Körper, indem du Druck auf den linken Fuß ausübst. Strecke dabei das rechte Bein und richte dich auf. Arbeite dabei ohne Schwung. Dein Boden ist nicht glatt genug? Benutze statt eines Handtuchs einen Schnellhefter aus Kunststoff. Der gleitet auch über einen Teppich.

⊘ **So wird die Übung anstrengender:** Friere die Bewegung auf der Hälfte ein und halte die Position kurz.

⊗ **So wird die Übung leichter:** Beuge das Standbein nicht ganz so stark.

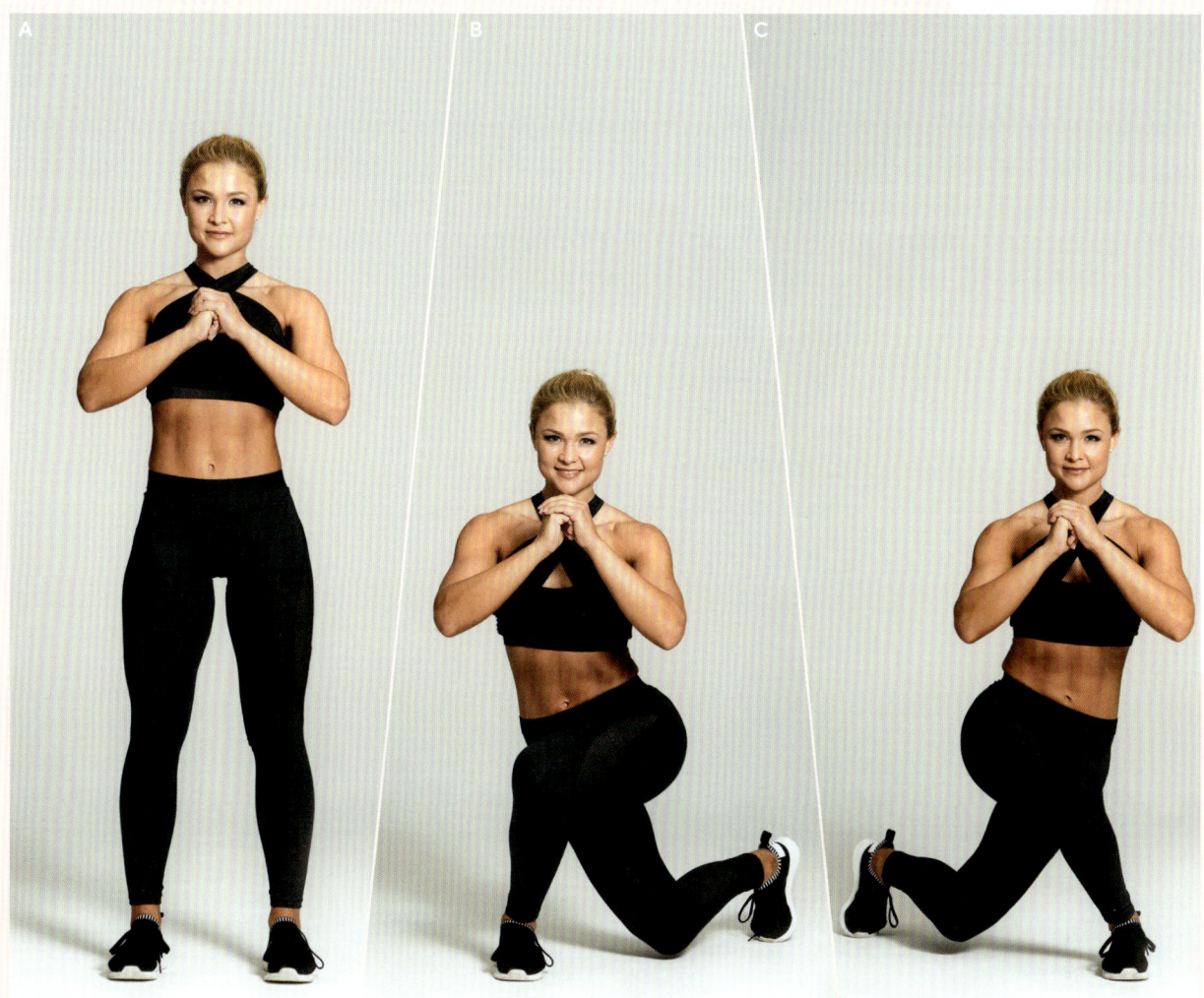

X-Lunge

Diese Übung trainiert: die äußeren, inneren und vorderen Oberschenkelmuskeln sowie die Gesäßmuskeln

A Stelle dich etwas weiter als hüftbreit auf. Lege deine Hände vor der Brust ineinander und hebe die Ellenbogen leicht nach außen. Halte deine Schultern tief und deinen Rücken gerade.

B Verlagere dein Gewicht auf den linken Fuß und hebe deinen rechten Fuß an. Führe ihn hinter dem linken Bein auf die linke Seite und setze dort nur die Zehen auf. Gleichzeitig beugst du das linke Bein und schiebst deinen Po nach hinten. Senke das rechte Knie noch einmal bewusst ab, ohne es abzusetzen. Halte deinen Oberkörper dabei aufrecht.

C Drücke deine linke Ferse fest in den Boden und strecke das Bein, um dich aufzurichten. Stelle das rechte Bein im hüftbreiten Stand neben dem linken ab und wiederhole die Bewegung zur anderen Seite.

⤴ **So wird die Übung anstrengender:** Führe erst alle Wiederholungen auf einer Seite aus.

⤵ **So wird die Übung leichter:** Halte dich an einem fest stehenden Gegenstand fest.

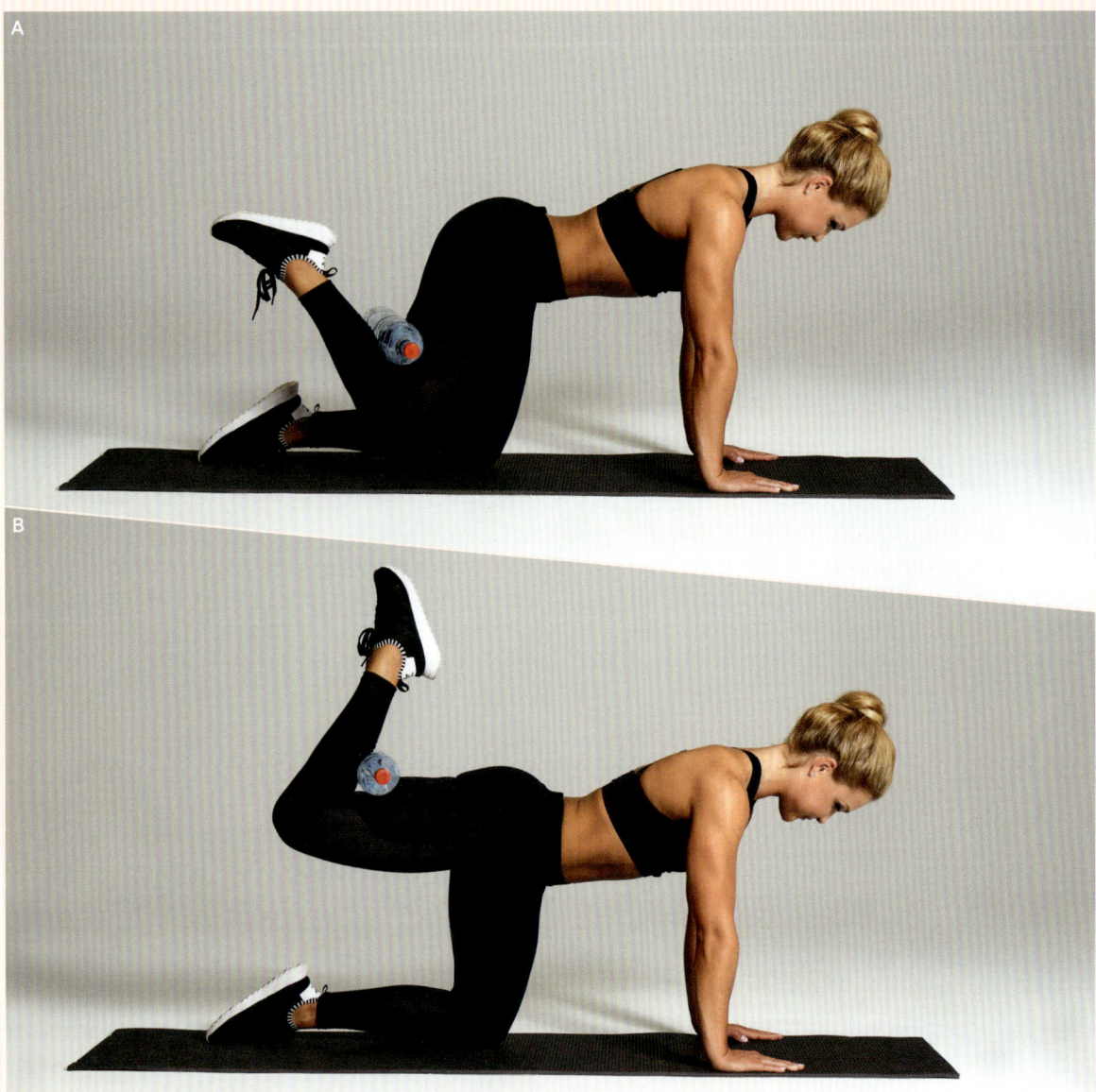

Hoher Kickback mit Flasche

Diese Übung trainiert: die hinteren Oberschenkelmuskeln und die Pomuskeln

A Halte eine Wasserflasche bereit und komme in den Vierfüßlerstand. Dazu kniest du dich auf den Boden, beugst dich vor und stellst die Hände unterhalb der Schultern auf. Lege die Wasserflasche in die rechte Kniekehle und presse deinen Unter- und Oberschenkel fest gegen die Flasche. Spanne deinen Bauch an und blicke auf den Boden.

B Hebe dein rechtes Bein nun so weit an, bis der Oberschenkel eine Linie mit dem Oberkörper bildet. Senke das rechte Bein wieder ab, das Knie berührt den Boden jedoch nicht. Hast du alle vorgegebenen Wiederholungen geschafft, legst du die Wasserflasche in die linke Kniekehle und führst die Übung erneut aus.

➊ **So wird die Übung anstrengender:** Fülle die Flasche mit nassem Sand.

➋ **So wird die Übung leichter:** Verwende eine nur halb gefüllte Flasche.

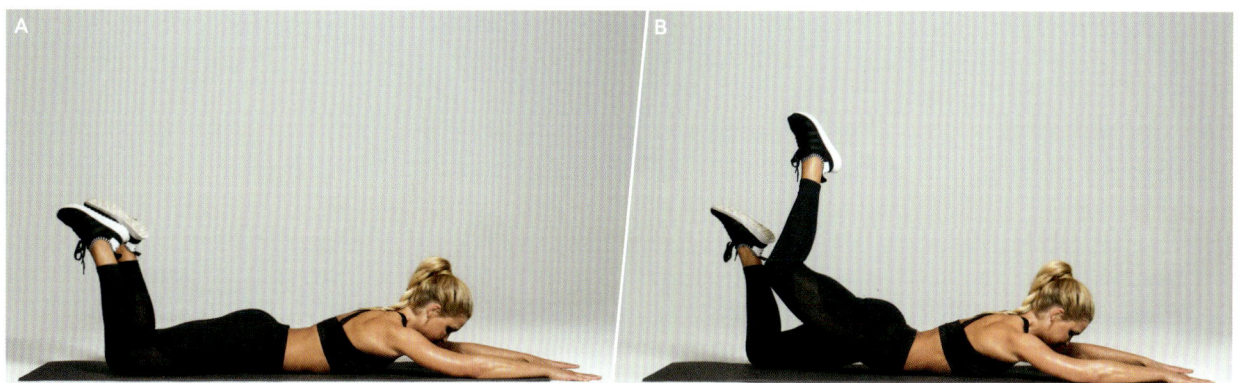

Beinheben in Bauchlage

Diese Übung trainiert: die hinteren Oberschenkelmuskeln und die Pomuskeln

A Lege dich mit lang nach vorn gestreckten Armen auf den Bauch. Deinen Kopf hältst du einige Zentimeter über dem Boden. Winkle nun beide Unterschenkel nach oben an.

B Hebe dein rechtes Bein so weit wie möglich nach oben. Achte darauf, dass dein Bein dabei stets angewinkelt bleibt. Senke das rechte Bein wieder ab, lege es aber nicht auf den Boden und setze direkt zur nächsten Ausführung an. Hast du alle Wiederholungen geschafft, führst du die Übung mit dem linken Bein aus.

⬈ **So wird die Übung anstrengender:** Führe die Bewegung mit beiden Beinen gleichzeitig aus.

⬊ **So wird die Übung leichter:** Winkle deine Unterarme an und lege deine Stirn darauf ab.

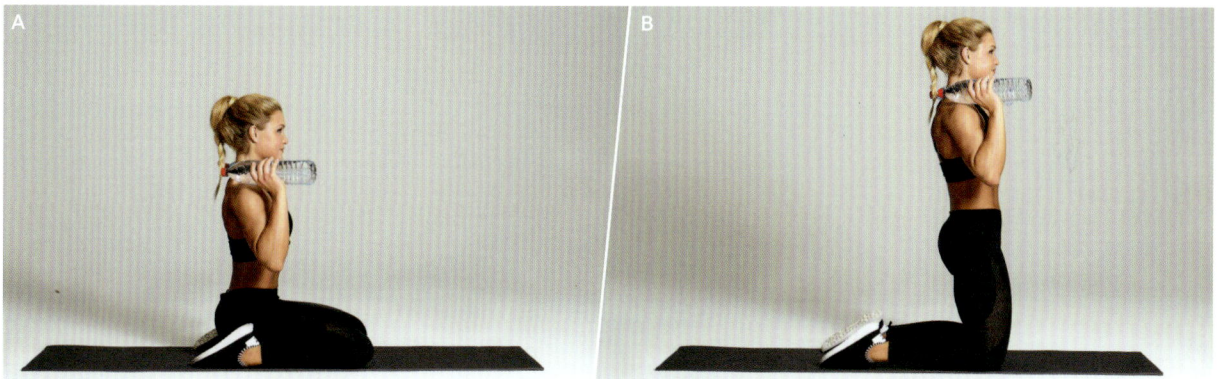

Aufrichten aus Kniestand

Diese Übung trainiert: die vorderen Oberschenkelmuskeln und die Pomuskeln

A Halte zwei große Wasserflaschen mit nach oben angewinkelten Armen über den Schultern. Knie dich auf den Boden und setze dich zwischen deine Unterschenkel. Falls dir das zu schwer fällt, kannst du dich auch auf deine Unterschenkel setzen. Halte deinen Oberkörper aufrecht und spanne den Bauch an.

B Spanne deine Oberschenkel fest an und richte dich auf. Dabei kneifst du auch die Pobacken zusammen. Halte diese Position kurz und setze dich langsam wieder hin, ohne mit Schwung zu arbeiten.

⬈ **So wird die Übung anstrengender:** Benutze größere Flaschen oder andere schwerere Gegenstände wie beispielsweise Bücher. Achte darauf, dass das Gewicht über deinen Schultern liegt.

⬊ **So wird die Übung leichter**: Führe die Übung ohne Flaschen aus, verschränke die Hände vor der Brust.

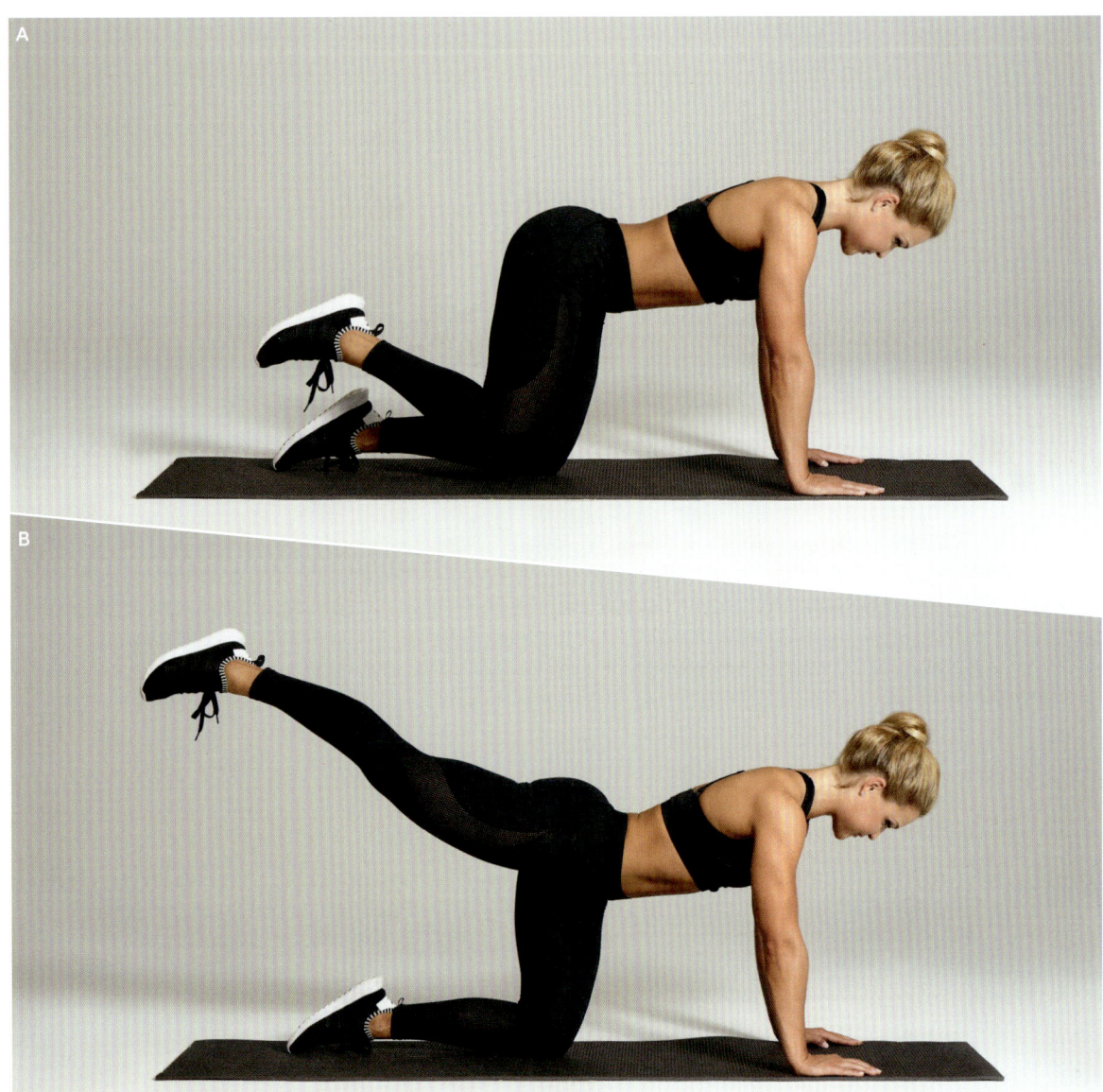

Kickback

Diese Übung trainiert: die Pomuskeln

A Knie dich auf den Boden, beuge dich vor und stelle deine Hände
unterhalb der Schultern auf. Spanne deinen Bauch an. Hebe dein rechtes
Knie etwas an, achte jedoch darauf, dass deine Hüfte gerade bleibt.

B Strecke dein rechtes Bein nach hinten aus und hebe es so weit wie möglich an.
Du solltest deine Pomuskeln deutlich spüren. Senke dein rechtes Bein
und winkle es wieder an, bevor du direkt zur nächsten Wiederholung ansetzt.
Hast du alle Wiederholungen geschafft, setze das rechte Knie auf und
führe die Übung mit dem linken Bein aus.

⬀ **So wird die Übung anstrengender:** Führe mit dem angehobenen Bein kleine
Auf- und Abbewegungen aus, bevor du das Bein wieder senkst.

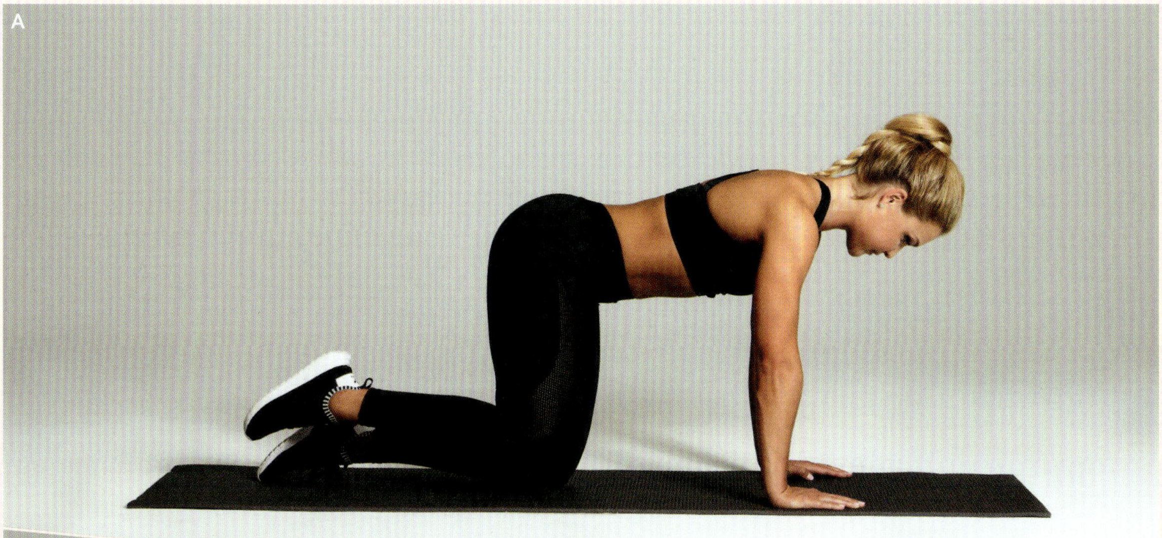

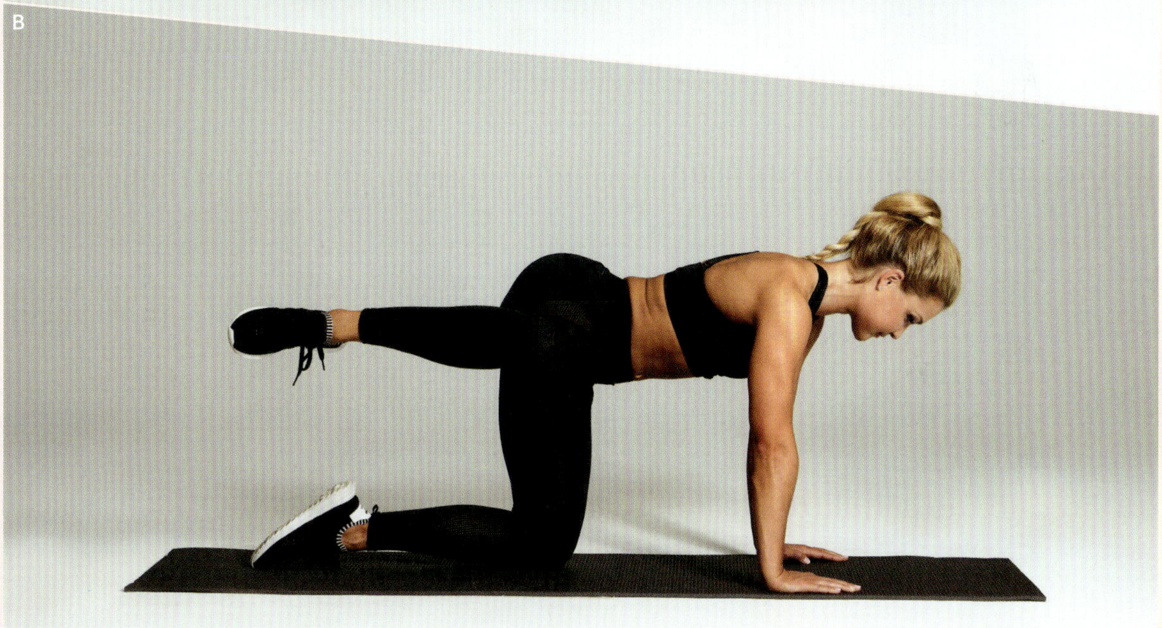

Dirty Dog

Diese Übung trainiert: die Pomuskeln

A Knie dich auf den Boden, beuge dich vor und stelle deine Hände unterhalb der Schultern auf. Spanne deinen Bauch an. Hebe dein rechtes Knie etwas an, achte jedoch darauf, dass deine Hüfte gerade ist.

B Führe dein rechtes Bein seitlich bis auf Hüfthöhe nach oben. Dabei bleibt das Bein im rechten Winkel gebeugt. Senke das Bein wieder ab, stelle das Knie aber nicht auf. Hast du alle Wiederholungen geschafft, führe die Übung mit dem linken Bein aus.

So wird die Übung anstrengender: Strecke das Bein in der oberen Position kurz nach hinten aus und winkle es wieder an, bevor du das Bein absenkst.

So wird die Übung leichter: Führe das Bein nicht ganz so weit nach oben.

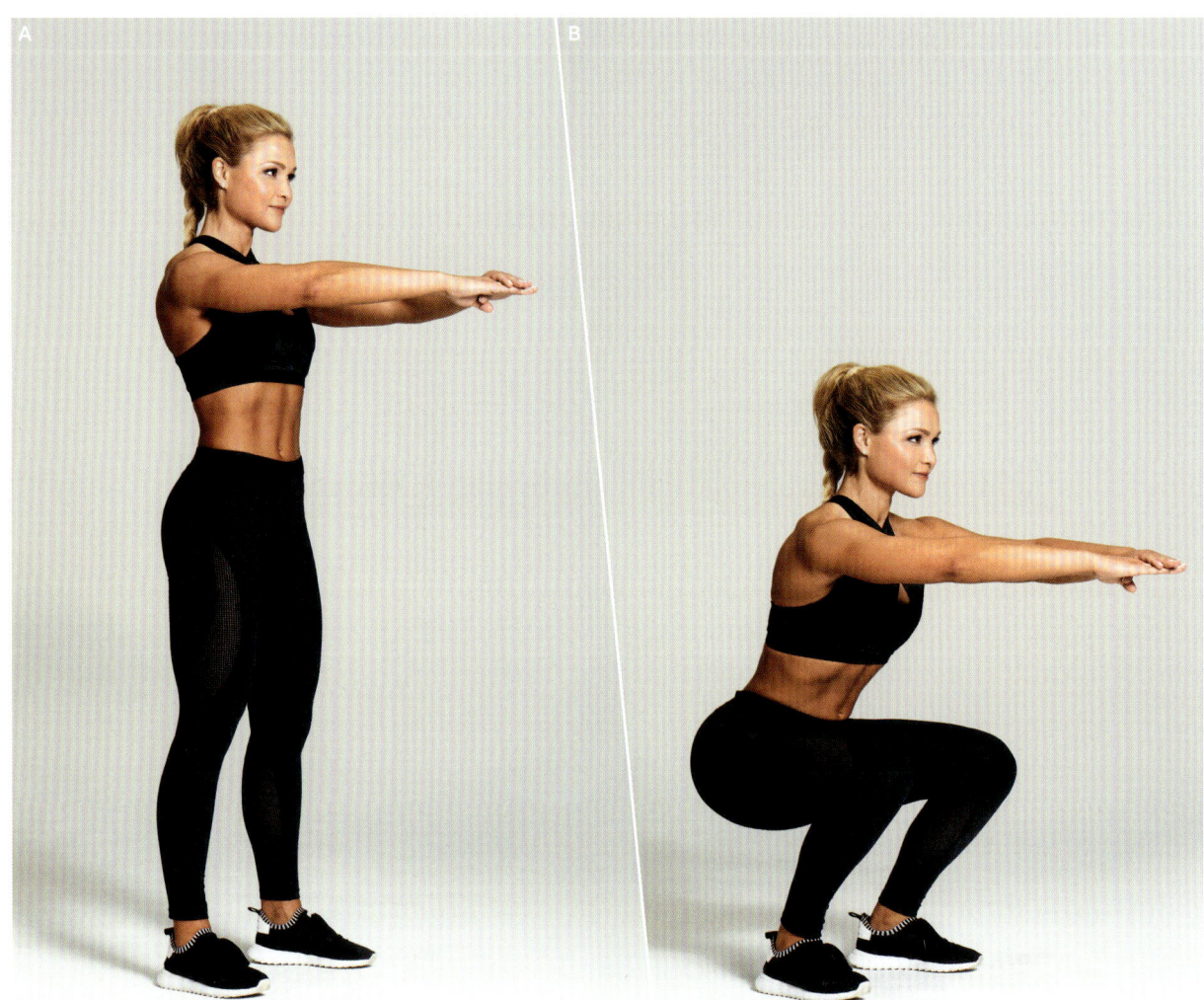

Kniebeuge

**Diese Übung trainiert: die vorderen und hinteren
Oberschenkelmuskeln sowie die Pomuskeln**

A Stelle dich hüftbreit auf, drehe deine Zehen leicht nach außen und hebe die
Arme etwa auf Schulterhöhe nach vorn an. Lege die ausgestreckten Hände
übereinander. Achte darauf, dass deine Schultern unten bleiben.

B Beuge deine Beine und schiebe den Po nach hinten, als ob du dich hinsetzen
möchtest. Senke deinen Po bis auf Kniehöhe ab. Schiebe die Knie dabei nicht über
die Zehen hinaus und drücke sie leicht nach außen. Halte deinen Rücken gerade
und spanne den Bauch an. Spanne nun auch den Po an und drücke dich aus der
Kraft deiner Fersen nach oben, bis deine Hüfte komplett gestreckt ist.

⬈ **So wird die Übung anstrengender:** Führe die Bewegung auf den Zehenspitzen aus.

⬊ **So wird die Übung leichter:** Halte dich an einem fest stehenden Gegenstand fest.

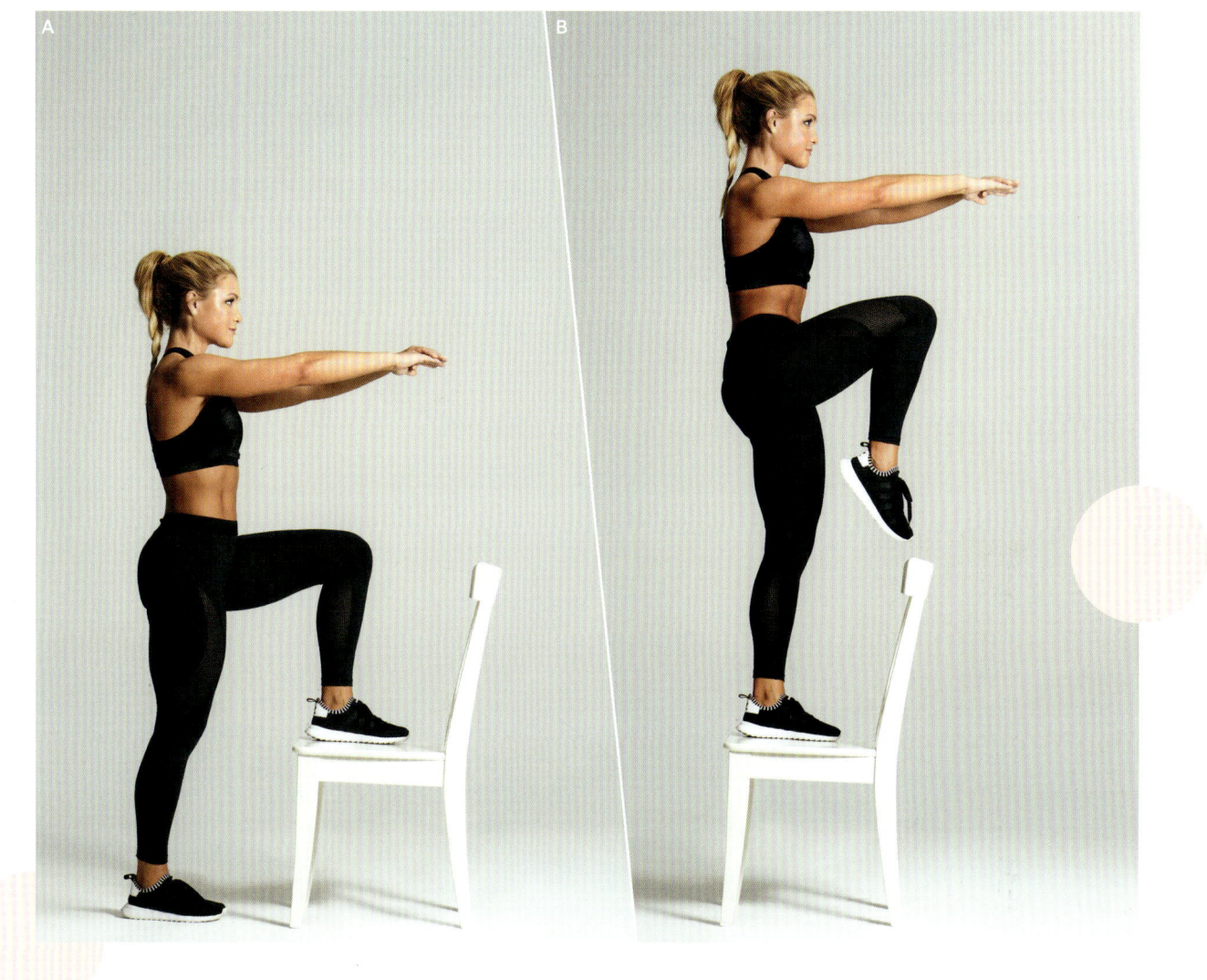

Step-up

Diese Übung trainiert: die vorderen und hinteren Oberschenkelmuskeln sowie die Pomuskeln

A Stelle deinen linken Fuß mit der kompletten Sohle auf die Sitzfläche eines stabilen Stuhls. Strecke die Arme auf Schulterhöhe nach vorn aus. Halte die Schultern tief und den Rücken gerade. Spanne deinen Bauch an.

B Drücke den linken Fuß fest auf den Stuhl und steige nach oben. Gleichzeitig drückst du dich mit dem rechten Fuß vom Boden ab. Ziehe das rechte Knie auf Hüfthöhe nach vorn. Steige herunter, stelle aber nur den rechten Fußballen auf dem Boden auf. Drücke dich direkt zur nächsten Wiederholung ab. Hast du alle Wiederholungen geschafft, stelle deinen rechten Fuß auf die Sitzfläche und führe die Bewegung erneut aus.

⊗ **So wird die Übung leichter:** Benutze statt eines Stuhls eine niedrige Kiste oder Treppenstufe.

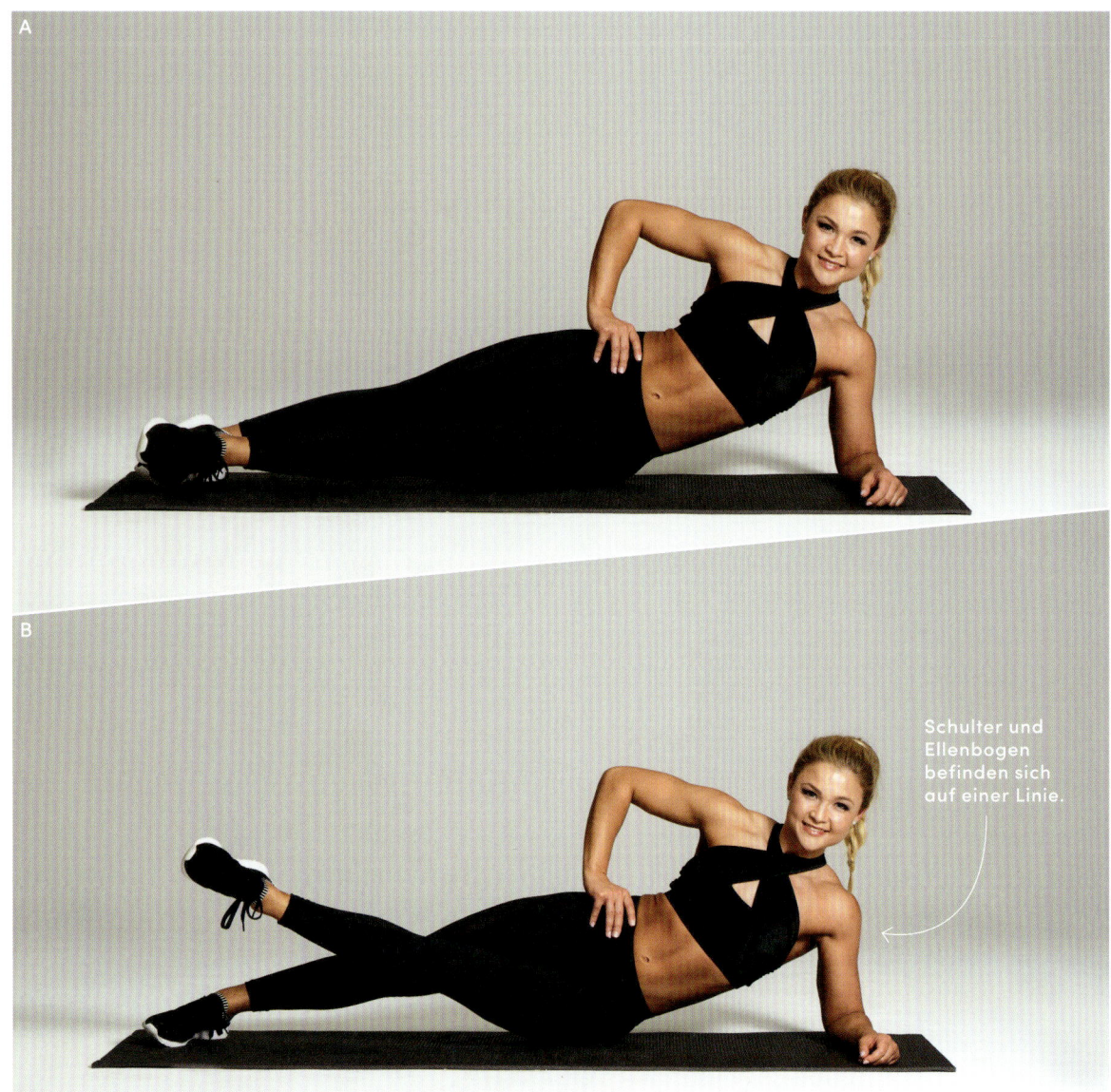

Schulter und
Ellenbogen
befinden sich
auf einer Linie.

Seitliches Beinheben

Diese Übung trainiert: die inneren Oberschenkelmuskeln

A Lege dich mit ausgestreckten Beinen auf die linke Seite und stütze dich auf den linken Unterarm.
Dieser zeigt nach vorn, der Ellenbogen befindet sich direkt unter der linken Schulter.
Stütze deine rechte Hand locker in die Hüfte. Lege nun das rechte Bein hinter dem linken ab.

B Hebe das linke Bein so weit wie möglich an. Strecke dabei den Fuß von dir weg. Senke das Bein
wieder, lege es aber nicht ab. Hast du die Wiederholungen geschafft, lege dich auf die rechte Seite
und führe die Bewegung mit dem rechten Bein aus.

⬈ **So wird die Übung anstrengender:** Führe mit dem angehobenen Bein kleine Auf- und
Abbewegungen aus, bevor du es absenkst.

⬊ **So wird die Übung leichter:** Lege auch deinen Kopf ab, indem du den unteren Arm in Verlängerung
deines Körpers ausstreckst. Dein Ohr liegt auf deinem Oberarm ab.

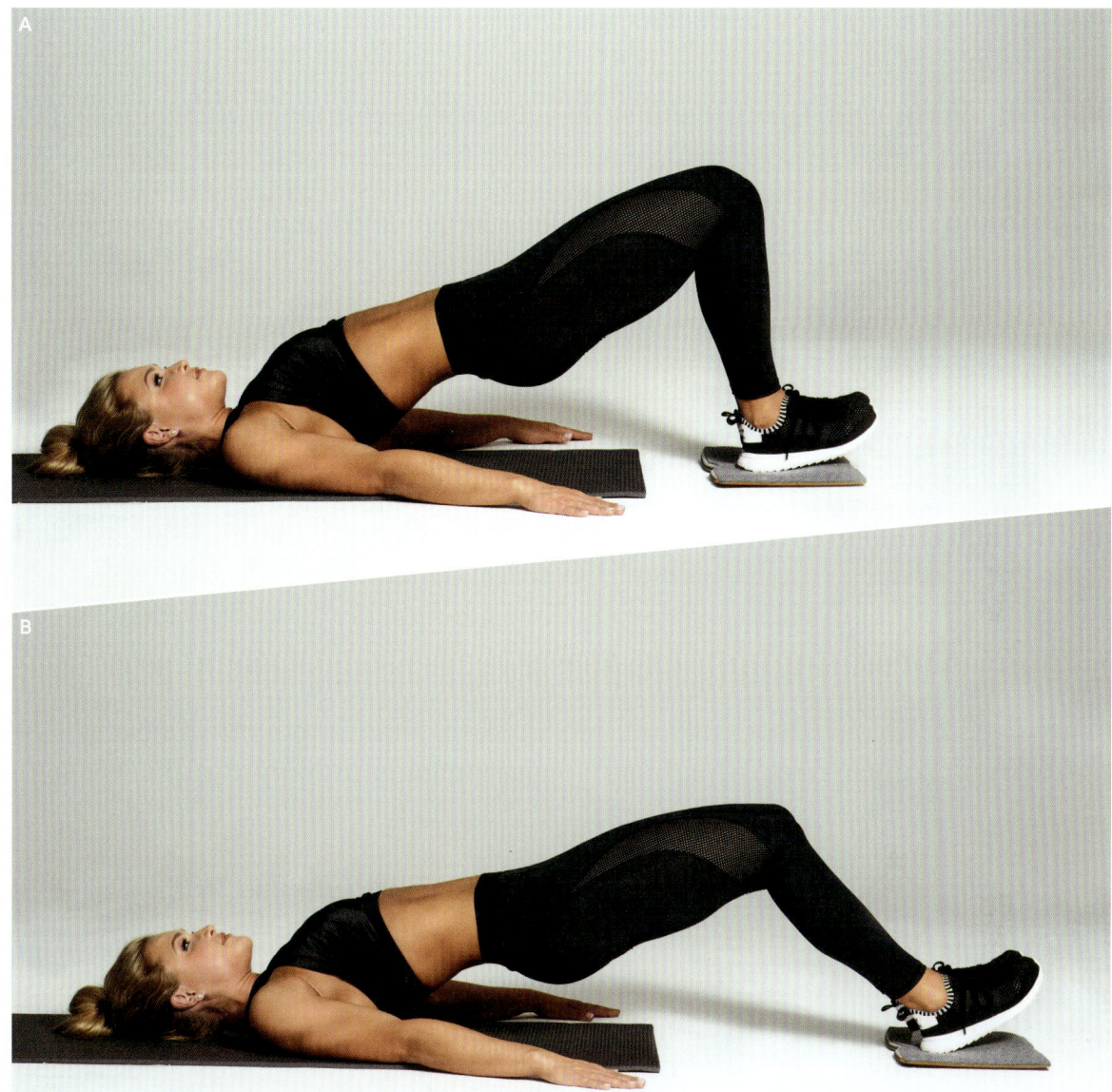

Front Slide

Diese Übung trainiert: die hinteren Oberschenkelmuskeln und die Pomuskeln

A Lege dich auf den Rücken und stelle deine Füße in einem bequemen Abstand auf ein zusammengelegtes Gästehandtuch. Strecke deine Arme lang neben dem Körper aus. Ziehe jetzt deine Zehen in Richtung der Schienbeine und hebe deinen Po so weit wie möglich an.

B Gib Druck auf deine Fersen und schiebe das Handtuch so weit wie möglich von dir weg. Ziehe das Handtuch anschließend wieder zu dir. Achte darauf, dass dein Po in der Luft bleibt. Der Boden ist nicht glatt genug? Benutze statt eines Handtuchs einen Schnellhefter aus Kunststoff. Der gleitet auch über einen Teppich.

↗ **So wird die Übung anstrengender:** Führe die Bewegung auf nur einer Ferse aus.

↘ **So wird die Übung leichter:** Schiebe das Handtuch nicht ganz so weit von dir weg.

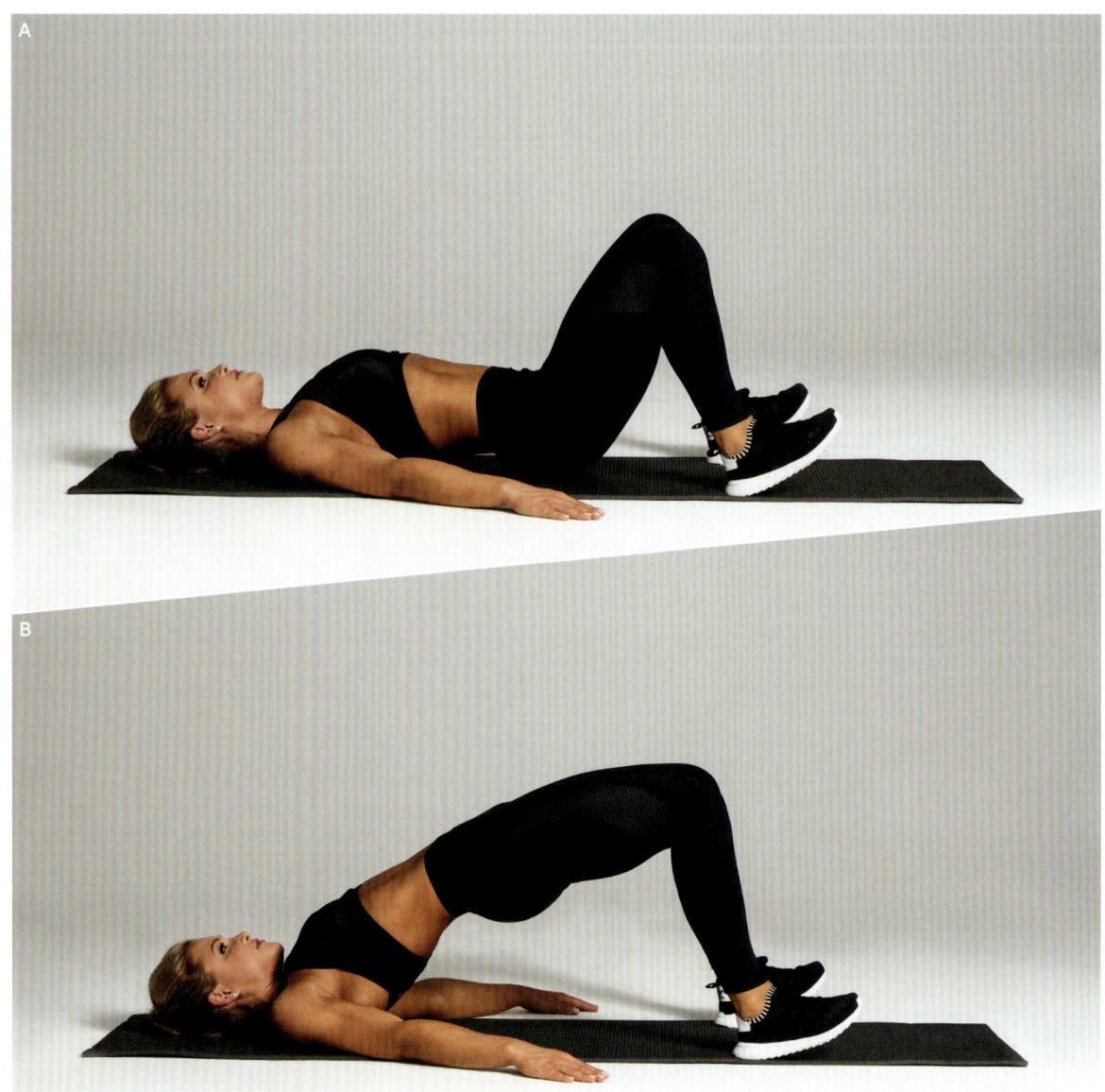

Beckenheben

Diese Übung trainiert: die hinteren Oberschenkelmuskeln und die Pomuskeln

A Lege dich auf den Rücken und stelle die Füße auf. Deine Arme liegen leicht nach außen gestreckt neben dem Körper, dein Blick geht zur Decke. Hebe die Zehen an und ziehe sie in Richtung deiner Schienbeine. Das Gewicht ruht auf deinen Fersen.

B Löse deinen Po vom Boden und hebe das Becken so weit wie möglich nach oben. Dazu spannst du den Po fest an. Versuche nicht, mit den Armen nachzuhelfen. Senke deinen Po wieder ab, lege ihn aber nicht auf den Boden. Auch die Zehen bleiben in der Luft.

⬈ **So wird die Übung anstrengender:** Stelle deine Fersen weiter weg vom Po auf.

⬊ **So wird die Übung leichter:** Stelle deine Fersen näher zum Po auf.

„Die Übungen formen Schenkel und Po im Eiltempo – Cellulite und Reiterhosen gehören so endlich der Vergangenheit an!"

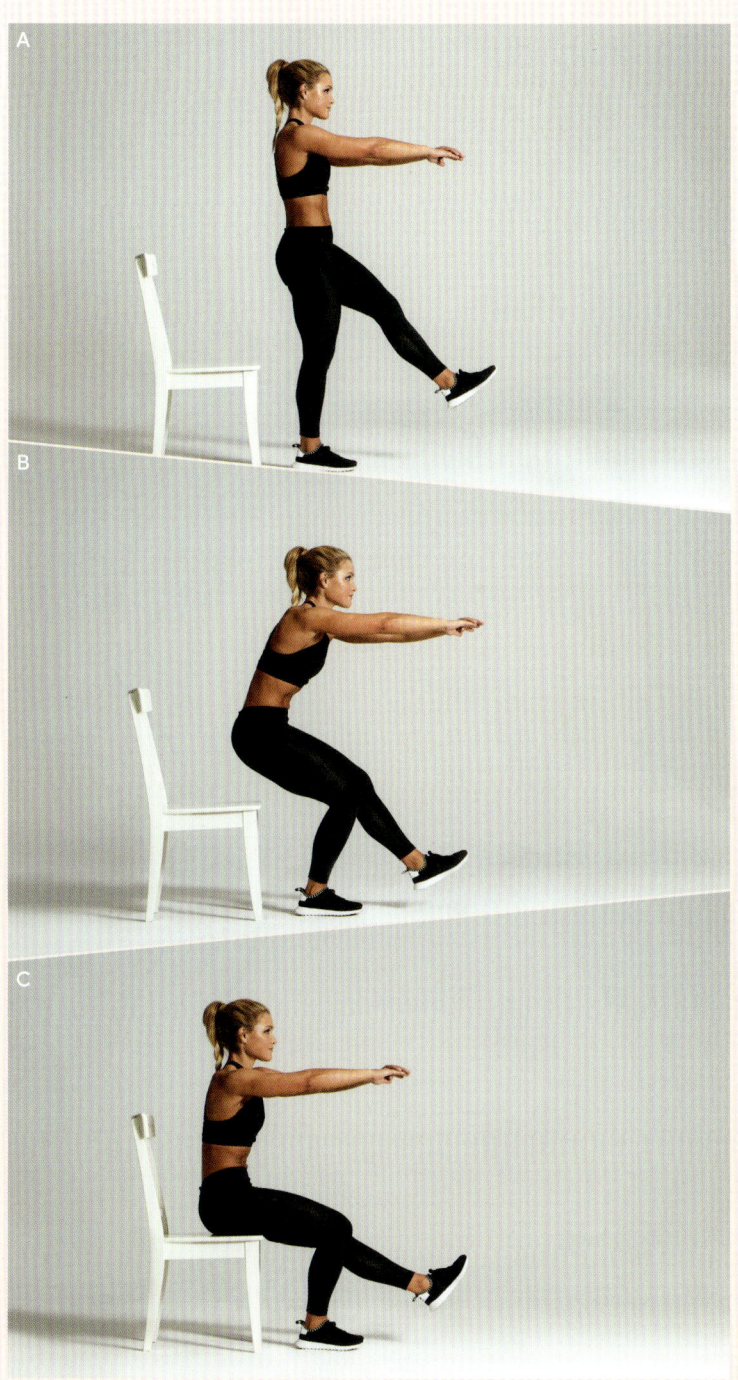

Pistol Squat am Stuhl

Diese Übung trainiert: die vorderen und hinteren Oberschenkelmuskeln sowie die Pomuskeln

A Stelle dich vor einem Stuhl auf. Strecke deine Arme auf Schulterhöhe nach vorn aus und lege die Hände übereinander. Verlagere dein Gewicht auf das rechte Bein und hebe das linke gestreckt nach vorn an.

B Beuge das rechte Bein und schiebe den Po nach hinten unten. Halte das linke Bein parallel zum rechten Oberschenkel und lehne den Oberkörper leicht nach vorn. Halte deinen Rücken gerade und spanne den Bauch an.

C Setze dich auf die vordere Stuhlkante. Das linke Bein bleibt gestreckt in der Luft. Gib Druck auf die rechte Ferse und richte dich wieder in den Stand auf.

⬈ **So wird die Übung anstrengender:** Setze dich nicht hin, sondern halte den Po in Position B dicht über der Stuhlkante.

⬊ **So wird die Übung leichter:** Benutze einen höheren Stuhl.

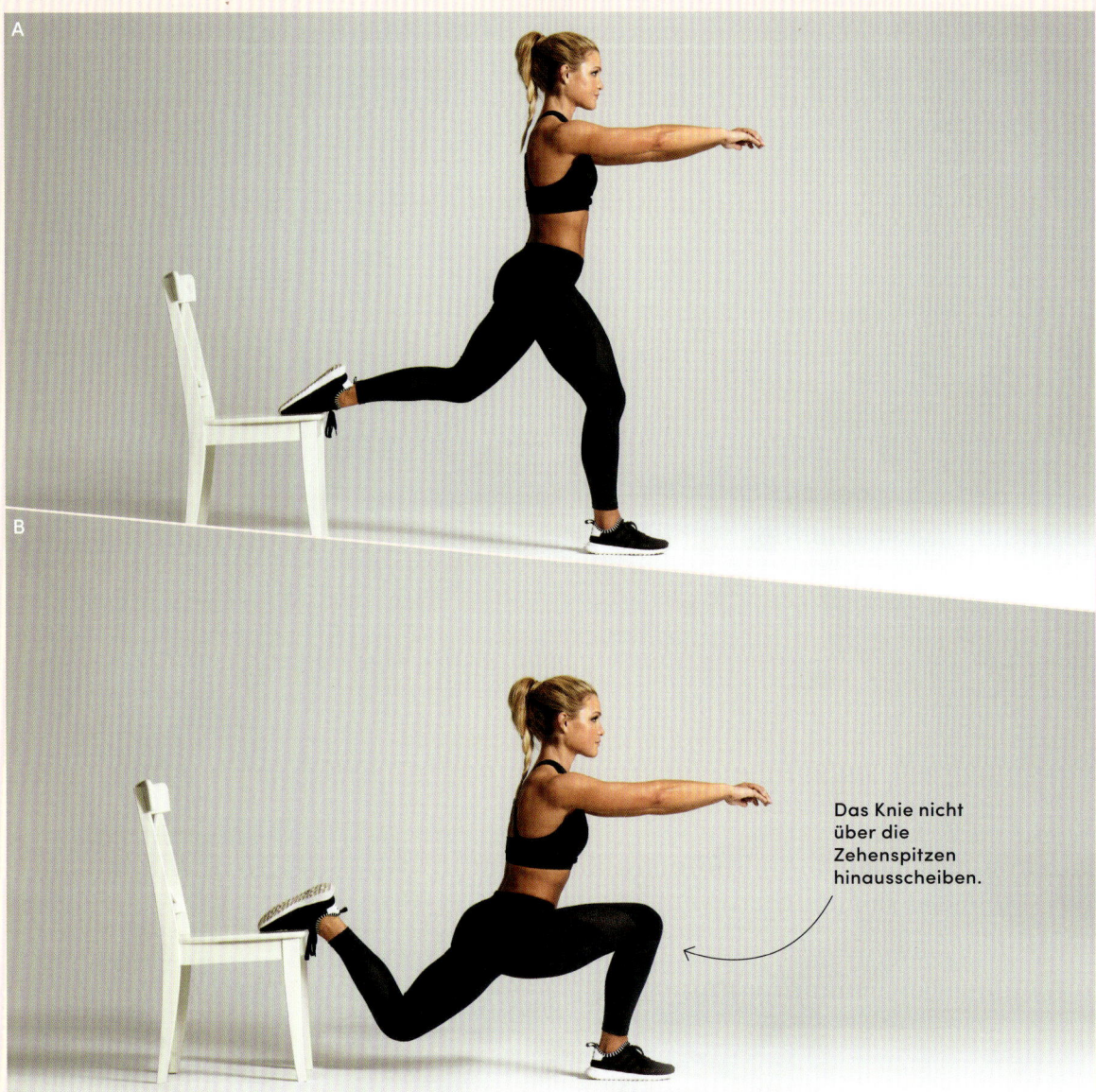

Das Knie nicht
über die
Zehenspitzen
hinausscheiben.

Split Squat am Stuhl

Diese Übung trainiert: die vorderen Oberschenkelmuskeln und die Pomuskeln

A Stelle dich vor einen Stuhl und lege den Spann deines linken Fußes auf der vorderen Sitzkante ab. Dein rechtes Bein ist leicht gebeugt. Strecke deine Arme auf Schulterhöhe nach vorn aus und lege die Hände übereinander. Halte deinen Oberkörper gerade und spanne den Bauch an.

B Beuge das rechte Bein und senke das linke Knie in Richtung Boden ab. Achte darauf, dass sich dein vorderes Knie nicht über die Zehen hinausschiebt. Sonst gehst du mit dem rechten Fuß noch ein Stück nach vorn, um die Schrittlänge zu vergrößern. Drücke dich über die rechte Ferse nach oben. Strecke dabei das rechte Bein, verändere die restliche Körperhaltung jedoch nicht. Hast du alle Wiederholungen geschafft, wechsle die Schrittstellung und führe die Übung mit dem linken Bein vorn aus.

⊘ **So wird die Übung anstrengender:** Lege auf dem halben Weg nach oben eine kurze Pause ein.

⊘ **So wird die Übung leichter:** Benutze statt eines Stuhls eine Kiste oder eine Treppenstufe.

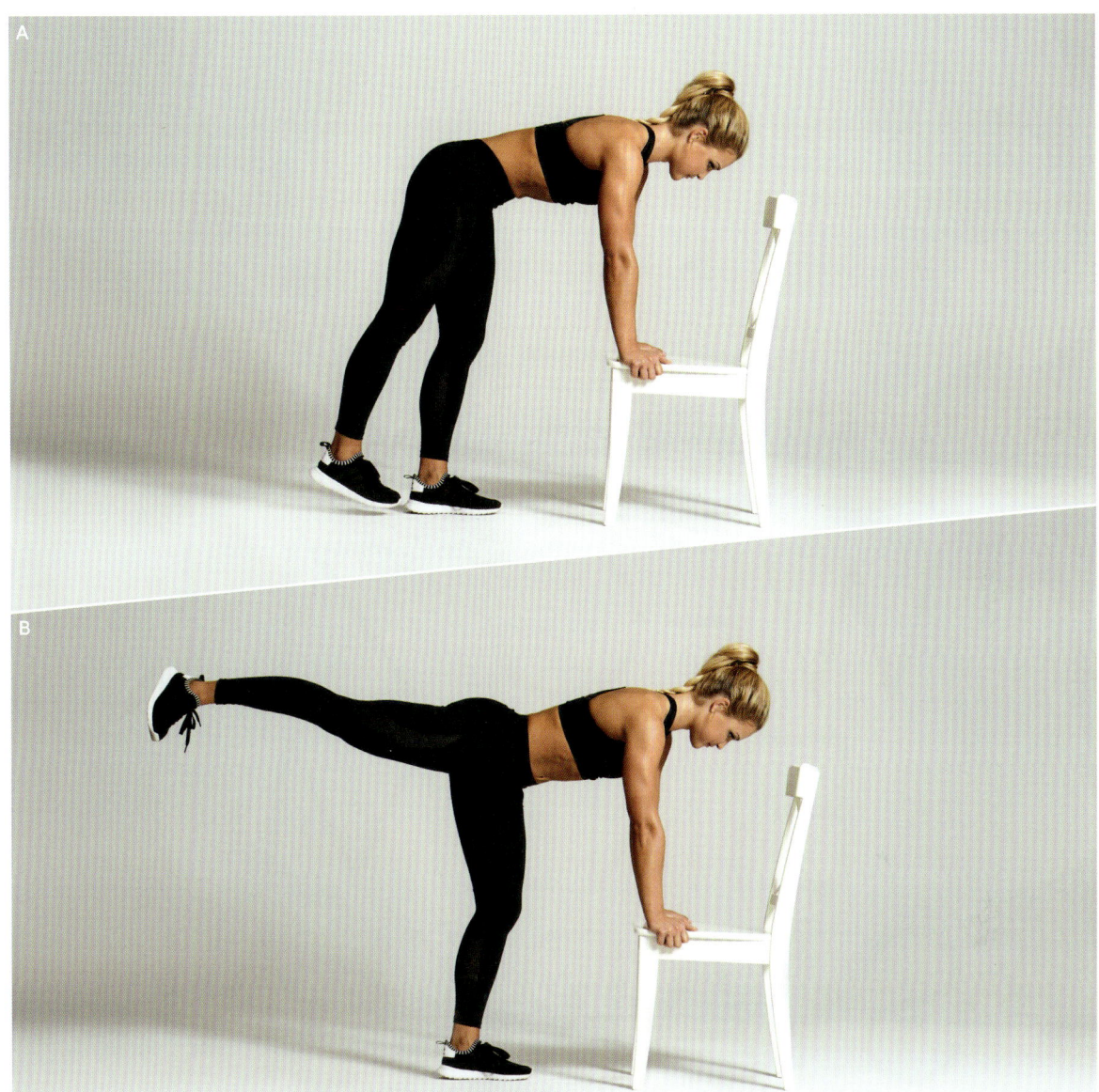

Leg Lift am Stuhl

Diese Übung trainiert: die hinteren Oberschenkelmuskeln und die Pomuskeln

A Stelle dich vor einen Stuhl und stütze dich mit beiden Händen vorn auf die seitlichen Kanten der Sitzfläche. Verlagere dein Gewicht auf den linken Fuß und hebe den rechten etwas nach hinten an. Spanne deinen Bauch an und achte auf einen geraden Rücken.

B Hebe das rechte Bein so weit wie möglich nach hinten an. Ziehe dabei die Zehen in Richtung Schienbein. Versuche, deine Hüfte so wenig wie möglich nach außen zu drehen. Senke das Bein wieder ab, stelle den Fuß aber nicht auf. Hast du alle Wiederholungen geschafft, führe die Bewegung mit dem linken Bein aus.

⊕ **So wird die Übung anstrengender:** Führe in Position B eine Kniebeuge mit dem Standbein aus.

⊖ **So wird die Übung leichter:** Beuge das arbeitende Bein leicht und hebe es in dieser Haltung nach hinten.

Kapitel 2.4

DEIN WEG ZU EINEM STARKEN RÜCKEN

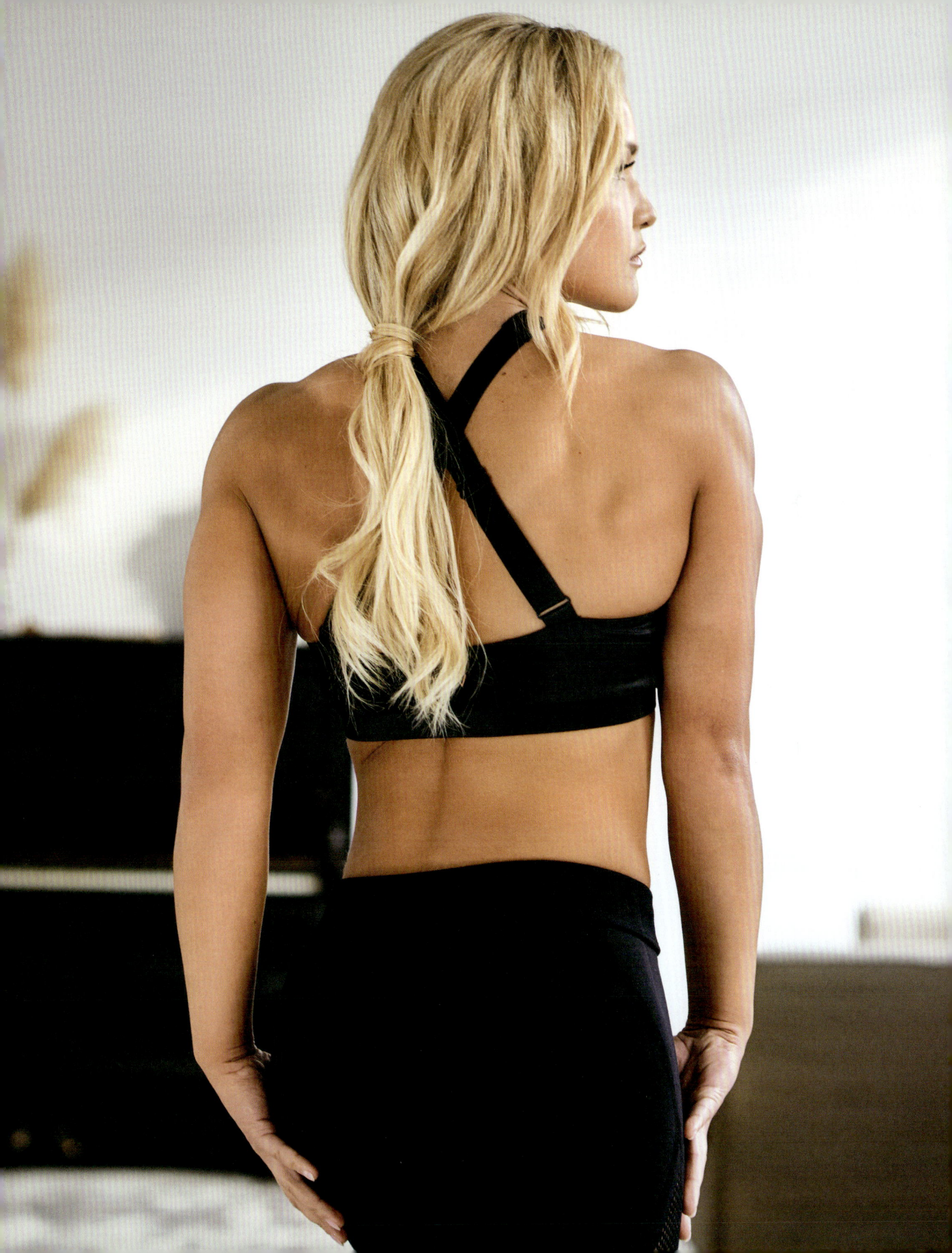

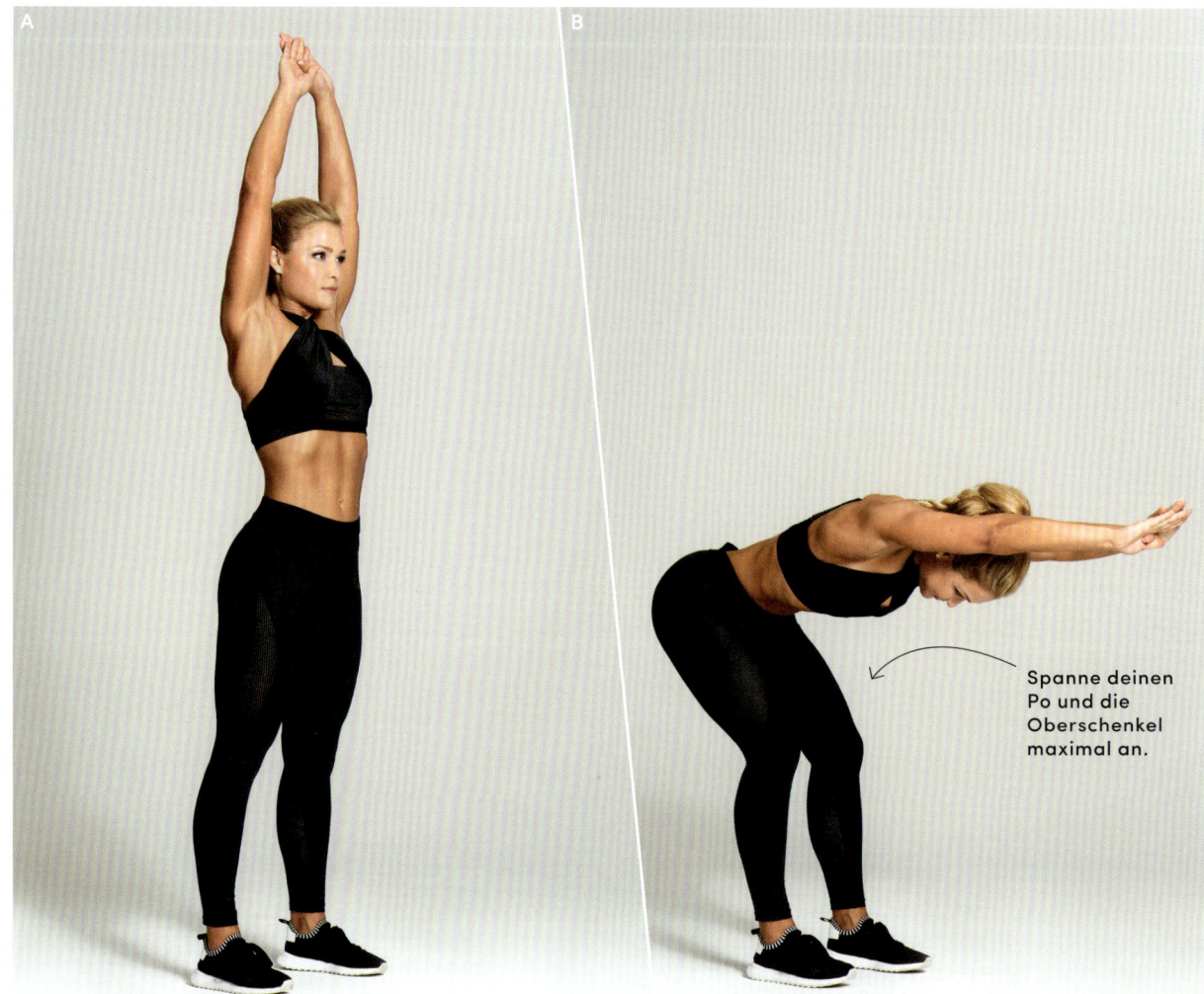

Spanne deinen
Po und die
Oberschenkel
maximal an.

Good Morning

**Diese Übung trainiert: den Rückenstrecker, die Pomuskeln
und die hinteren Oberschenkelmuskeln**

A Stelle dich hüftbreit auf. Strecke deine Arme
nach oben und lege den rechten Handrücken in die
linke Handfläche. Spanne den Bauch und den Po fest an.

B Beuge deinen Oberkörper nur durch das Hüftgelenk
langsam und kontrolliert nach vorn, bis dieser fast parallel
zum Boden steht. Richte dich anschließend aus der Kraft
deiner Rückenmuskeln wieder in den Stand auf.

↗ **So wird die Übung anstrengender:**
Halte eine Wasserflasche in den Händen.

↘ **So wird die Übung leichter:** Setze dich auf die vordere
Kante eines Stuhls und führe die Bewegung im Sitzen aus.

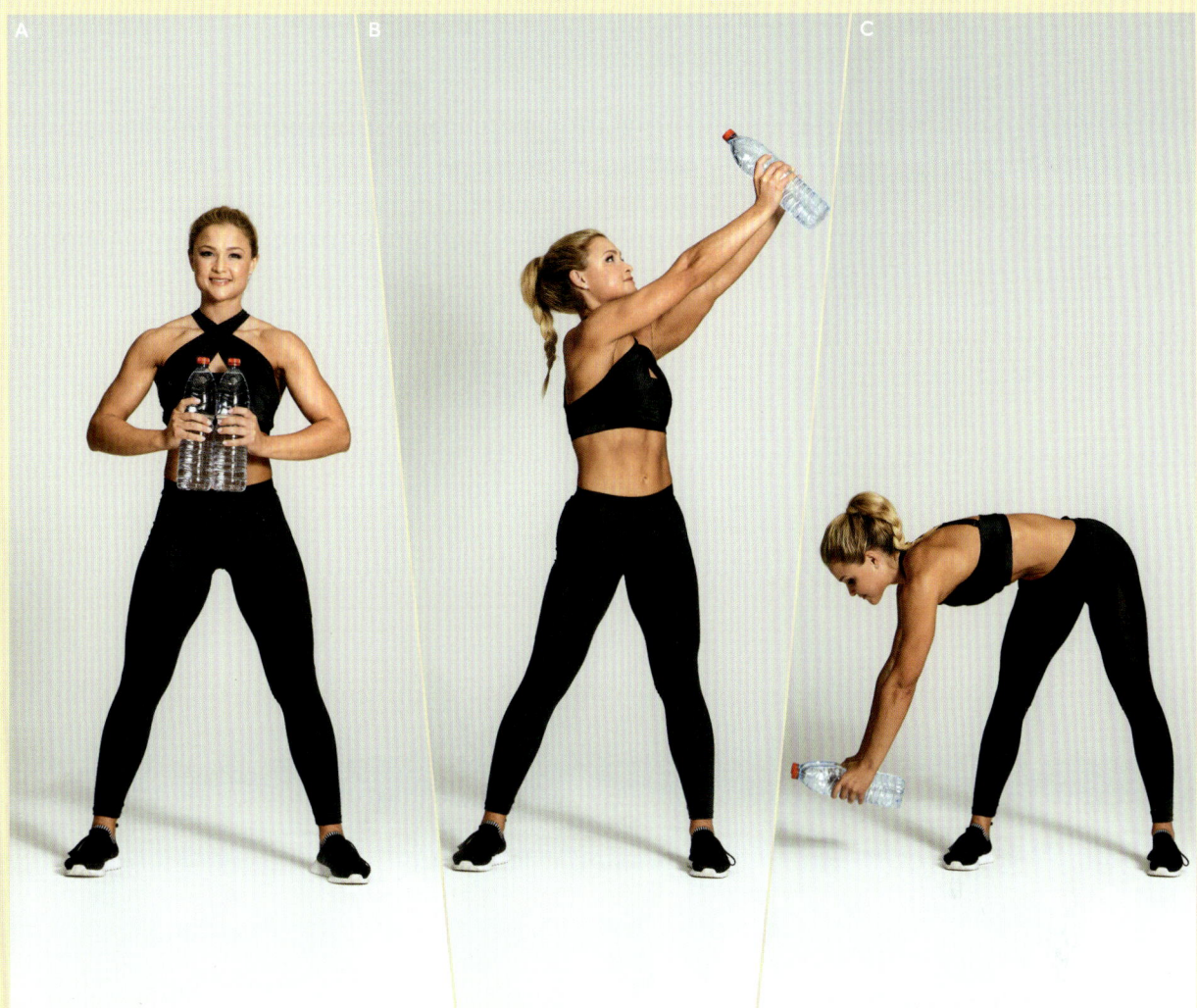

Rumpfrotation mit Flaschen

Diese Übung trainiert: den Rückenstrecker, den hinteren Teil des Deltamuskels und die schrägen Bauchmuskeln

A Stelle dich hüftbreit auf und drücke zwei Wasserflaschen auf Brusthöhe gegeneinander. Die Verschlüsse zeigen nach oben, sodass deine Handrücken zur Seite zeigen. Hebe die Ellenbogen etwas zur Seite an und achte darauf, dass deine Schultern tief bleiben.

B Führe die Flaschen aus dieser Position nach links oben. Deine Arme sind nun gestreckt.

C Anschließend bringst du die beiden Flaschen in einem Halbkreis vor deinem Körper nach rechts unten. Dazu beugst du dich mit geradem Rücken vor. Kehre nun direkt zurück zu Position B, ehe es danach wieder runter zu Position C geht. Hast du alle Wiederholungen geschafft, führst du den Ablauf umgekehrt aus. Sprich, du drehst dich auf der rechten Seite nach oben und beugst dich auf der linken Seite nach unten.

↗ **So wird die Übung anstrengender:** Fülle die Flasche mit nassem Sand.

↘ **So wird die Übung leichter:** Führe die Übung ohne Flaschen aus.

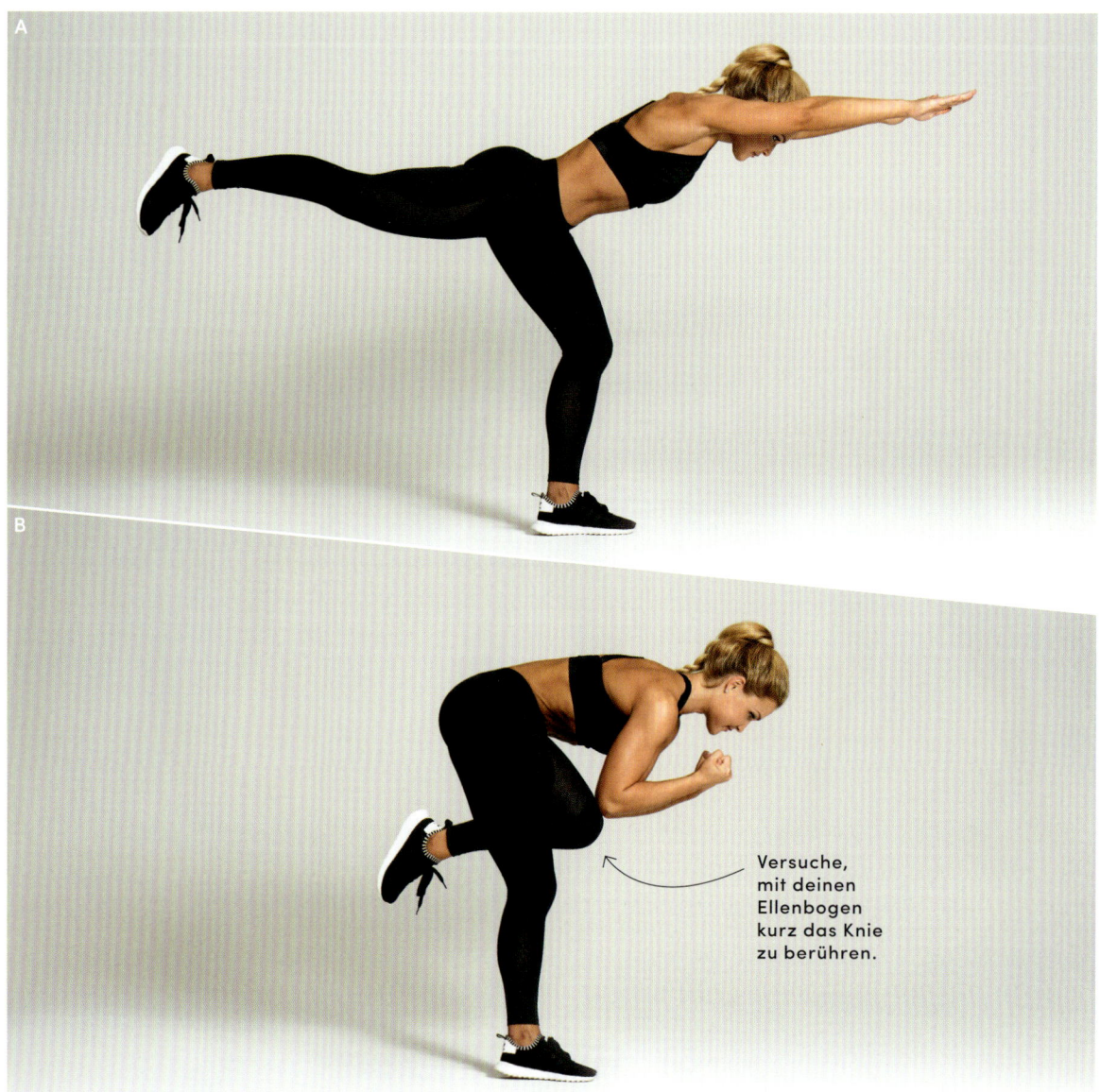

Versuche, mit deinen Ellenbogen kurz das Knie zu berühren.

Dynamische Standwaage

Diese Übung trainiert: den breiten Rückenmuskel, die geraden Bauchmuskeln, die hinteren Oberschenkelmuskeln und die Pomuskeln

A Stelle dich hüftbreit auf. Verlagere dein Gewicht auf den rechten Fuß. Hebe den linken Fuß nach hinten an und lehne dich gleichzeitig mit dem Oberkörper nach vorn. Dabei streckst du die Arme neben dem Kopf ebenfalls nach vorn. Dein Blick richtet sich auf einen festen Punkt am Boden. Falls du Probleme hast stehen zu bleiben, beuge dein rechtes Bein stärker.

B Sobald du stabil stehst, führst du deine Ellenbogen und das linke Knie unterhalb deines Bauchs zusammen. Dabei rundest du deinen Rücken leicht. Strecke das Bein und die Arme wieder aus. Verändere die Position nicht und wiederhole die Zusammenführung erneut. Erst wenn du alle Wiederholungen geschafft hast, wechselst du das Standbein und führst den Ablauf erneut aus.

🔄 **So wird die Übung leichter:** Halte dich mit einer Hand seitlich an einem fest stehenden Gegenstand fest.

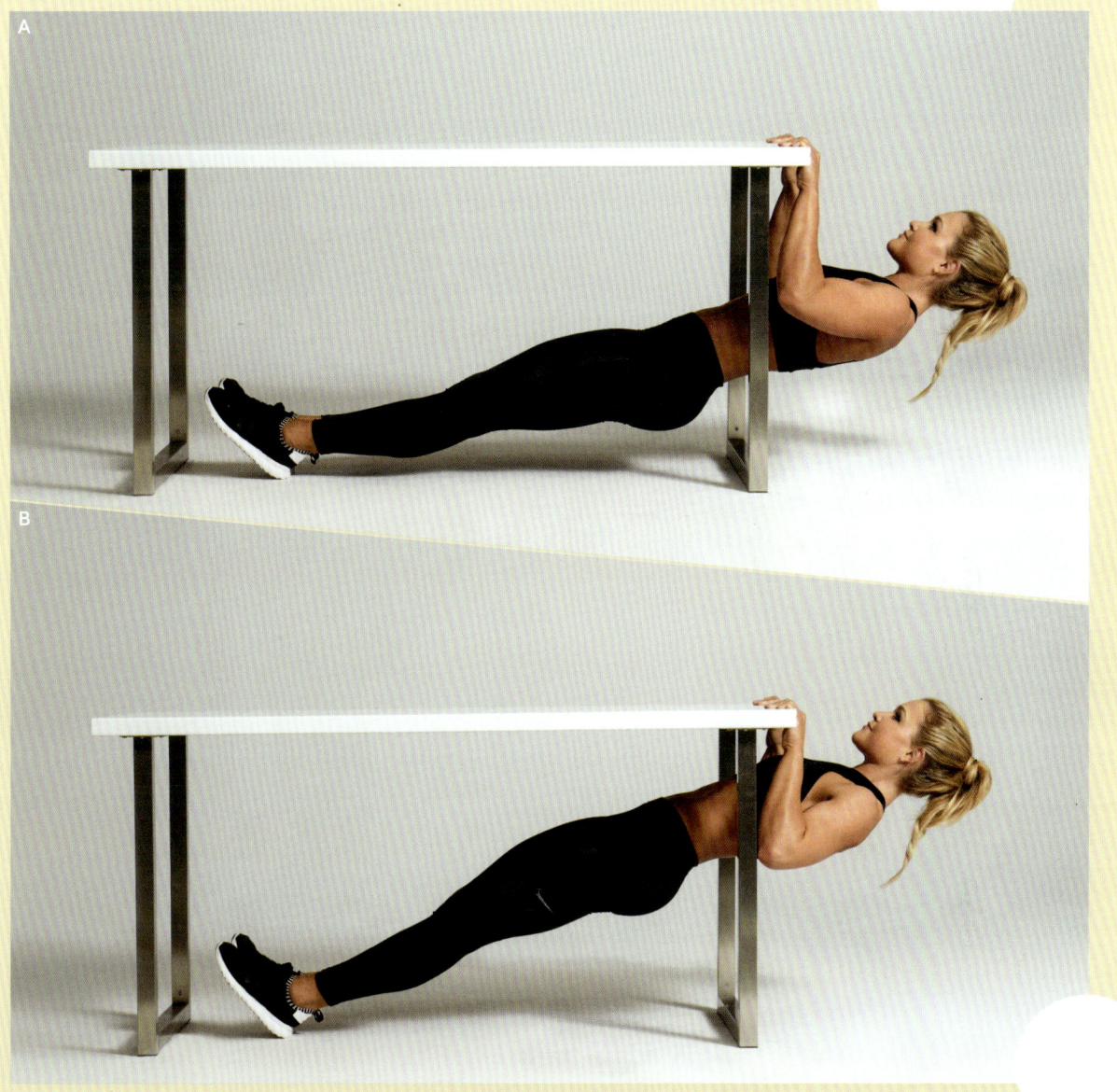

Table Row

**Diese Übung trainiert: den breiten Rückenmuskel,
den hinteren Teil des Deltamuskels und den Bizeps**

A Setze dich mit ausgestreckten Beinen unter einen Tisch. Umgreife die vordere Tischkante mit beiden Händen, deine Handrücken zeigen zu dir. Schiebe deine Beine weiter nach hinten und hebe den ganzen Körper an. Deine Ellenbogen sind dabei leicht gebeugt, die Armmuskeln bereits angespannt. Nur die Fersen berühren den Boden. Spanne zusätzlich den Po fest an, um die Körperspannung aufrechtzuhalten.

B Ziehe dich nun aus der Kraft deines oberen Rückens und deiner Arme nach oben. Senke dich anschließend langsam und kontrolliert wieder ab, der Körper bleibt jedoch stets in der Luft.

⊘ **So wird die Übung anstrengender:** Lege auf dem halben Weg nach unten eine Pause ein und zähle bis 3.

⊘ **So wird die Übung leichter:** Winkle in der Startposition die Beine an.

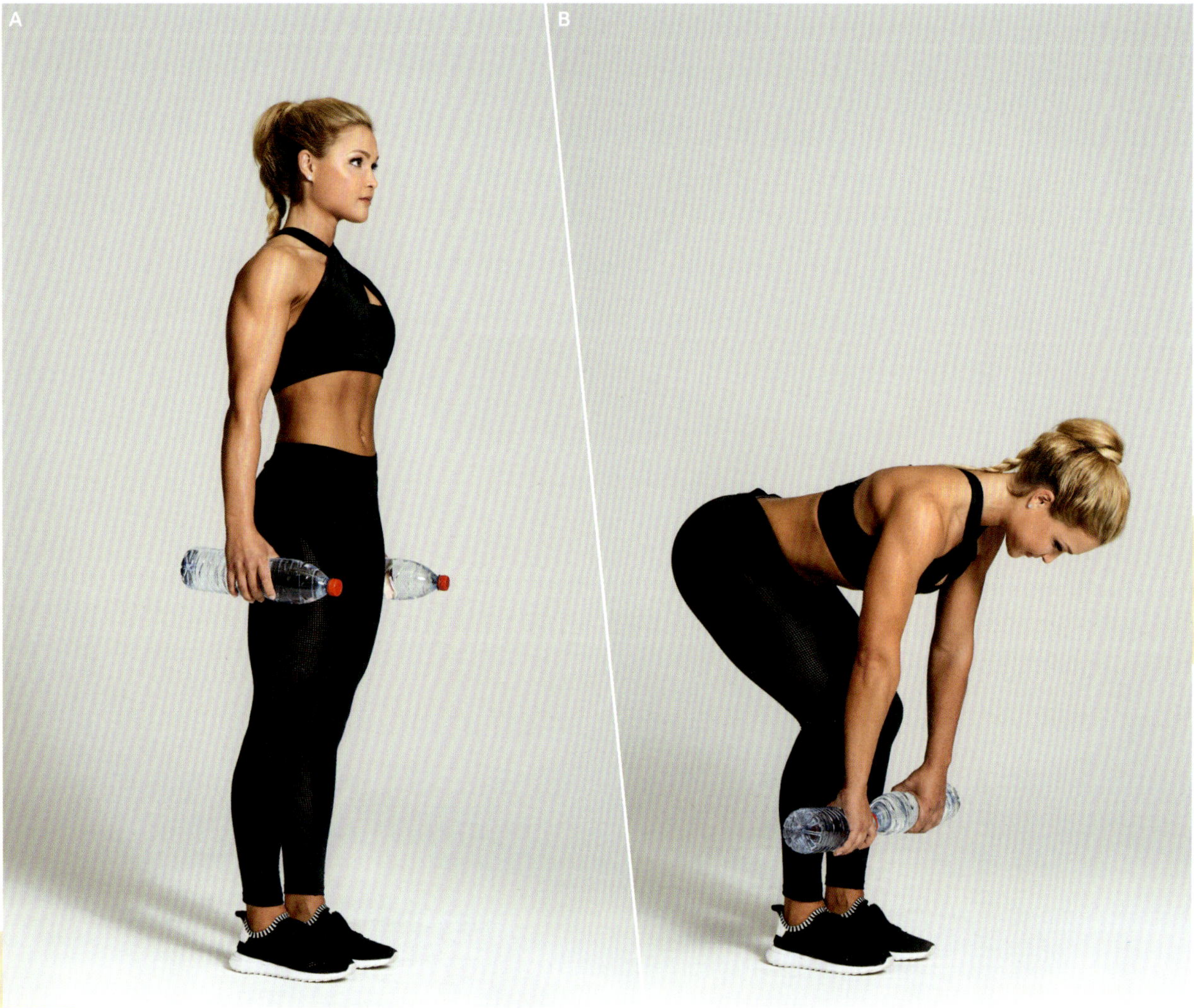

A   B

Kreuzheben mit Flaschen

Diese Übung trainiert: den Rückenstrecker, die hinteren Oberschenkelmuskeln und die Pomuskeln

A Halte in jeder Hand eine Wasserflasche, die Handrücken zeigen nach außen. Stelle dich mit geschlossenen Beinen aufrecht hin. Deine Schultern sind tief, dein Bauch ist angespannt, und dein Rücken ist gerade.

B Drehe die Hände nach innen ein, sodass die Flaschenöffnungen zueinander zeigen und sich vor den Oberschenkeln befinden. Beuge dich gleichzeitig mit geradem Rücken nach vorn und führe die Flaschen dicht vor den Schienbeinen nach unten. Richte dich wieder auf und drehe die Flaschen zurück auf die Seite, dann ist eine Wiederholung geschafft.

⬈ **So wird die Übung anstrengender:** Fülle die Flasche mit nassem Sand.

⬊ **So wird die Übung leichter:** Verwende nur kleine Flaschen oder fülle die großen nur zur Hälfte mit Wasser.

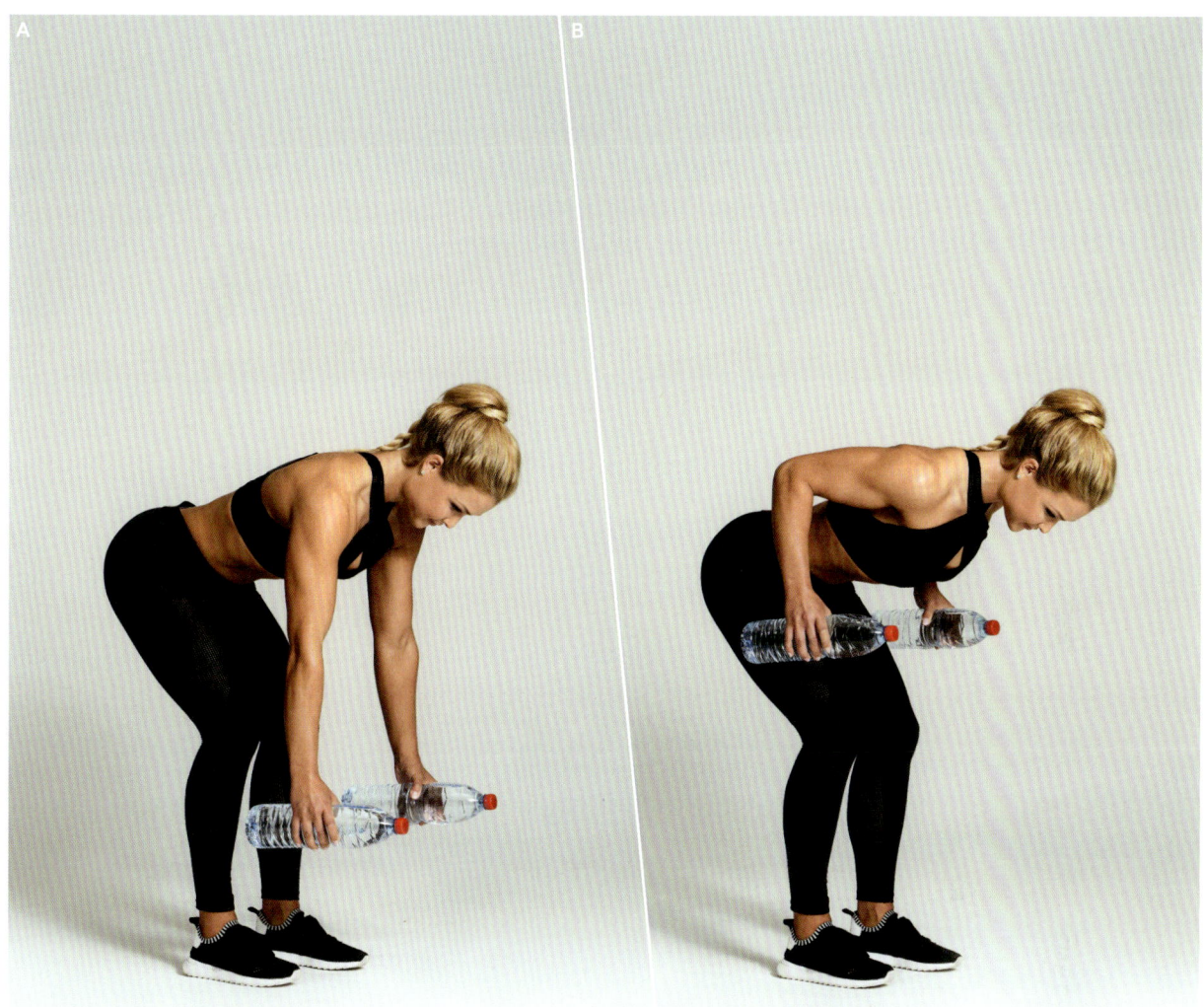

Rudern mit Flaschen

**Diese Übung trainiert: die oberen Rückenmuskeln
und den hinteren Teil des Deltamuskels**

A Halte in jeder Hand eine Wasserflasche und stelle dich hüftbreit auf. Spanne den Bauch an, beuge dich mit geradem Rücken nach vorn und gehe dabei leicht in die Knie. Deine Arme befinden sich direkt unter den Schultern, die Flaschen sind parallel zum Boden.

B Ziehe die Ellenbogen eng am Körper nach oben. Dabei bringst du die Schulterblätter so weit wie möglich zusammen. Halte die Endposition für einen kurzen Moment, ehe du die Arme wieder nach unten ausstreckst.

⤴ **So wird die Übung anstrengender:** Fülle die Flaschen mit nassem Sand.

⤵ **So wird die Übung leichter:** Setze dich auf die vordere Kante eines Stuhls und führe die Bewegung im Sitzen aus.

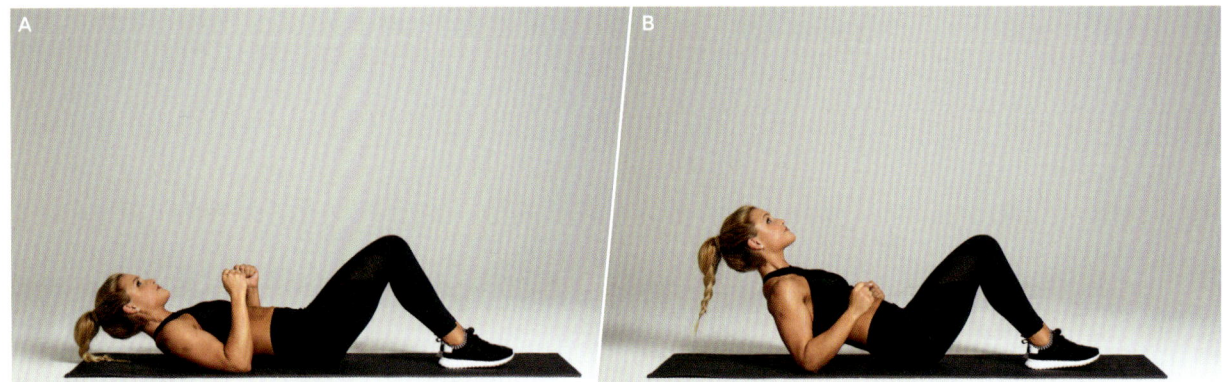

Lat-Drücken

Diese Übung trainiert: den breiten Rückenmuskel

A Lege dich auf den Rücken und stelle deine Füße bequem
ab. Drücke deine Ellenbogen in den Boden und stelle deine
Unterarme senkrecht auf. Hebe den Kopf und deine
Schultern leicht vom Boden ab. Dein Blick geht zur Decke.

B Drücke dich aus der Kraft des oberen Rückens so mit dem
Oberkörper nach oben, dass dieser eine schräg abfallende
Linie vom Kopf bis zur Hüfte bildet. Senke den Oberkörper
wieder ab, ohne ihn jedoch komplett abzulegen.

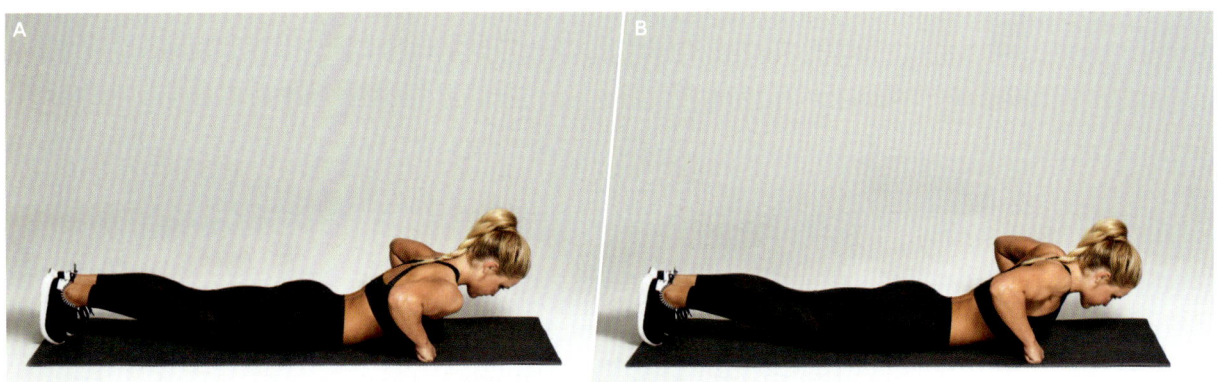

Nussknacker

Diese Übung trainiert: die oberen Rückenmuskeln

A Lege dich auf den Bauch. Bilde mit beiden Händen eine Faust und platziere
diese neben der Brust auf dem Boden. Die Ellenbogen zeigen nach außen,
dein Kopf und deine Schultern sind in der Luft, und dein Blick geht nach unten.

B Ziehe aus dieser Position deine Schulterblätter fest zusammen. Dabei
wandern die Ellenbogen minimal nach oben. Löse die Schulterblätter anschließend wieder und setze direkt zur nächsten Wiederholung an.

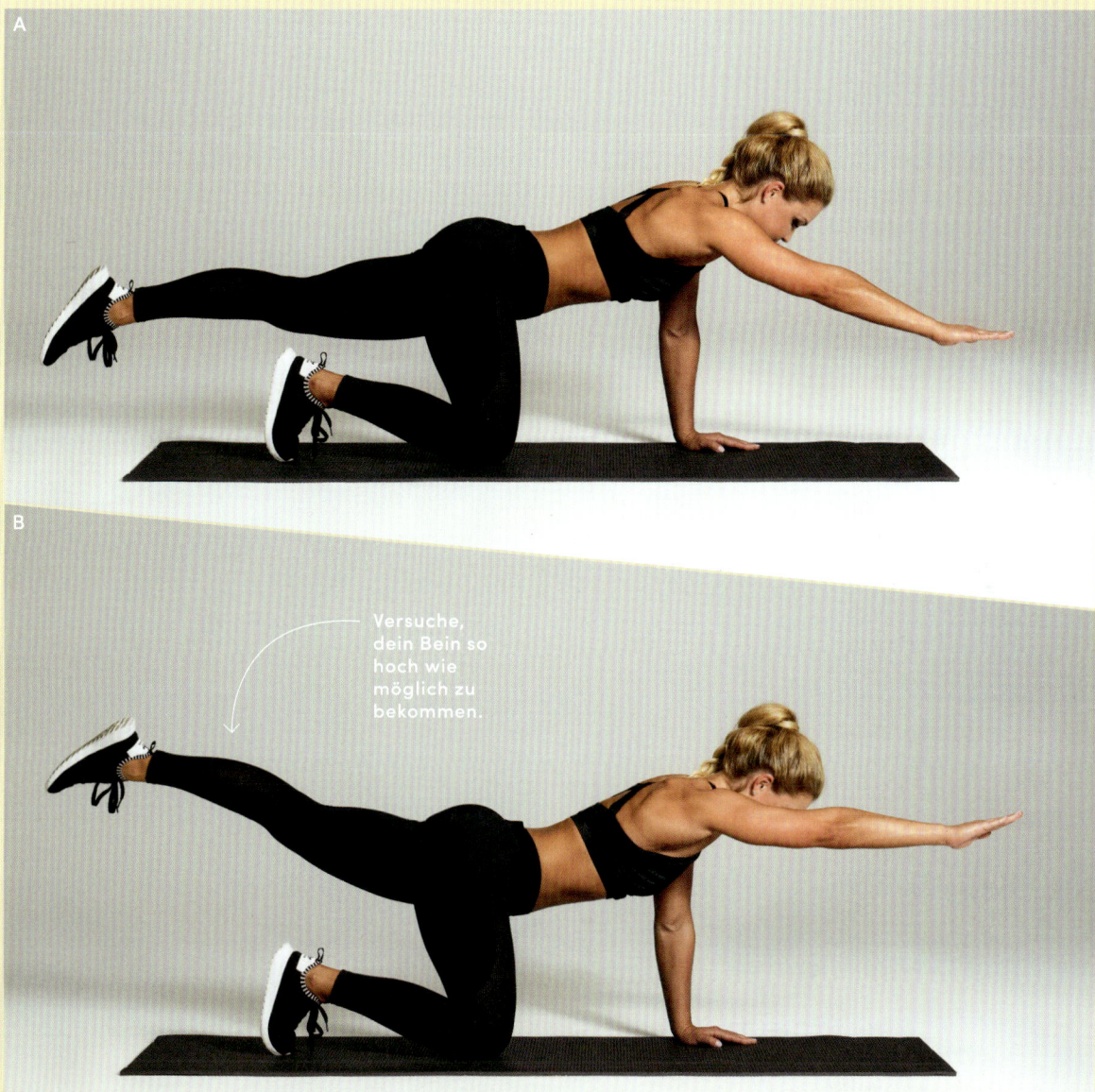

Versuche,
dein Bein so
hoch wie
möglich zu
bekommen.

Profi-Vierfüßlerstand

Diese Übung trainiert: den Rückenstrecker, die hinteren Oberschenkelmuskeln und die Pomuskeln sowie den hinteren Teil des Deltamuskels

A Komme in den Vierfüßlerstand. Knie dich dazu auf den Boden, beuge dich vor und stütze die Hände unter den Schultern auf. Hebe das linke Bein und den rechten Arm ausgestreckt an. Dein Blick geht nach schräg unten.

B Aus dieser Position bringst du das linke Bein und den rechten Arm noch ein gutes Stück weiter nach oben. Senke sie wieder leicht und gehe dazu über, schnelle Auf- und Abbewegungen auszuführen. Hast du die Wiederholungen geschafft, wechsle die Arm- und Beinposition und führe die Bewegung auf der anderen Seite aus.

↗ **So wird die Übung anstrengender:** Führe den Ellenbogen und das Knie des jeweils angehobenen Körperteils unter dem Bauch zusammen. Dabei rundest du deinen Rücken leicht.

↘ **So wird die Übung leichter:** Hebe deinen Arm und das Bein. Senke sie danach und setze sie kurz auf dem Boden ab, bevor du zur nächsten Wiederholung übergehst.

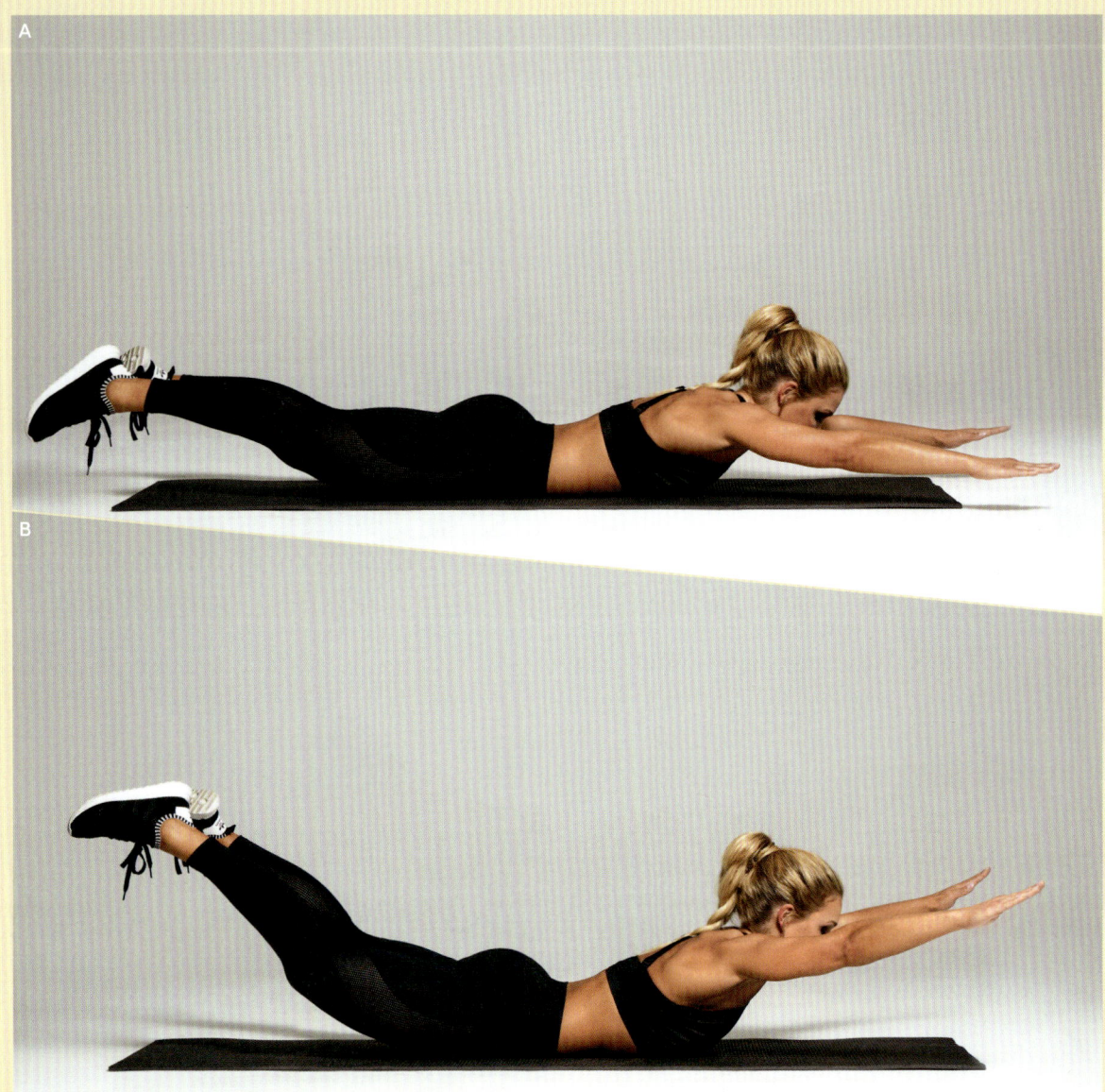

Superman

Diese Übung trainiert: den Rückenstrecker und die Pomuskeln

A Lege dich mit ausgestreckten Armen und Beinen auf den Bauch. Halte den Kopf in Verlängerung der Wirbelsäule über dem Boden, dein Blick geht nach unten. Spanne nun den Po an und führe deine Arme und Beine gleichzeitig nach oben.

B Hebe nun deine Arme und Beine so hoch wie möglich an. Dein Kopf ist zwischen deinen Oberarmen, lege ihn nicht in den Nacken, um Zerrungen zu vermeiden. Halte diese Position kurz und senke dann die Arme und Beine ein Stück weit ab. Sie berühren jedoch nicht den Boden.

➘ **So wird die Übung leichter:** Lege die Beine ab, wenn du die Arme nach oben führst – und lege die Arme ab, wenn du deine Beine hochhebst.

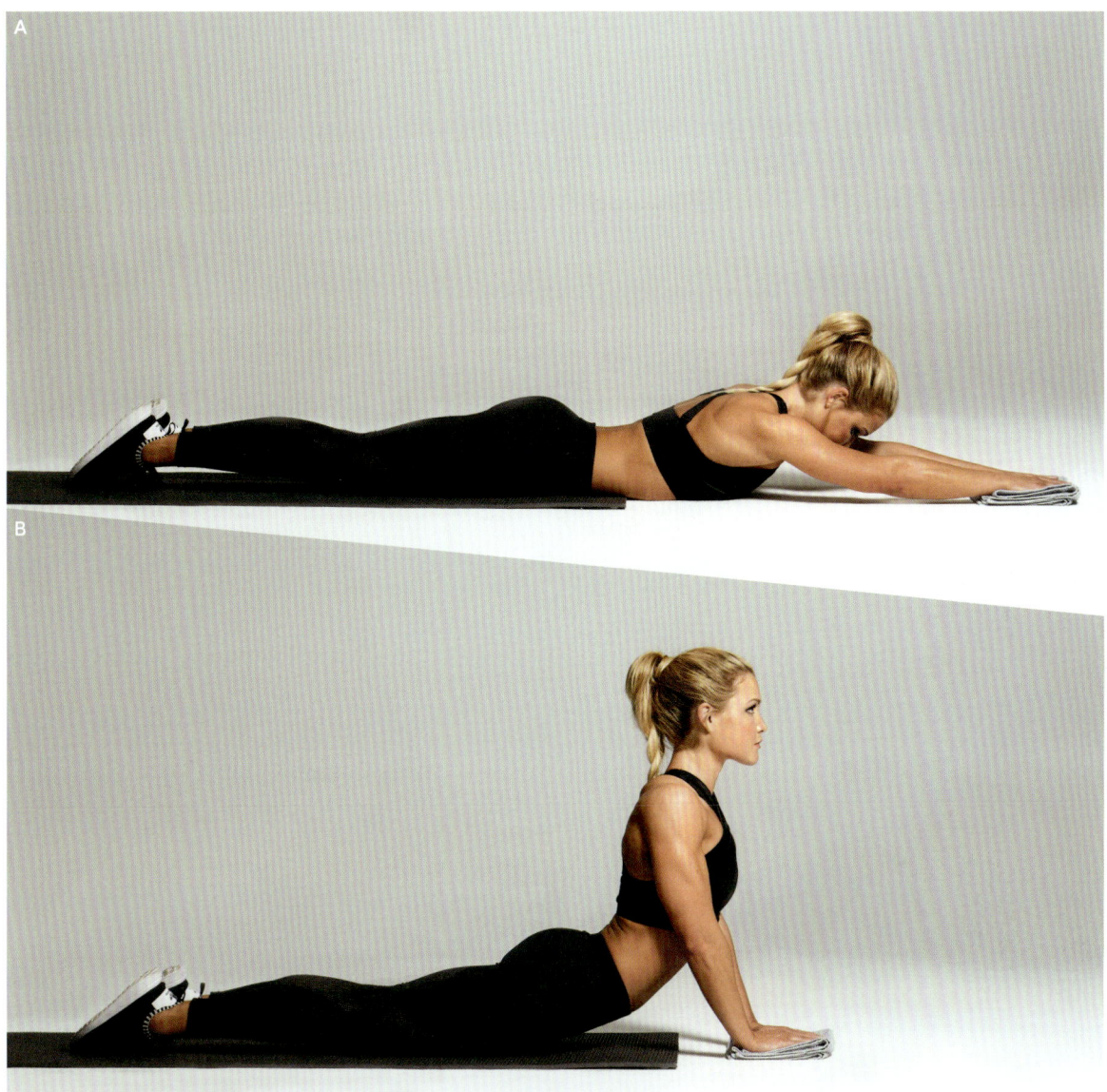

Gleitende Kobra

Diese Übung trainiert: den Rückenstrecker, den breiten Rückenmuskel und die Pomuskeln

A Lege dich mit ausgestreckten Armen und Beinen auf den Boden. Deine Hände ruhen auf einem zusammengelegten Handtuch. Richte deinen Blick nach unten.

B Drücke deine Hände fest auf den Boden und ziehe das Handtuch zu deinem Körper. Dabei richtest du den Oberkörper auf. Deine Arme bleiben dabei gestreckt, die Schultern sind tief, und dein Blick geht nach vorn. Schiebe dich mit den Händen wieder nach vorn, bis du deine Ausgangsposition wieder erreicht hast. Der Boden ist nicht glatt genug? Benutze statt eines Handtuchs einen Schnellhefter aus Kunststoff. Der gleitet auch über einen Teppich.

⚫ **So wird die Übung anstrengender:** Führe die Bewegung in Zeitlupe aus.

⚫ **So wird die Übung leichter:** Führe die Bewegung auf dem halben Weg aus. Sprich, du richtest dich nicht komplett auf und streckst die Arme auf dem Rückweg auch nicht komplett aus.

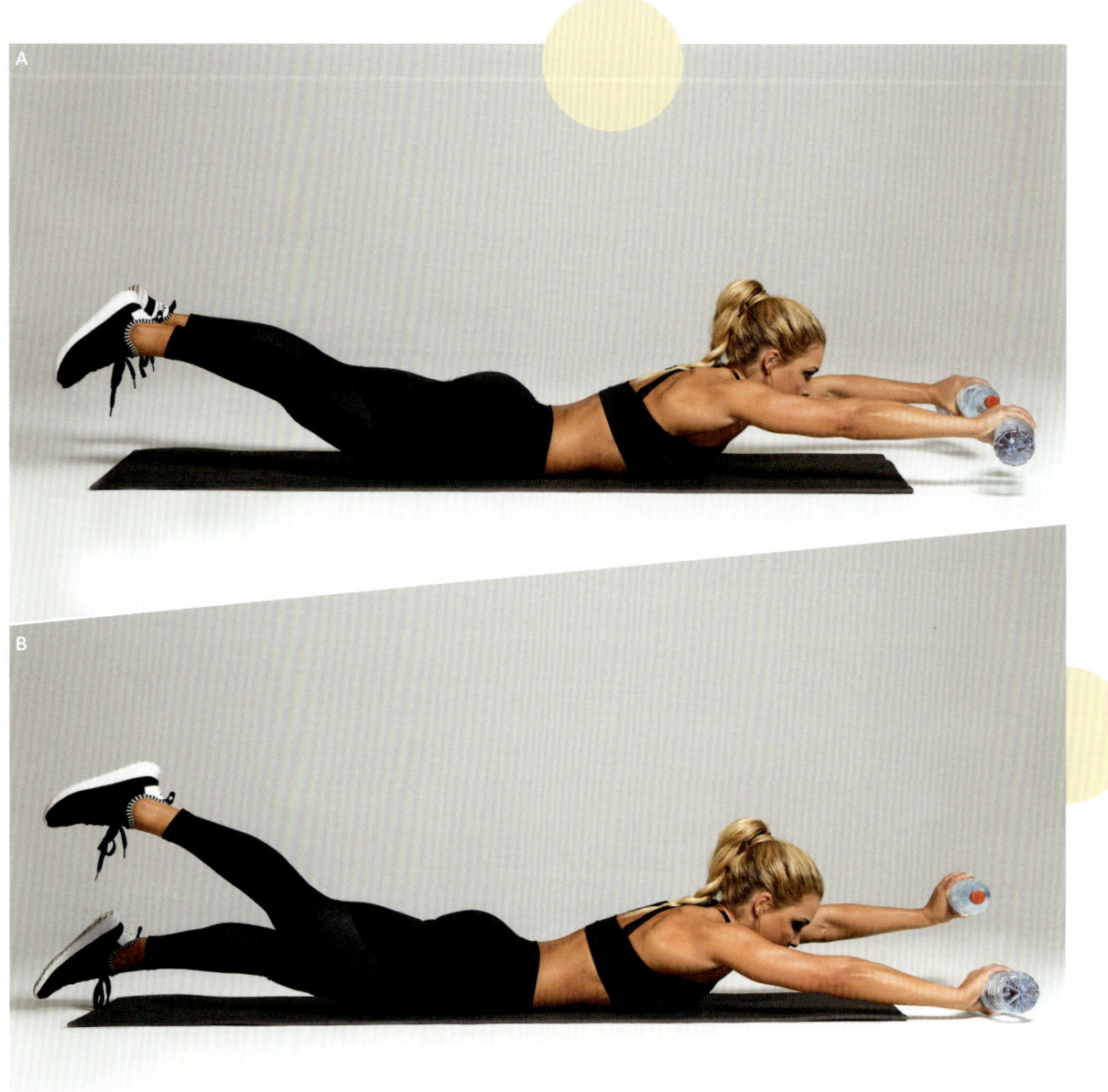

Schwimmer

Diese Übung trainiert: den Rückenstrecker, die Pomuskeln und den hinteren Teil des Deltamuskels

A Halte in jeder Hand eine Wasserflasche und lege dich auf den Bauch. Strecke die Arme nach vorn aus und halte die Flaschen mit den Öffnungen zueinander. Dazu zeigen deine Handrücken nach oben. Halte deinen Kopf und deine Schultern über dem Boden. Richte deinen Blick nach schräg unten. Spanne deinen Po an und hebe nun auch deine Beine in die Luft.

B Hebe nun dein rechtes Bein und deinen linken Arm noch weiter nach oben an. Senke beide gleichzeitig – ohne sie komplett abzulegen – und hebe nun dein linkes Bein und den rechten Arm nach oben. Anschließend führst du die Übung wechselseitig fort.

⟳ **So wird die Übung anstrengender:** Fülle die Flaschen mit nassem Sand.

⟲ **So wird die Übung leichter:** Lege Bein und Arm, welche gerade nicht weit nach oben gehoben werden, auf dem Boden ab.

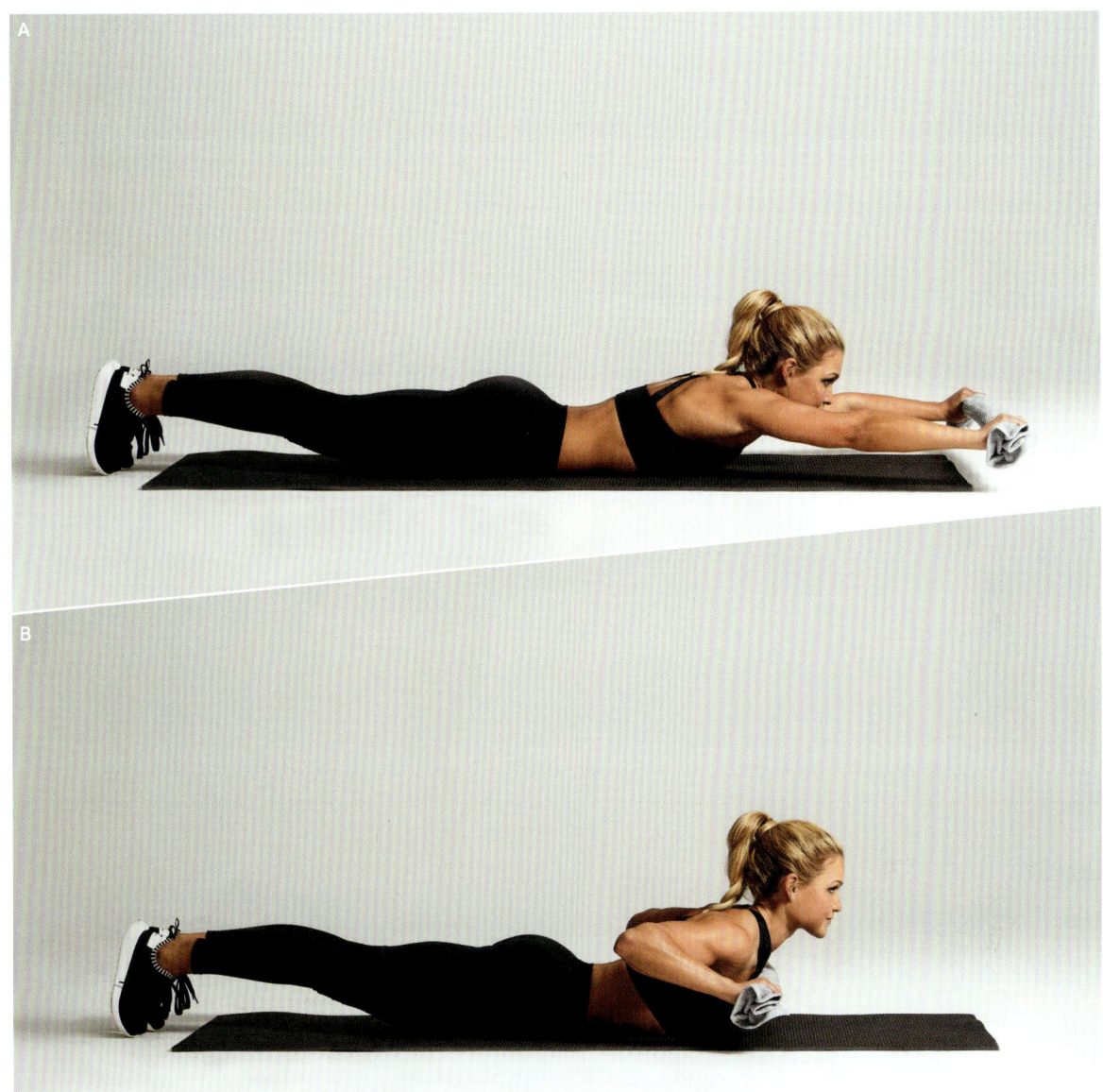

Handtuchziehen

Diese Übung trainiert: die oberen Rückenmuskeln und den hinteren Teil des Deltamuskels

A Drehe ein kleines Handtuch zu einer Rolle und halte jedes Ende in einer Hand. Lege dich mit ausgestreckten Beinen auf den Bauch und strecke die Arme nach vorn aus. Deine Zehen sind aufgestellt. Hebe das Handtuch einige Zentimeter nach oben. Auch dein Kopf und die Schultern sind in der Luft.

B Ziehe das Handtuch bis zu deiner Brust. Spanne dazu den Po fest an und hebe den Oberkörper so hoch wie möglich. Führe das Handtuch wieder über dem Boden nach vorn und lege es nicht ab. Gleichzeitig senkst du den Oberkörper.

↘ **So wird die Übung leichter:** Verzichte auf das Handtuch und ziehe die Ellenbogen in Position B über die Seite weit nach hinten.

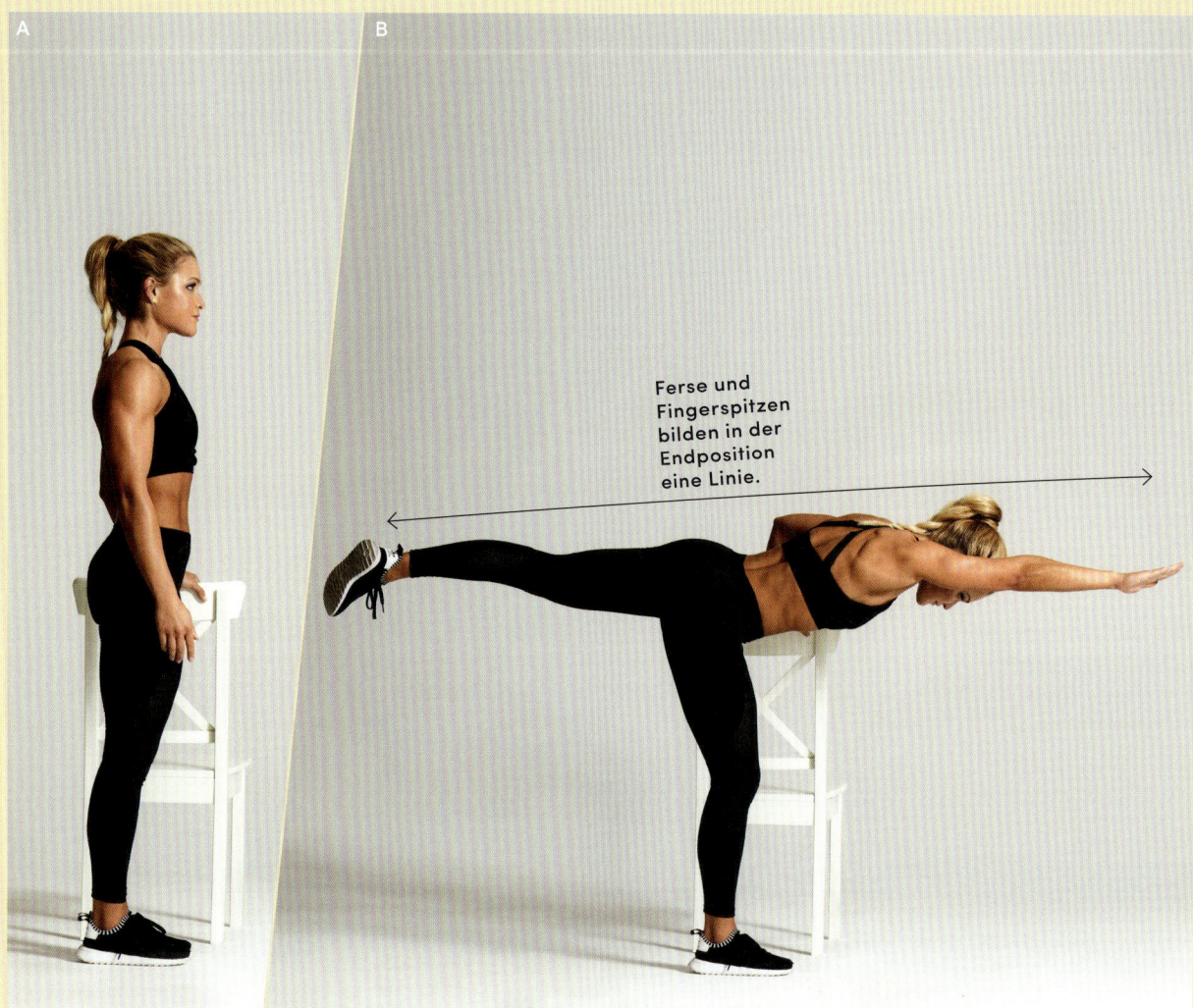

Ferse und Fingerspitzen bilden in der Endposition eine Linie.

Einbeiniges Kreuzheben

Diese Übung trainiert: den Rückenstrecker, die hinteren Oberschenkelmuskeln und die Pomuskeln

A Stelle dich seitlich links neben einem Stuhl auf. Halte dich mit der linken Hand an der Stuhllehne fest. Spanne deinen Bauch an, dein Rücken ist gerade, und dein Blick geht nach vorn.

B Verlagere dein Gewicht auf den rechten Fuß. Beuge dich weit nach vorn und hebe gleichzeitig dein linkes Bein weit nach hinten an. Zudem streckst du deinen rechten Arm nach vorn aus. Gerätst du schnell aus der Balance, beuge dein rechtes Bein etwas stärker. Halte diese Position kurz und richte dich dann wieder auf. Hast du alle Wiederholungen geschafft, drehst du dich um und hältst dich mit der rechten Hand an der Stuhllehne fest. Führe dann die Bewegung mit dem anderen Arm und dem anderen Bein aus.

⊘ **So wird die Übung anstrengender:** Führe in Position B kleine Auf- und Abbewegungen mit dem Arm und dem Bein aus.

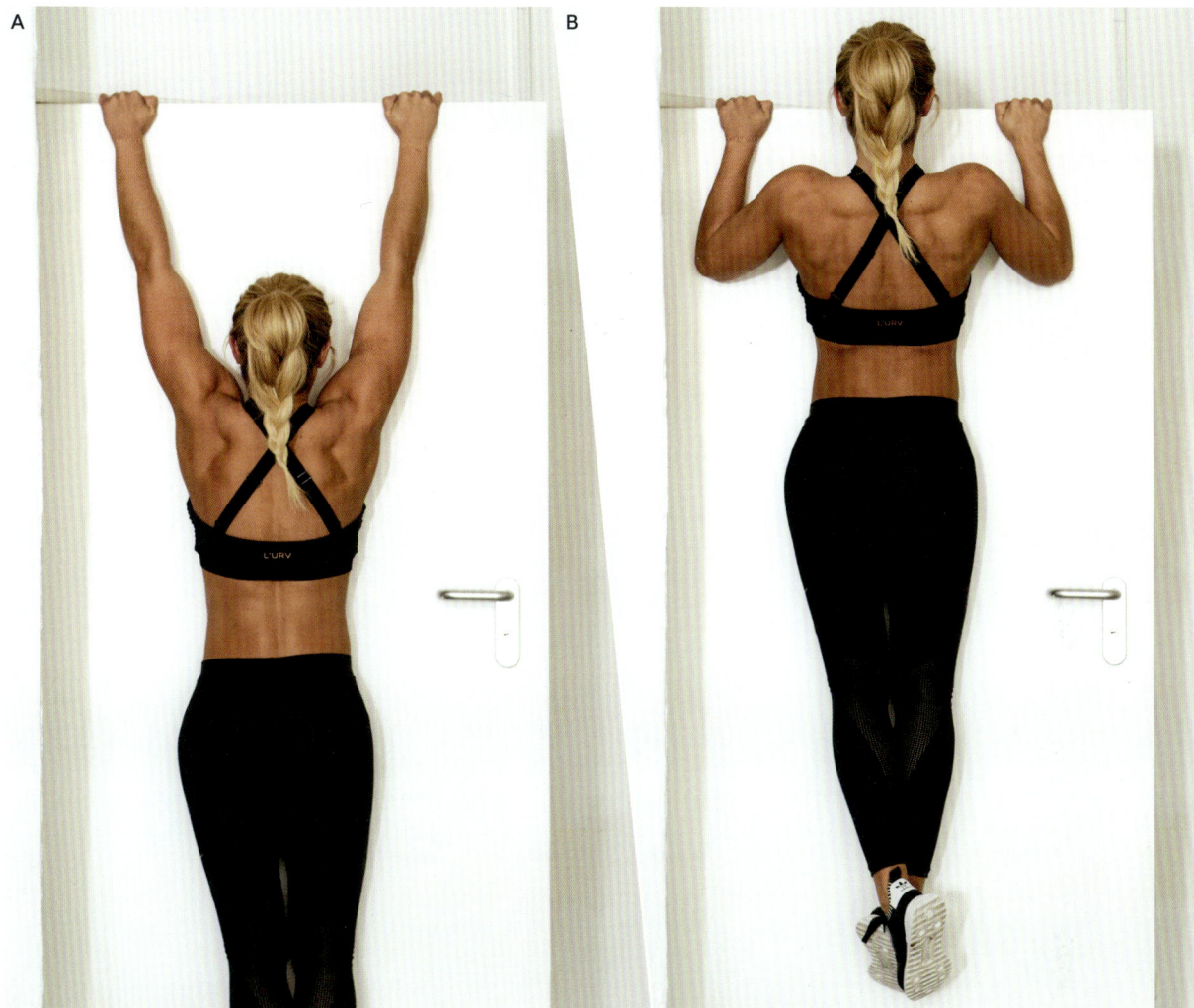

A

B

Klimmzug an der Tür

Diese Übung trainiert: die oberen Rückenmuskeln, den breiten Rückenmuskel und den hinteren Teil des Deltamuskels sowie den Bizeps

A Hänge dich in einem breiten Griff an einer Tür fest. Deine Beine sind komplett gestreckt, die Füße liegen übereinander, Bauch und Po sind angespannt.

B Ziehe dich mit den Händen und aus der Kraft deines oberen Rückens nach oben. Versuche in der Endposition, das Kinn über die Tür zu bringen. Halte diese Position kurz und lass dich langsam wieder nach unten ab.

⬈ **So wird die Übung anstrengender:** Setze dir einen Rucksack auf und fülle ihn vorab mit etwas Schwerem, wie Büchern.

⬊ **So wird die Übung leichter:** Führe nur den Rückweg, also das Herablassen, aus. Um nach oben zu kommen, steige auf einen Hocker.

Kapitel 2.5

TOLLE ARME, STARKE SCHULTERN UND EINE SCHÖNE BRUST

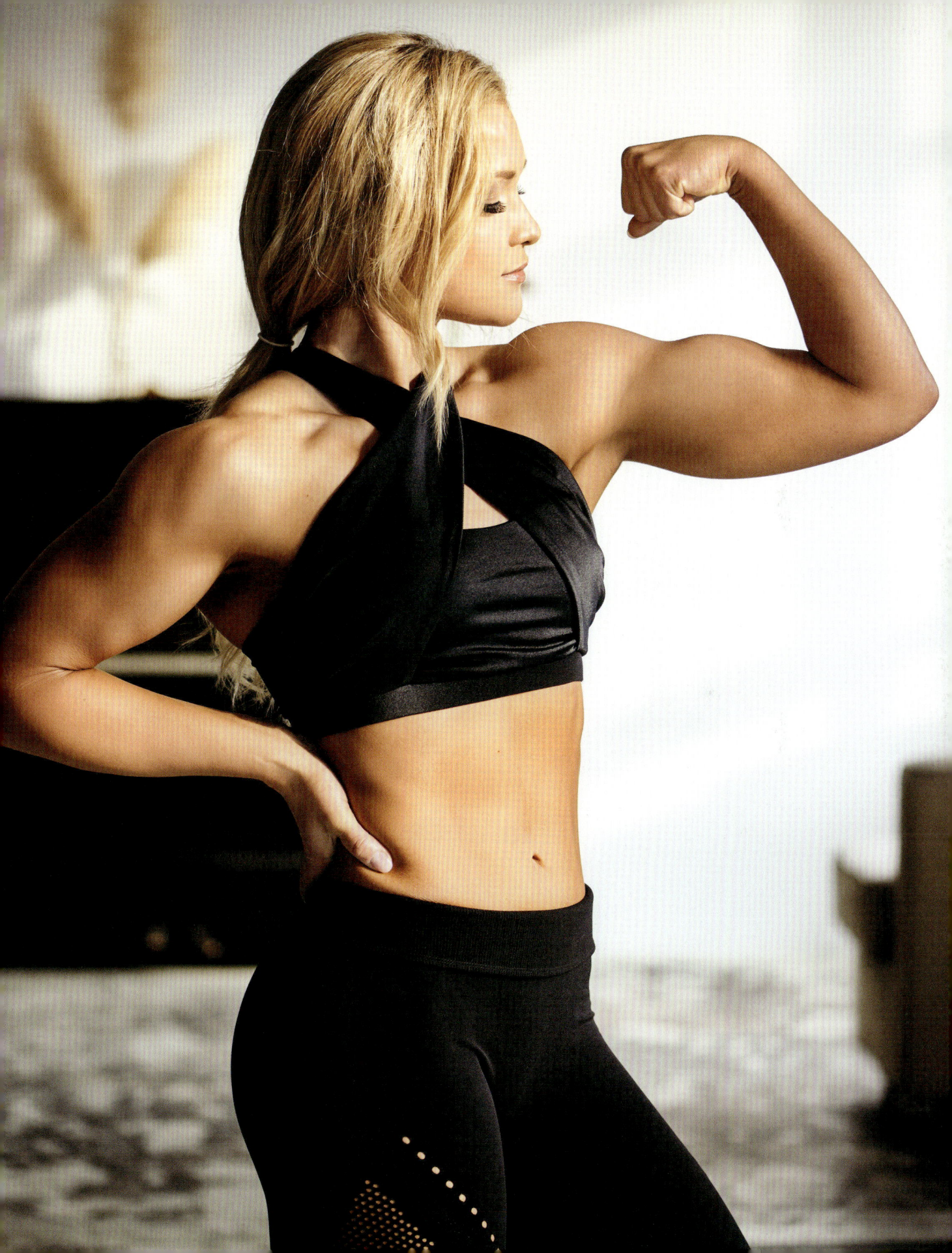

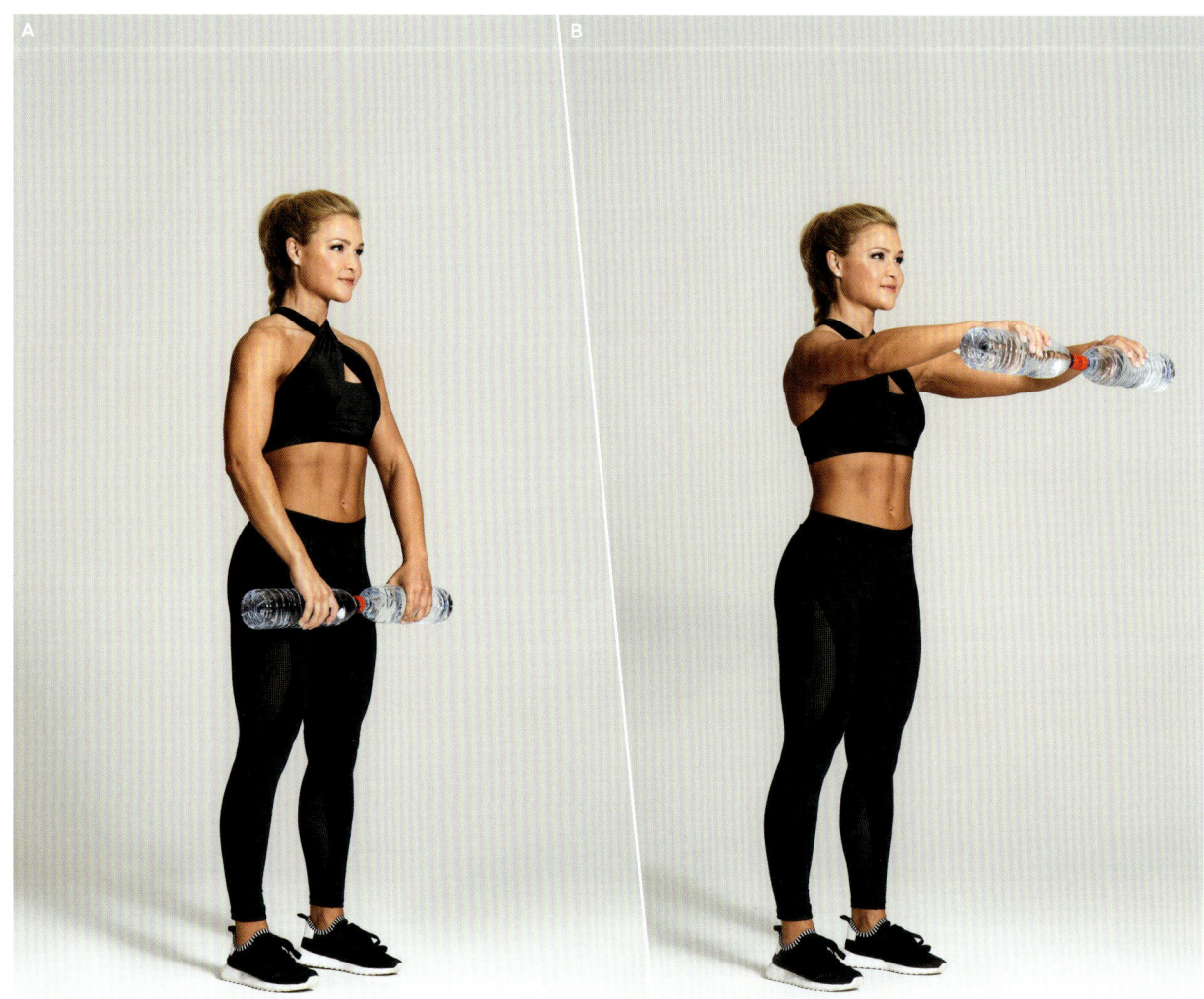

Frontheben

Diese Übung trainiert: den vorderen Anteil des Deltamuskels

A Halte in jeder Hand eine Wasserflasche und stelle dich hüftbreit auf. Halte die Flaschen mit gestreckten Armen vor deinen Oberschenkeln. Die Flaschenöffnungen zeigen zueinander und deine Handrücken nach vorn. Winkle deine Ellenbogen leicht an. Schaue nach vorn, um deinen Kopf in Verlängerung der Wirbelsäule zu halten.

B Spanne deinen Bauch und den Po an. Hebe dann die Flaschen mit gestreckten Armen auf Schulterhöhe nach vorn an. Achte darauf, dass deine Schultern unten bleiben. Halte die Position kurz und senke deine Arme ohne Schwung wieder ab.

↗ **So wird die Übung anstrengender:** Fülle die Flaschen mit nassem Sand.

↘ **So wird die Übung leichter:** Setze dich auf die vordere Kante eines Stuhls und führe die Bewegung im Sitzen aus.

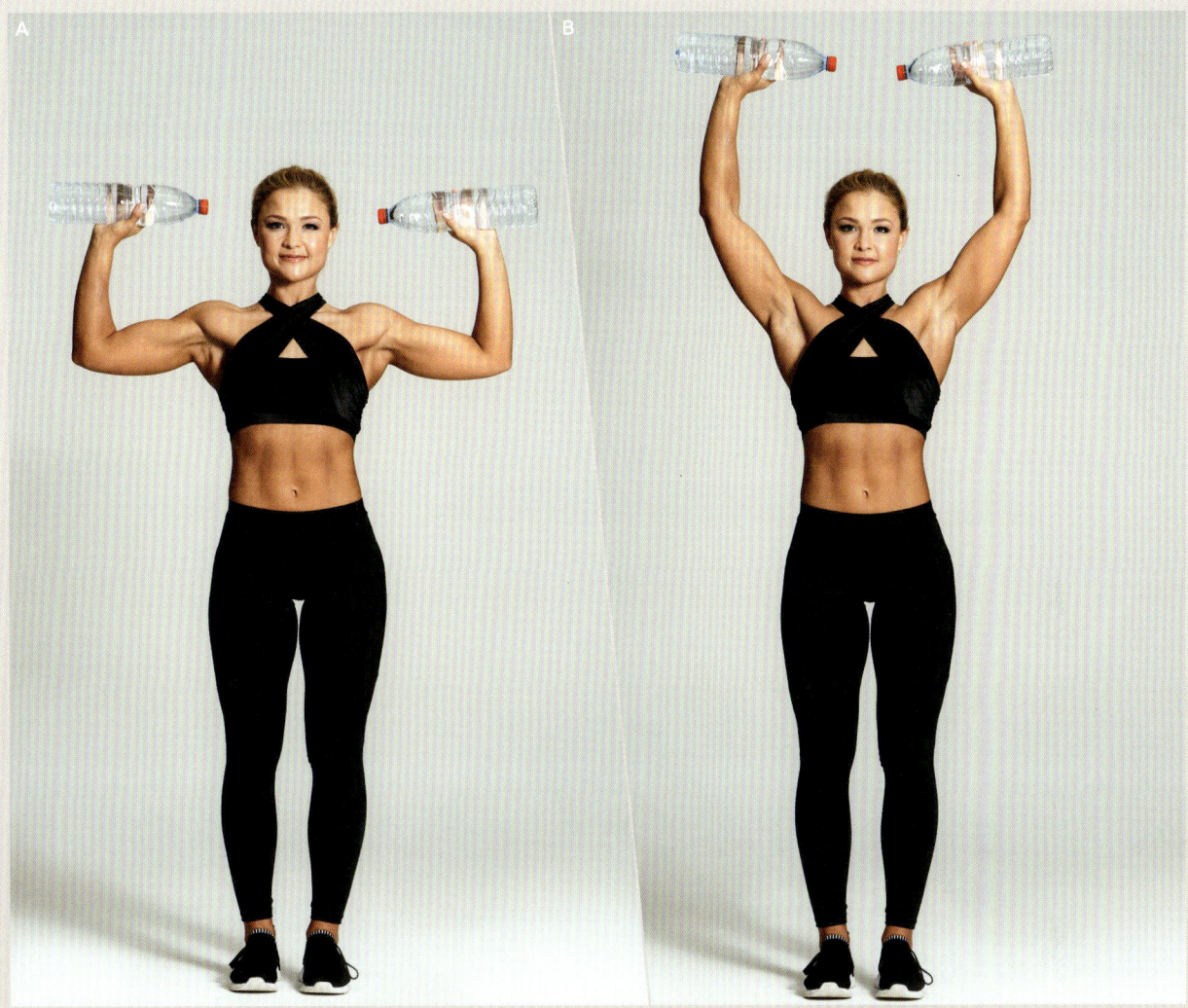

Schulterdrücken mit Flaschen

Diese Übung trainiert: den vorderen Anteil des Deltamuskels

A Stelle dich in einem engen Stand auf und halte in jeder Hand eine Wasserflasche über den Schultern. Die Ellenbogen sind gebeugt und zeigen nach außen. Die Flaschenöffnungen zeigen zueinander, deine Handrücken nach hinten. Achte darauf, deine Schultern nicht zu den Ohren zu ziehen.

B Spanne deinen Bauch und den Po an. Strecke nun deine Arme nach oben aus. Die Flaschen sind weiterhin parallel zum Boden. Senke deine Ellenbogen wieder auf Schulterhöhe ab und arbeite dabei unbedingt ohne Schwung.

↗ **So wird die Übung anstrengender:** Fülle die Flaschen mit nassem Sand.

↘ **So wird die Übung leichter:** Verwende nur halb gefüllte Flaschen.

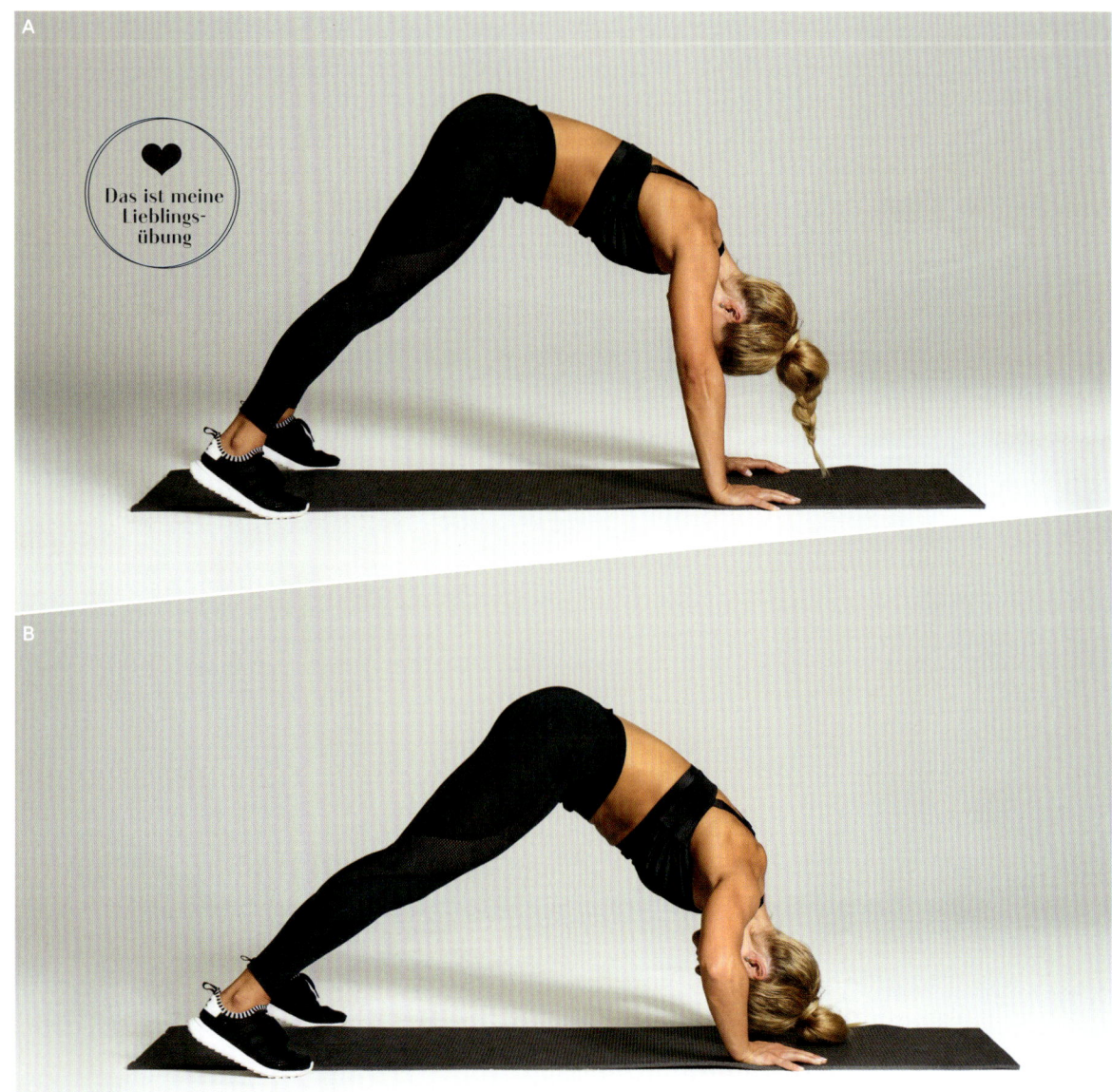

Das ist meine Lieblings-übung

Schulterdrücken

Diese Übung trainiert: den Deltamuskel, den Trizeps und die oberen Rückenmuskeln

A Stelle dich in einem weiten Stand auf. Beuge dich vor und setze die Hände auf dem Boden auf. Deine Hände stehen unter den Schultern, deine Beine sind gestreckt, und der Po zeigt nach oben. Richte deinen Blick zum Boden.

B Spanne deinen Bauch fest an und beuge deine Arme. Senke dabei deinen Kopf bis kurz über den Boden. Drücke dich langsam zurück in die Ausgangsposition. Deine Arme sind jetzt wieder gestreckt.

⬈ **So wird die Übung anstrengender:** Stelle dich mit den Füßen auf eine Treppenstufe oder eine andere fest stehende Erhöhung.

⬊ **So wird die Übung leichter:** Senke den Kopf nur ein kleines Stück ab.

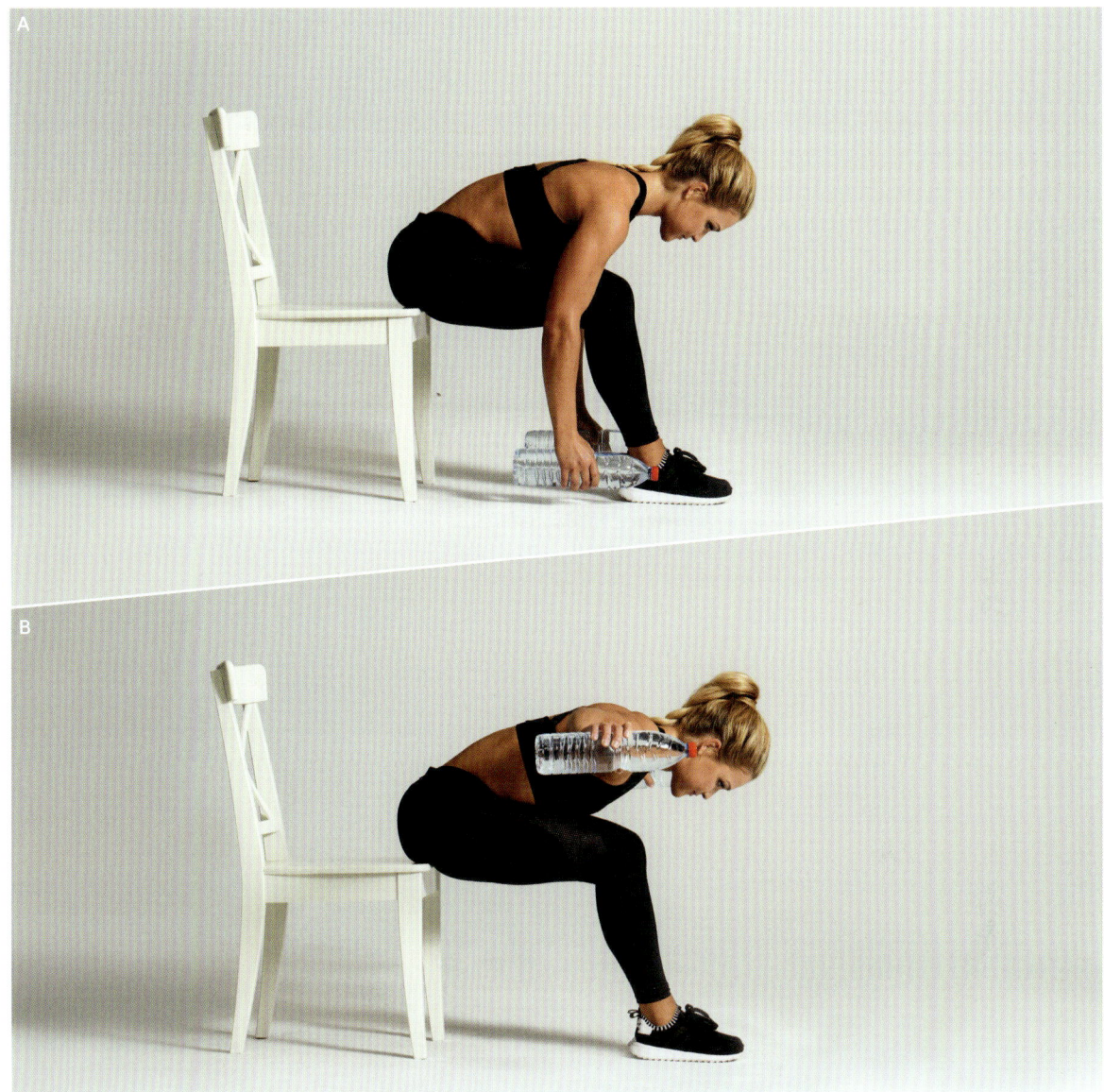

Reverse-Fly im Sitzen

Diese Übung trainiert: den hinteren Teil des Deltamuskels

A Halte in jeder Hand eine Wasserflasche und setze dich auf die vordere Kante eines Stuhls. Stelle deine Füße vor den Knien auf und lehne dich mit geradem Rücken nach vorn. Deine Arme sind nach unten gestreckt. Halte die Flaschen gerade über dem Boden, deine Handrücken zeigen nach außen. Richte deinen Blick auf deine Füße.

B Hebe deine ausgestreckten Arme seitlich auf Schulterhöhe an. Ziehe dabei die Schulterblätter so weit wie möglich zusammen. Halte die Position kurz und senke die Arme ohne Schwung ab.

⬈ **So wird die Übung anstrengender:** Führe die Bewegung im Stehen aus. Lehne dich dazu mit geradem Oberkörper leicht nach vorn und spanne deinen Bauch fest an.

⬊ **So wird die Übung leichter:** Verzichte auf die Flaschen und balle deine Hände zu Fäusten.

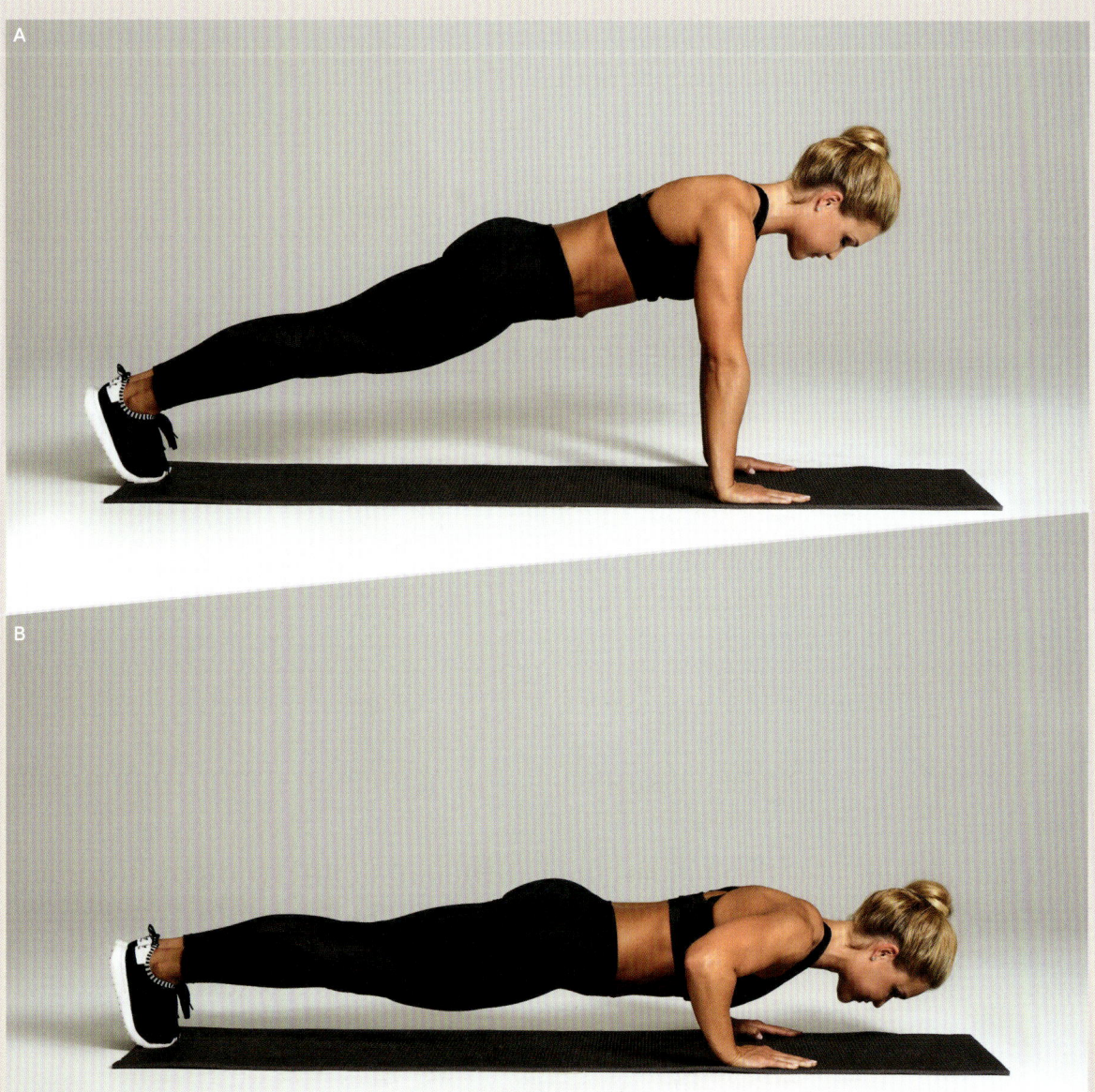

Liegestütz

Diese Übung trainiert: den großen Brustmuskel, den Deltamuskel und den Trizeps

A Lege dich auf den Bauch. Stelle deine Zehen auf. Stütze deine Hände neben den Schultern auf und spanne deinen Bauch sowie den Po fest an. Drücke dich nach oben. Dein Körper bildet vom Kopf bis zu den Fersen eine Linie. Richte deinen Blick dazu nach unten.

B Beuge deine Arme – deine Ellenbogen zeigen nach außen – und senke deinen Körper so weit ab, bis sich deine Brust kurz über dem Boden befindet. Drücke dich zurück nach oben. Schiebe dabei die Schulterblätter gedanklich auseinander. Achte darauf, dass deine Spannung in den Bauch- und Pomuskeln nicht nachlässt.

↗ **So wird die Übung anstrengender:** Stelle deine Füße auf eine Treppenstufe oder eine andere Erhöhung.

↘ **So wird die Übung leichter:** Stütze dich mit den Händen auf einen Tisch und wähle von Training zu Training einen tieferen Gegenstand – bis du den Liegestütz auf dem Boden ausführen kannst.

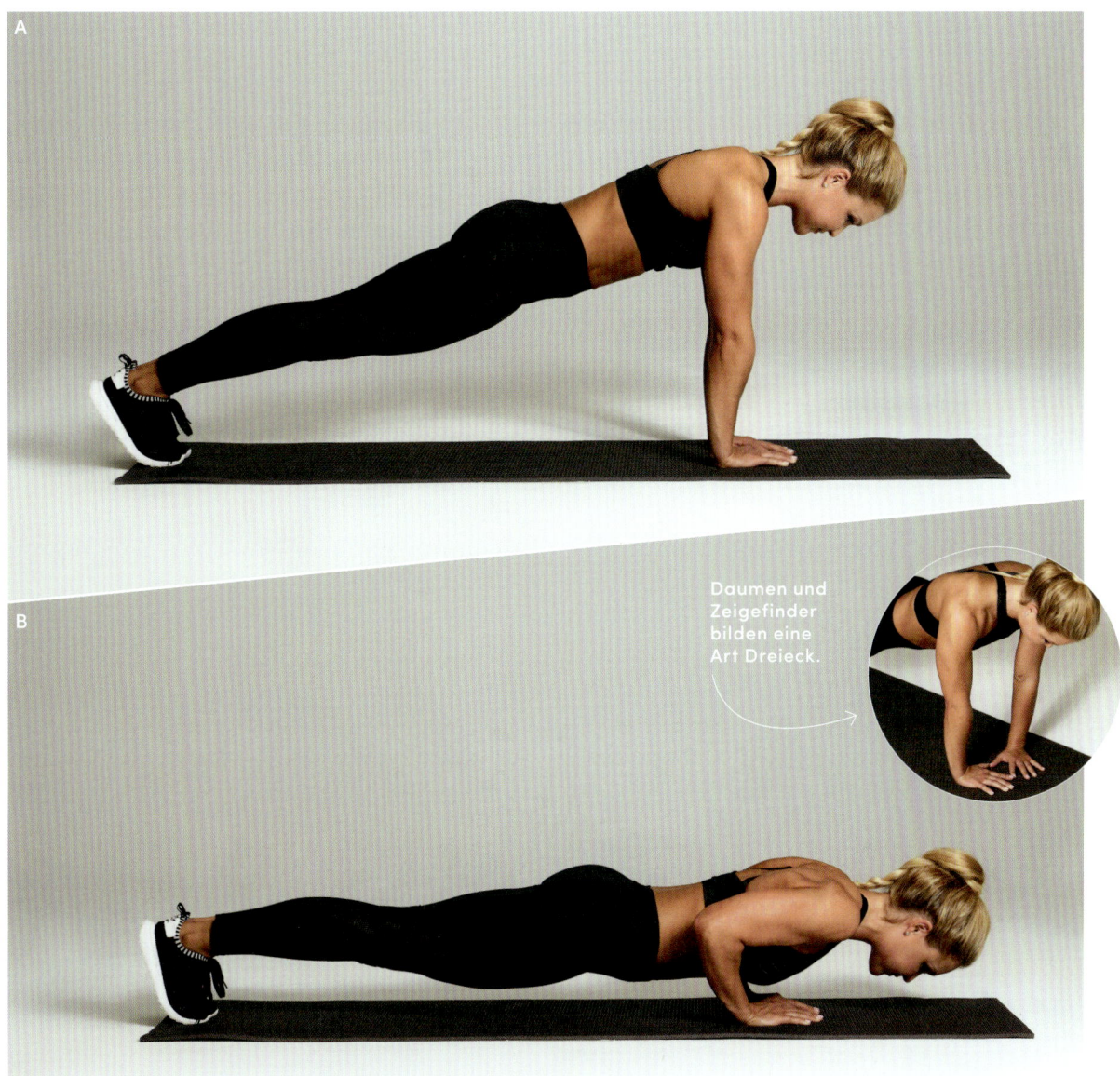

Daumen und Zeigefinger bilden eine Art Dreieck.

Diamond Push-up

Diese Übung trainiert: den Trizeps, den großen Brustmuskel und die oberen Rückenmuskeln

A Nimm eine Liegestützposition ein. Stelle deine Hände jedoch unterhalb der Brust auf und bilde mit deinen Daumen und Zeigefinger ein Dreieck (siehe Foto). Spanne deinen Bauch und den Po fest an. Richte deinen Blick auf den Boden. Wichtig: Dein Körper bildet von Kopf bis Fuß eine gerade Linie.

B Beuge deine Arme und senke deinen Körper ab, bis deine Brust kurz über dem Boden ist. Die Ellenbogen zeigen nach hinten. Drücke dich wieder nach oben. Schiebe dabei die Schulterblätter gedanklich auseinander, damit du im oberen Rücken nicht einsackst. Achte zudem darauf, dass deine Spannung in den Bauch- und Pomuskeln nicht nachlässt.

↗ **So wird die Übung anstrengender:** Stelle deine Füße auf eine Treppenstufe oder eine andere Erhöhung.

↘ **So wird die Übung leichter:** Stütze dich mit den Händen gegen eine Wand und führe die Übung im Stehen aus. Wechsle – sobald du dich stark genug fühlst – auf einen Tisch und nutze stetig tiefere Gegenstände.

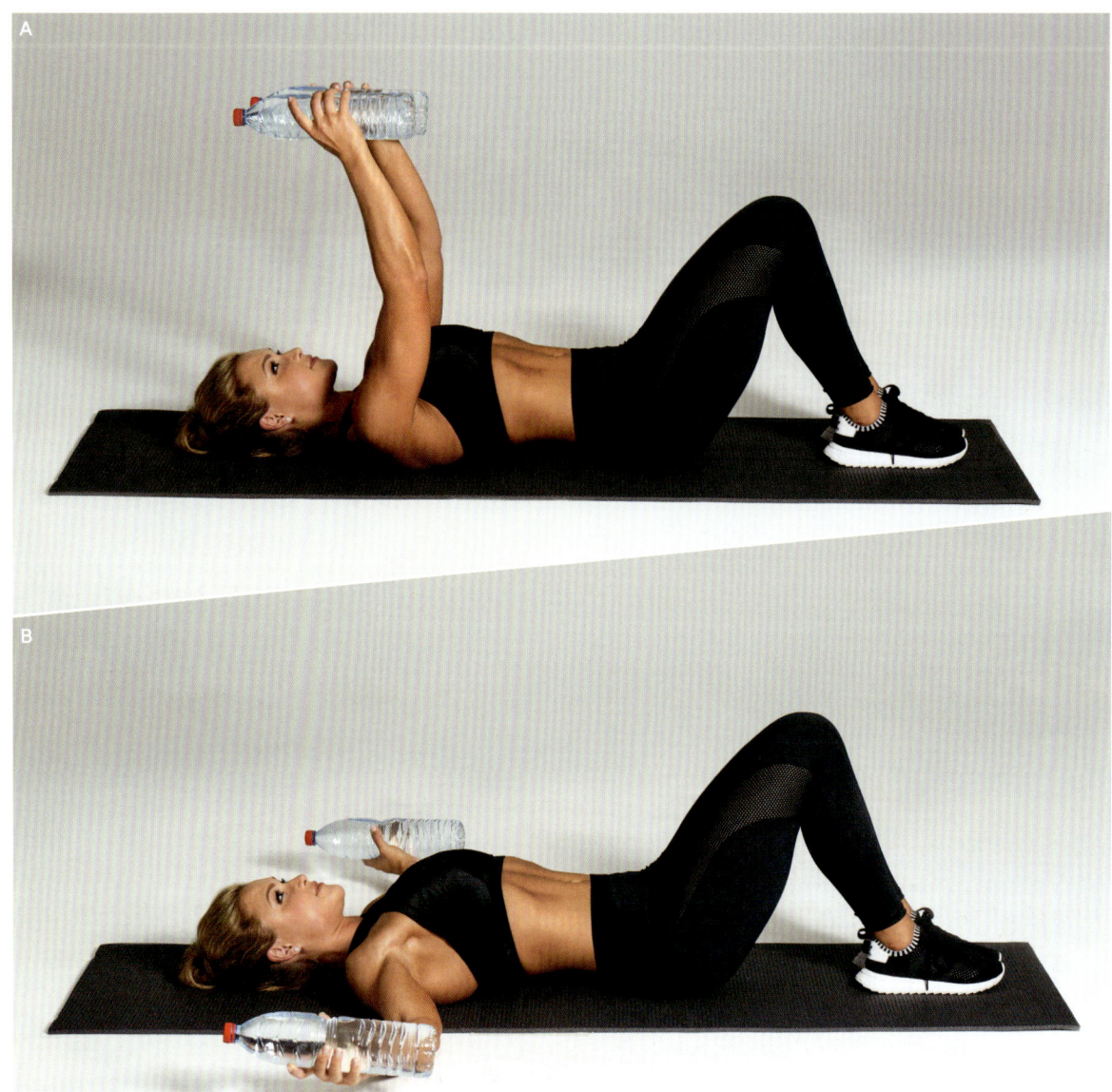

Butterfly am Boden

Diese Übung trainiert: den großen Brustmuskel

A Halte in jeder Hand eine Wasserflasche und lege dich auf den Boden. Stelle deine Füße bequem auf. Hebe deine Arme auf Schulterhöhe gestreckt nach oben. Die Flaschen sind dabei parallel zum Boden, deine Handrücken zeigen zur Seite. Richte deinen Blick nach oben.

B Drücke deinen unteren Rücken fest auf den Boden. Senke die Flaschen mit gestreckten Armen seitlich bis kurz über dem Boden ab. Halte die Position kurz und hebe die Arme anschließend wieder ohne Schwung nach oben in die Startposition.

⬈ **So wird die Übung anstrengender:** Fülle die Flaschen mit nassem Sand.

⬊ **So wird die Übung leichter:** Führe die Übung ohne Flaschen aus.

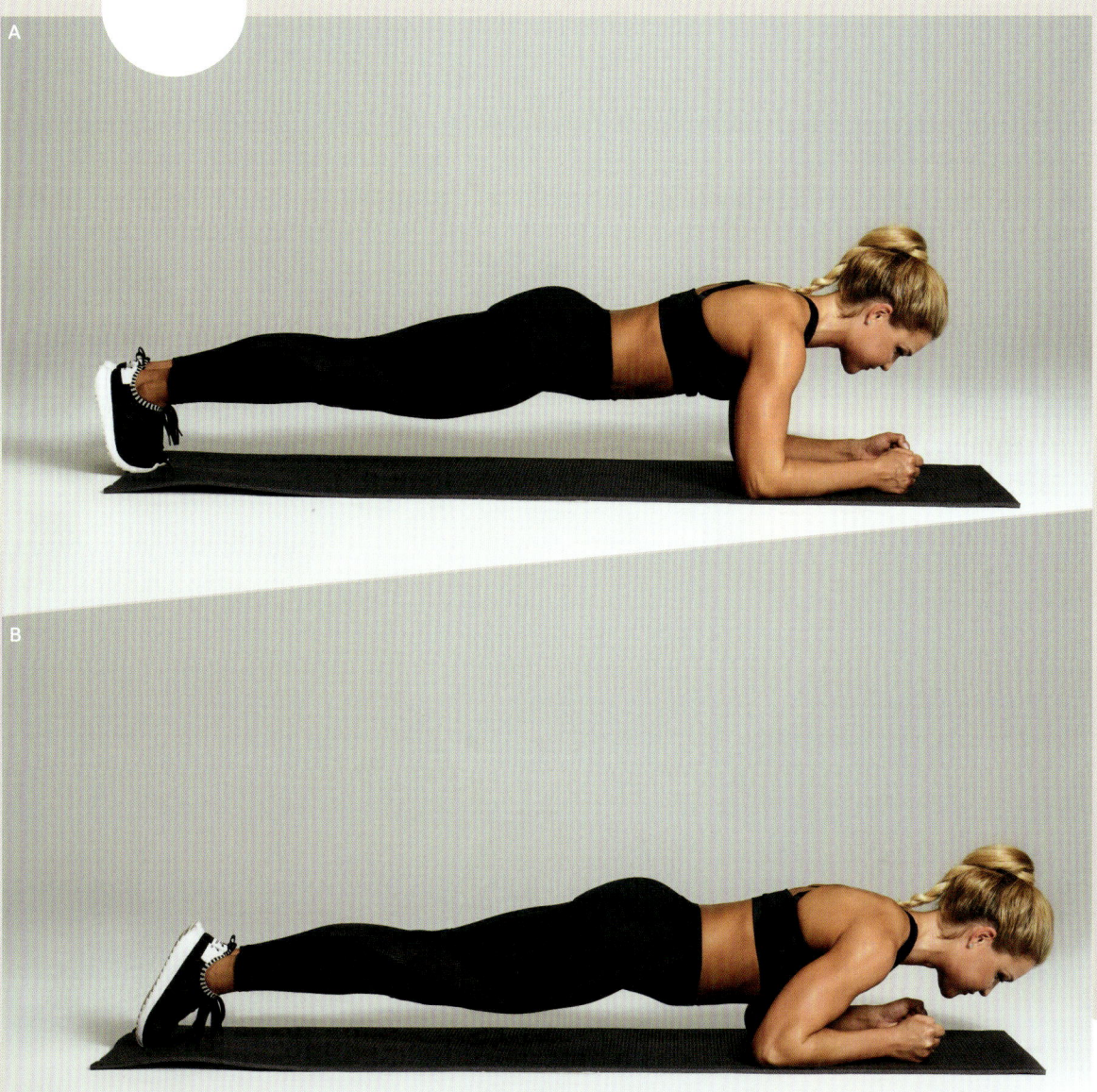

Rocking Plank

Diese Übung trainiert: den Trizeps und die geraden Bauchmuskeln

A Lege dich auf den Bauch und stütze dich auf deinen Unterarmen ab. Deine Ellenbogen befinden sich unter den Schultern. Stelle nun die Zehen auf, deine Beine sind komplett gestreckt. Spanne deinen Bauch sowie den Po fest an, um deinen Körper nach oben zu drücken. Nun bildet dein Hinterkopf mit den Fersen eine Linie. Richte dazu den Blick nach unten und halte die Spannung in den Bauch- und Pomuskeln.

B Führe die Oberarme so weit wie möglich in Richtung der Unterarme, indem du dich über deine Zehen nach vorn schiebst. Dein Körper bildet weiterhin eine Linie. Drücke dich anschließend zurück in die Ausgangsposition.

⬀ **So wird die Übung anstrengender:** Stelle deine Füße auf eine Treppenstufe oder eine andere Erhöhung.

⬂ **So wird die Übung leichter:** Stütze dich mit den Unterarmen auf einen flachen Tisch. Wähle von Training zu Training einen tieferen Gegenstand – bis du die Rocking Plank auf dem Boden ausführen kannst.

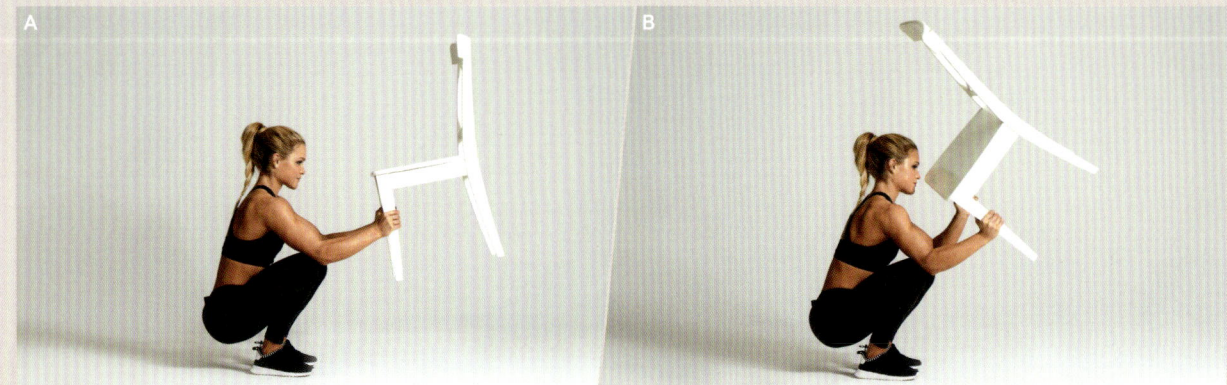

Chair-Curl

Diese Übung trainiert: den Bizeps

A Gehe vor einem Stuhl in die tiefe Hocke. Umgreife mit jeder Hand eines der beiden vorderen Stuhlbeine und hebe den Stuhl in die Luft. Deine Ellenbogen ruhen dabei auf deinen Knien. Achte darauf, dass du deinen Rücken gerade hältst. Dein Blick geht nach vorn, dein Kopf bildet die Verlängerung deiner Wirbelsäule.

B Winkle deine Unterarme zunächst gerade in Richtung der Oberarme an. Strecke deine Arme. Führe dann den Stuhl nach rechts außen, indem du deine Unterarme ebenfalls nach rechts außen anwinkelst. Strecke deine Arme erneut und führe den Stuhl im nächsten Schritt nach links außen. Jetzt hast du eine Wiederholung geschafft.

⊘ **So wird die Übung anstrengender:** Führe die Bewegung im Stehen aus.

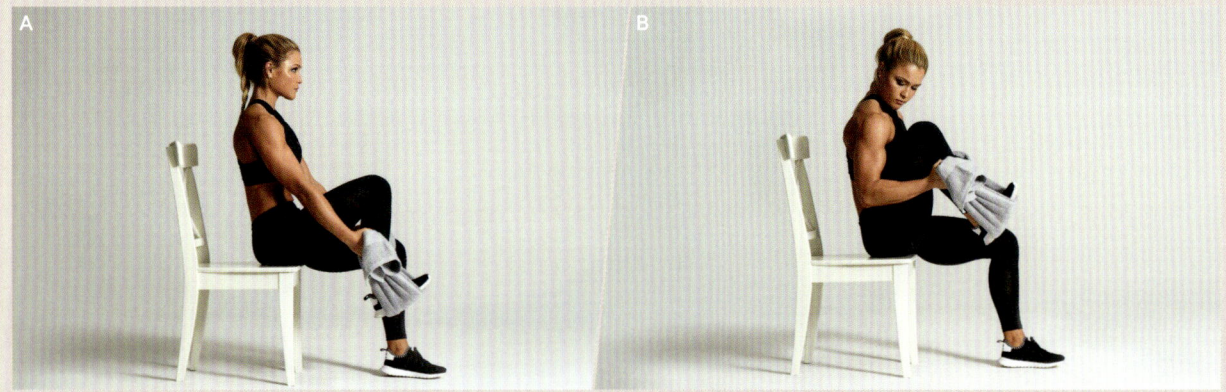

Bizeps-Curl mit Handtuch

Diese Übung trainiert: den Bizeps

A Nimm ein Duschhandtuch und drehe es zu einer Rolle. Greife es jeweils an den Enden und setze dich auf die vordere Kante eines Stuhls. Stelle deinen rechten Fuß in die Schlaufe des Handtuchs. Den linken Fuß stellst du bequem auf. Greife dein Handtuch so, dass dein Bein angewinkelt ist und deine Arme gestreckt sind. Achte darauf, dass dein Rücken gerade ist. Dein Blick geht nach vorn.

B Winkle nun die Unterarme in Richtung der Oberarme an. Dabei geht das Knie bis auf Brusthöhe nach oben. Gleichzeitig trittst du fest gegen das Handtuch, um so Widerstand zu erzeugen. Senke die Arme und das Bein wieder. Halte dabei den Druck im Handtuch aufrecht, indem du weiterhin fest dagegentrittst.

⊘ **So wird die Übung leichter:** Arbeite nur auf dem Hin- oder Rückweg mit der maximalen Spannung des Handtuchs.

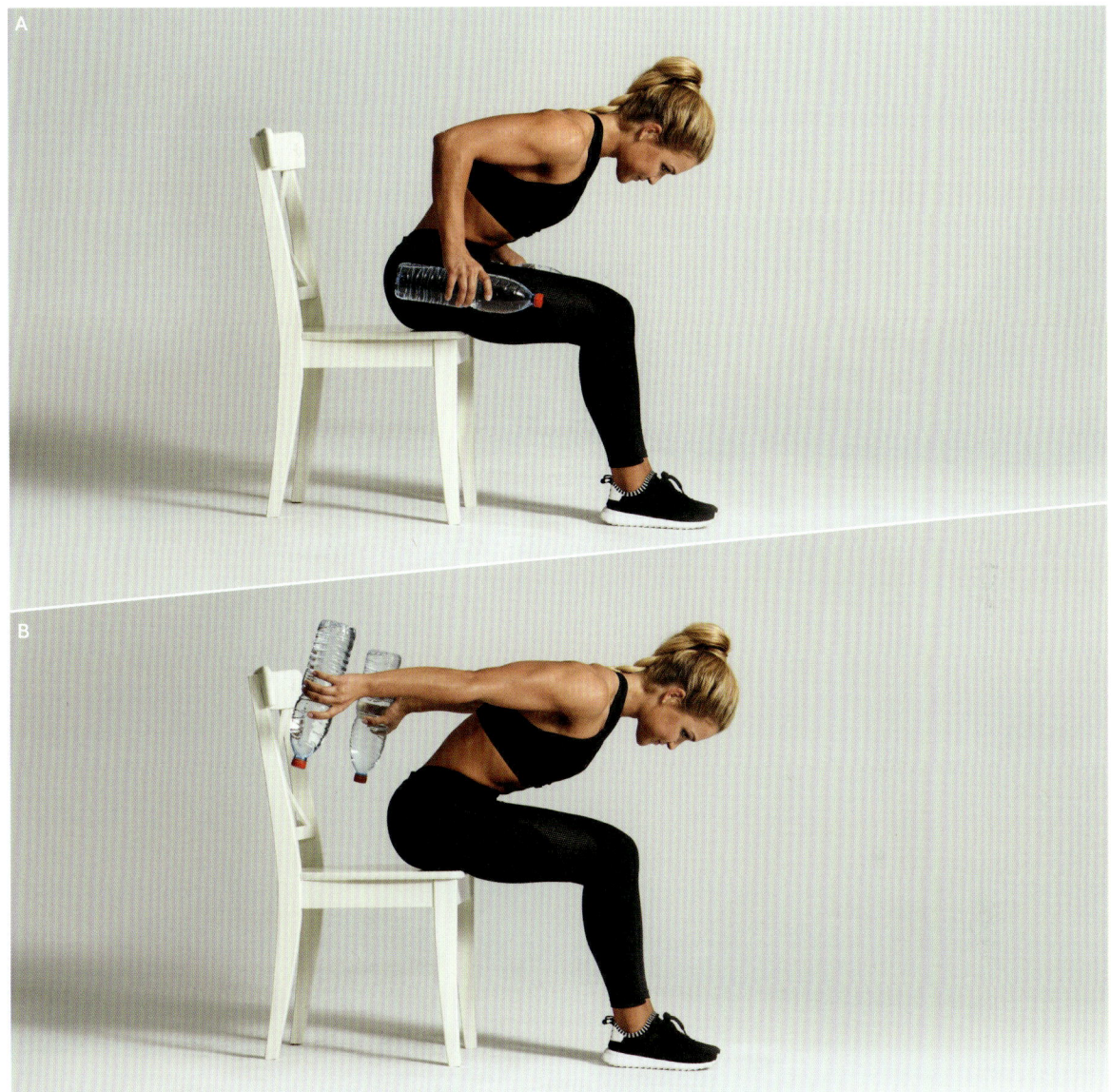

Kickback im Sitzen

Diese Übung trainiert: den Trizeps

A Halte in beiden Händen je eine Wasserflasche und setze dich auf die vordere Kante eines Stuhls. Stelle deine Füße in einem bequemen Abstand auf. Beuge dich mit geradem Rücken vor und halte die Arme angewinkelt neben dem Oberkörper. Deine Oberarme und die Flaschen sind parallel zum Boden, deine Handrücken zeigen zur Seite. Richte deinen Blick zum Boden.

B Strecke deine Unterarme nach hinten aus. Die Flaschen zeigen nun nach unten. Achte darauf, dass deine Arme auf Schulterhöhe sind und nicht absinken. Deine übrige Körperhaltung verändert sich nicht. Winkle deine Unterarme wieder an und wiederhole den Ablauf.

↗ **So wird die Übung anstrengender:** Führe in Position B kleine Auf- und Abbewegungen mit den Flaschen aus, bevor du die Unterarme absenkst.

↘ **So wird die Übung leichter:** Arbeite nur mit einem Arm und/oder nutze leichtere Flaschen.

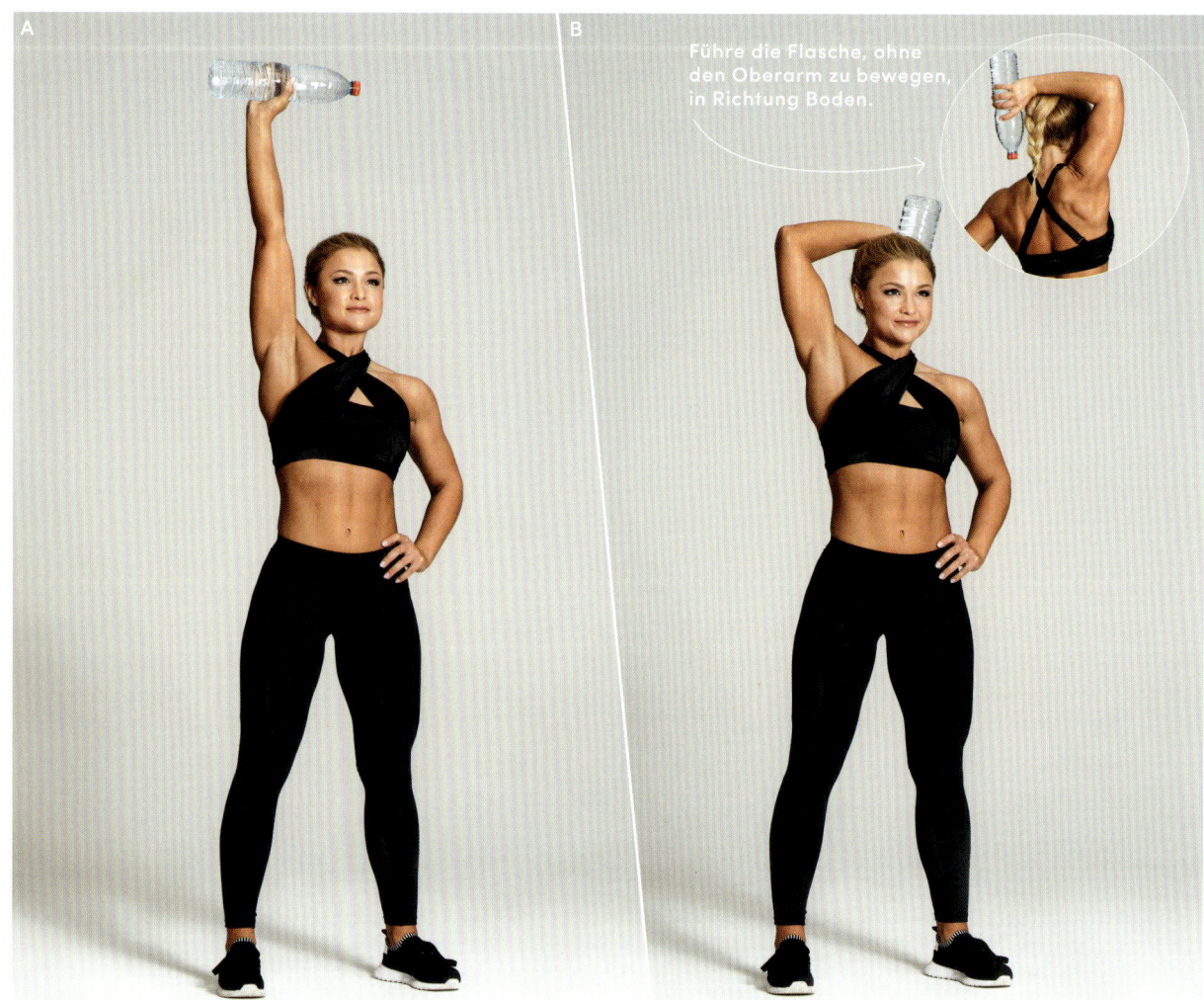

Führe die Flasche, ohne den Oberarm zu bewegen, in Richtung Boden.

Einseitiges Armstrecken

Diese Übung trainiert: den Trizeps

A Halte in der rechten Hand eine Wasserflasche. Stelle dich hüftbreit auf und stütze deine linke Hand bequem in der Hüfte ab. Spanne deinen Bauch fest an. Hebe den rechten Arm senkrecht nach oben. Die Flasche ist parallel zum Boden, dein Handrücken zeigt nach hinten. Schaue mit geradem Kopf nach vorn.

B Winkle den rechten Unterarm in Richtung deines Kopfs ab und führe die Flasche hinter dem Kopf Richtung Boden. Die Flaschenöffnung zeigt nun senkrecht nach unten. Deine übrige Körperhaltung verändert sich nicht. Strecke deinen Arm ohne Schwung zurück nach oben. Hast du alle Wiederholungen geschafft, führe die Bewegung mit dem linken Arm aus.

🠛 **So wird die Übung anstrengender:** Fülle die Flasche mit nassem Sand.

🠛 **So wird die Übung leichter:** Setze dich auf die vordere Kante eines Stuhls und führe die Bewegung im Sitzen durch.

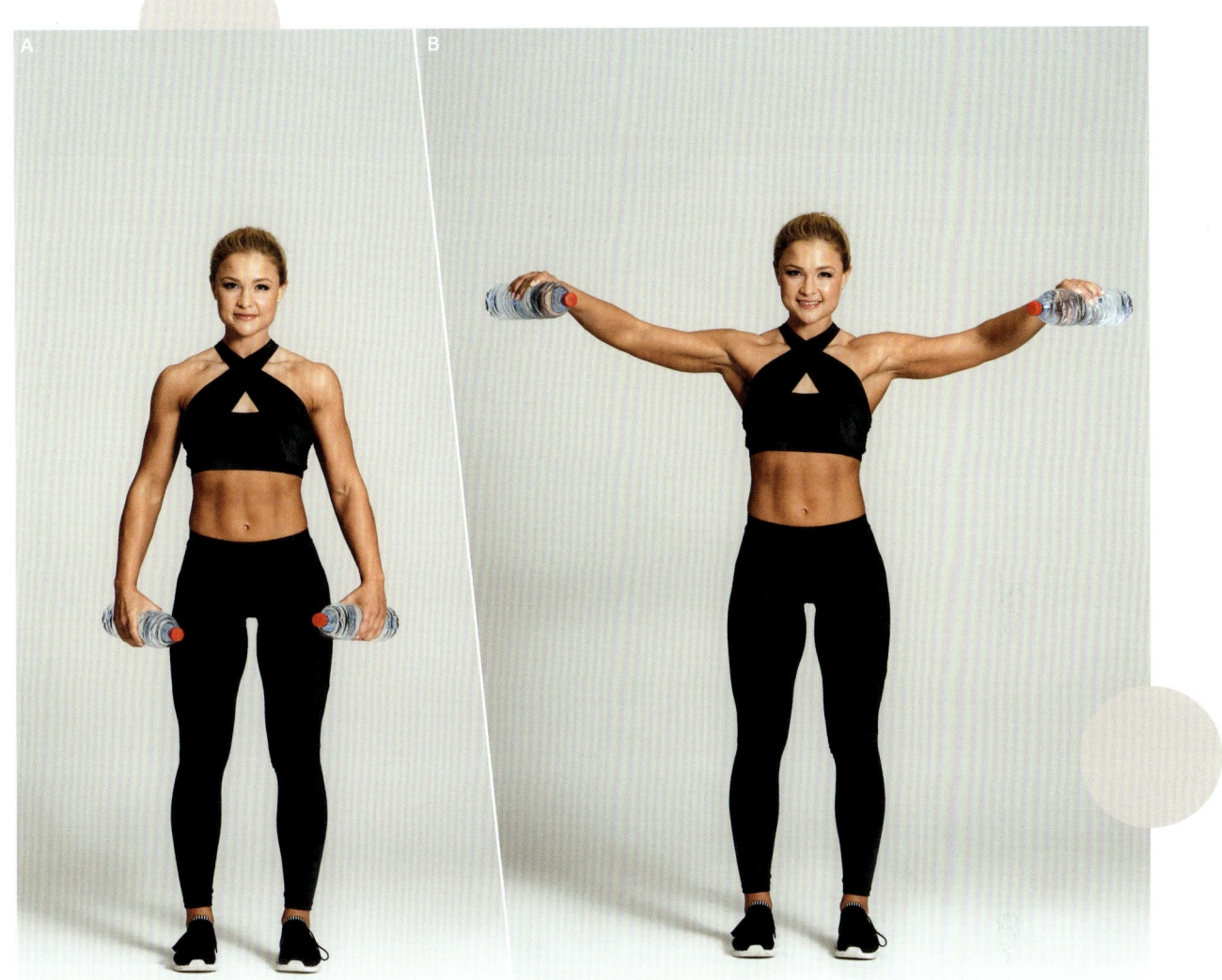

Seitheben

Diese Übung trainiert: den mittleren Teil des Deltamuskels

A Halte in jeder Hand eine Wasserflasche und stelle dich hüftbreit auf. Deine Arme sind am Körper nach unten gestreckt, die Flaschenöffnungen zeigen nach vorn und deine Handrücken nach außen.

B Spanne deinen Bauch und den Po an. Hebe deine ausgestreckten Arme über die Seite bis auf Schulterhöhe an. Achte darauf, deine Schultern tief zu halten. Senke deine Arme ohne Schwung wieder ab.

⬀ **So wird die Übung anstrengender:** Führe in Position B kleine Auf- und Abbewegungen mit den Flaschen aus, bevor du die Arme senkst.

⬊ **So wird die Übung leichter:** Setze dich auf die vordere Kante eines Stuhls und führe die Bewegung dort aus.

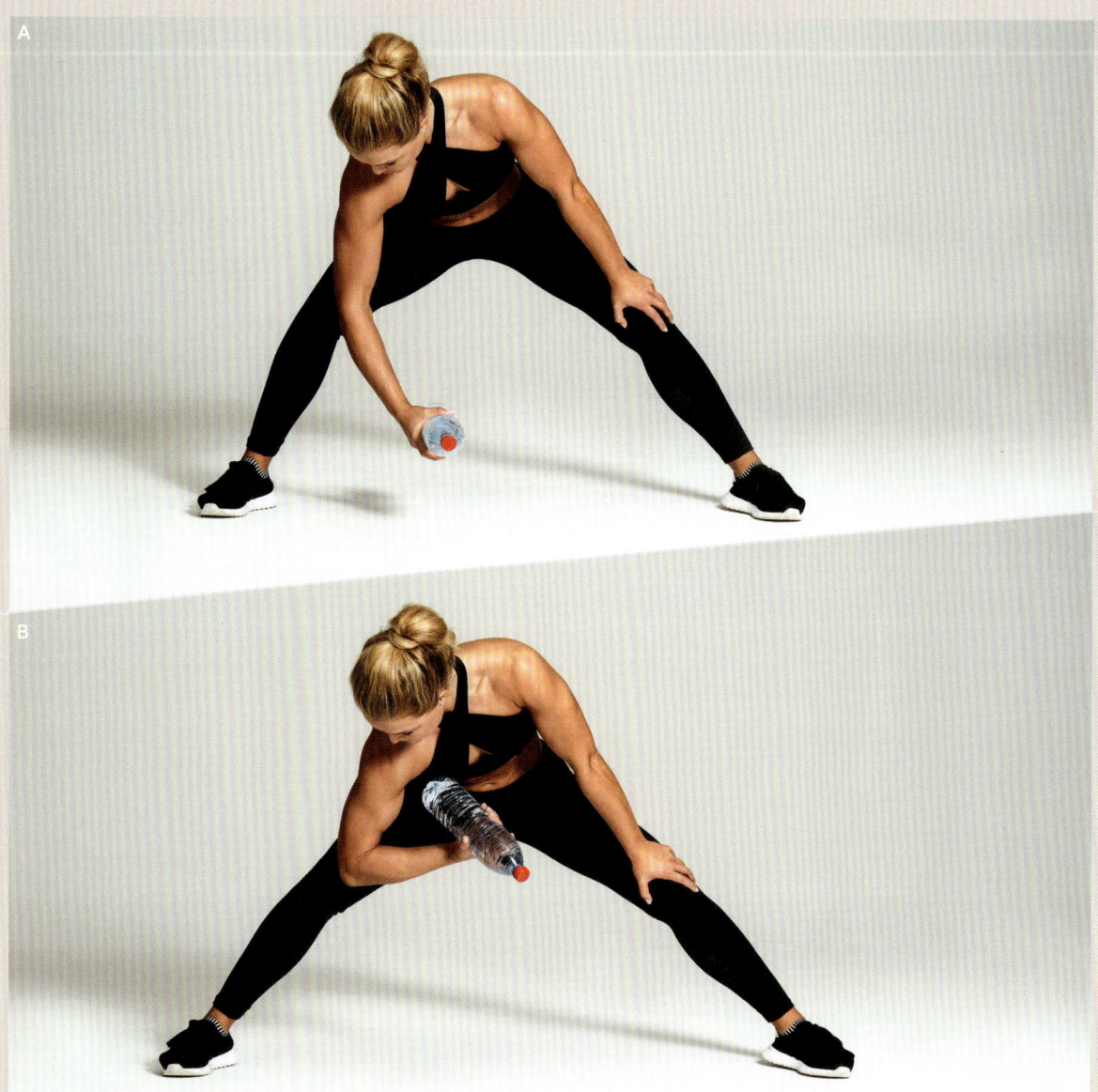

Concentration-Curl

Diese Übung trainiert: den Bizeps

A Halte eine Wasserflasche in der rechten Hand und stelle dich in einer weiten Grätsche auf. Verlagere dein Gewicht auf den rechten Fuß und beuge das rechte Bein leicht. Lehne dich mit geradem Rücken über den rechten Oberschenkel. Drücke deinen rechten Ellenbogen oberhalb des Knies gegen deinen rechten Innenschenkel, dein rechter Arm ist fast gestreckt. Stütze deine linke Hand auf dein linkes Knie. Dein Blick geht zu deinem rechten Fuß.

B Umfasse die Flasche noch fester und führe deinen rechten Unterarm zum rechten Oberarm. Drehe am höchsten Punkt die Flasche noch etwas nach außen, die Öffnung zeigt nach schräg unten. Halte diese Position kurz und strecke deinen rechten Unterarm wieder aus. Hast du alle Wiederholungen geschafft, führst du die Bewegung mit dem linken Arm aus.

⊘ **So wird die Übung anstrengender:** Fülle die Flasche mit nassem Sand.

⊘ **So wird die Übung leichter:** Setze dich auf die vordere Kante eines Stuhls und führe die Bewegung im Sitzen aus.

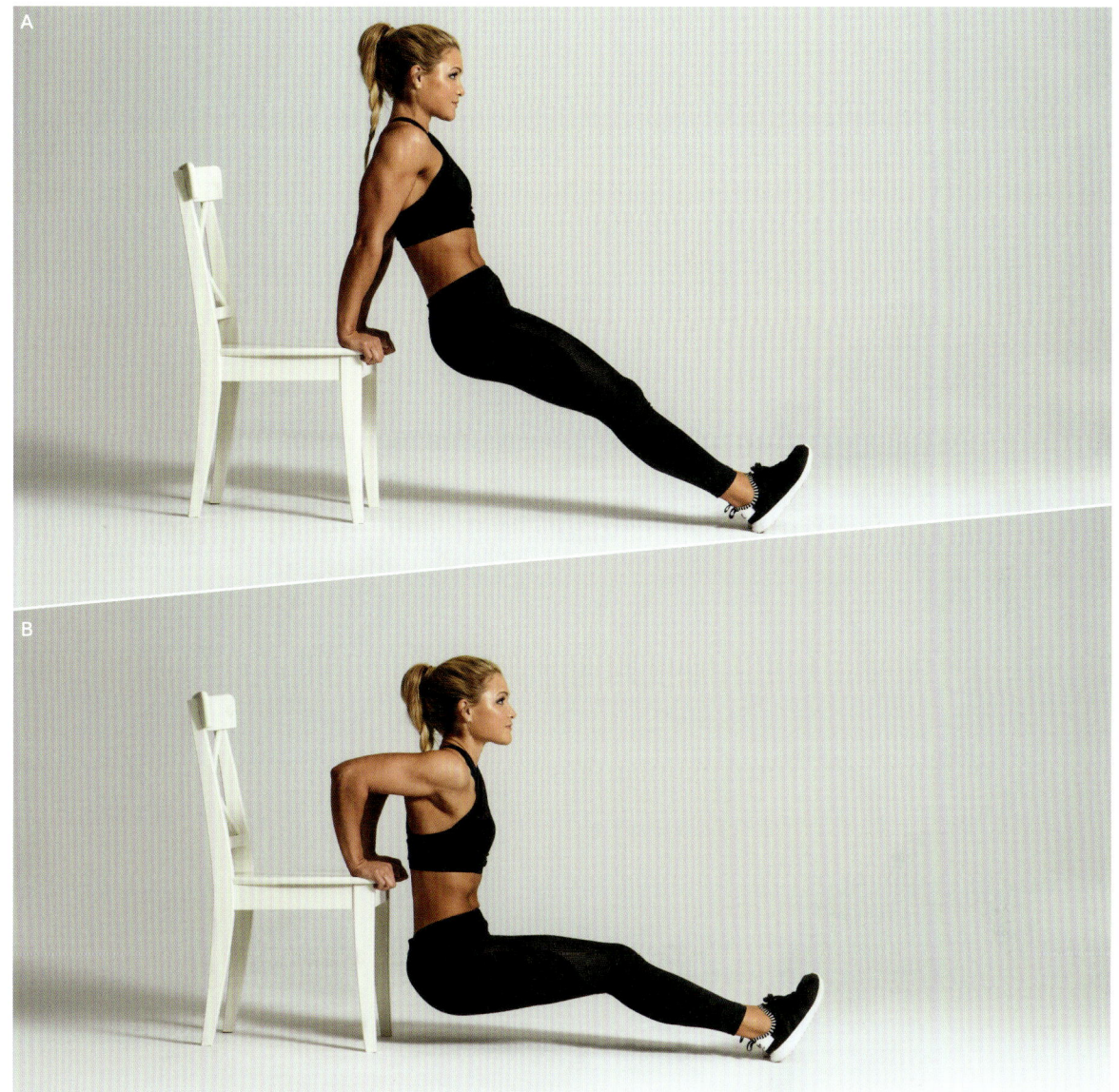

Dip

Diese Übung trainiert: den Trizeps

A Setze dich auf die vordere Kante eines Stuhls. Strecke deine Beine aus und stelle nur die Fersen auf. Umgreife mit beiden Händen die Kante neben dem Po, deine Handrücken zeigen zu dir. Drücke dich nach oben und laufe mit den Fersen einen kleinen Schritt nach vorn, sodass dein Po in der Luft schwebt. Deine Arme sind komplett gestreckt. Halte deine Schultern tief und richte deinen Blick nach vorn.

B Beuge deine Arme und senke deinen Po bis kurz über dem Boden ab. Die Ellenbogen zeigen nach hinten und weichen nicht zur Seite aus. Drücke dich anschließend wieder nach oben in die Startposition.

⚊ **So wird die Übung anstrengender:** Klemme eine Wasserflasche zwischen deine Oberschenkel.

⚊ **So wird die Übung leichter:** Stelle die Füße auf und halte die Beine angewinkelt.

Kapitel 2.6

FINISHER MOVES – SCHWITZ DICH SCHLANK!

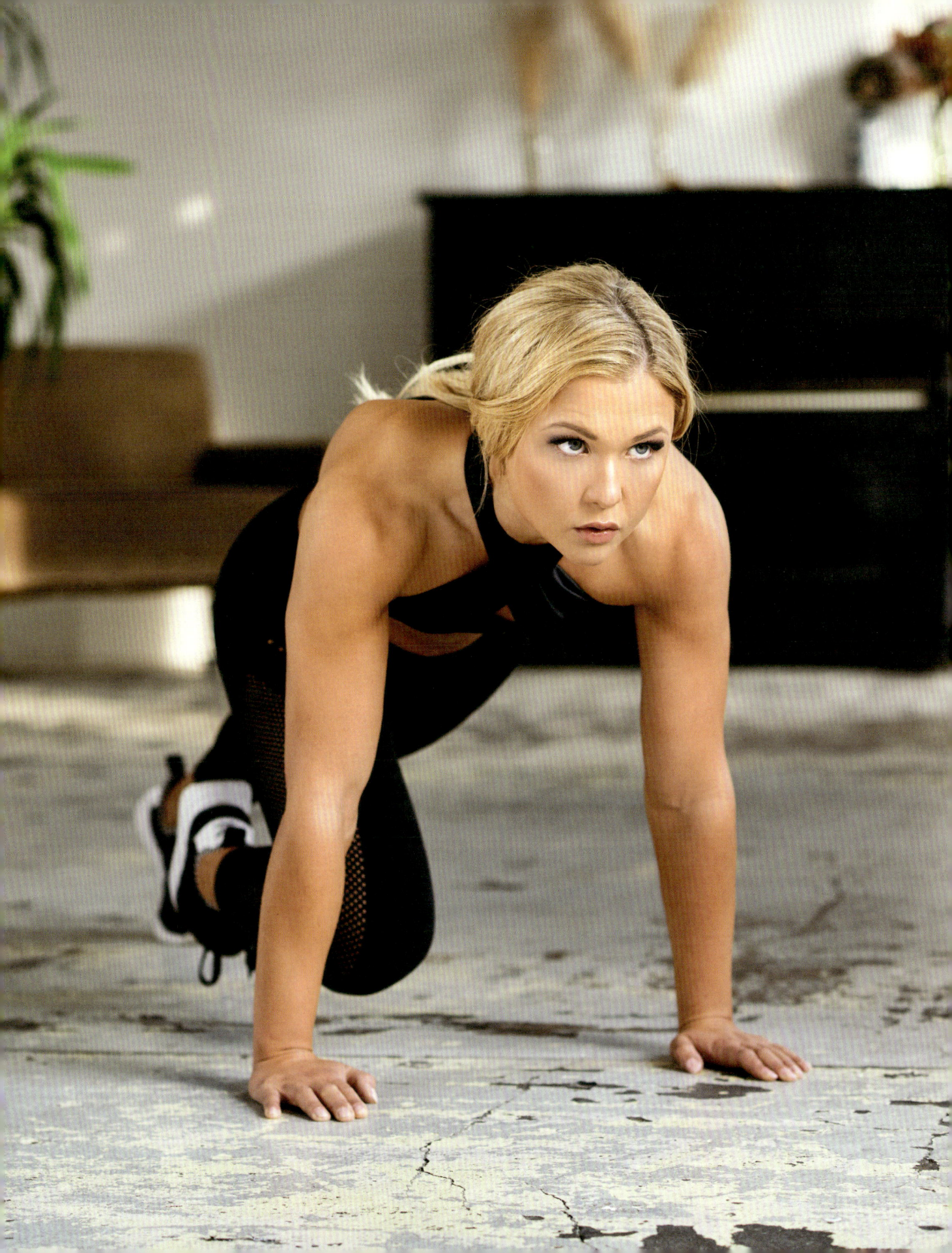

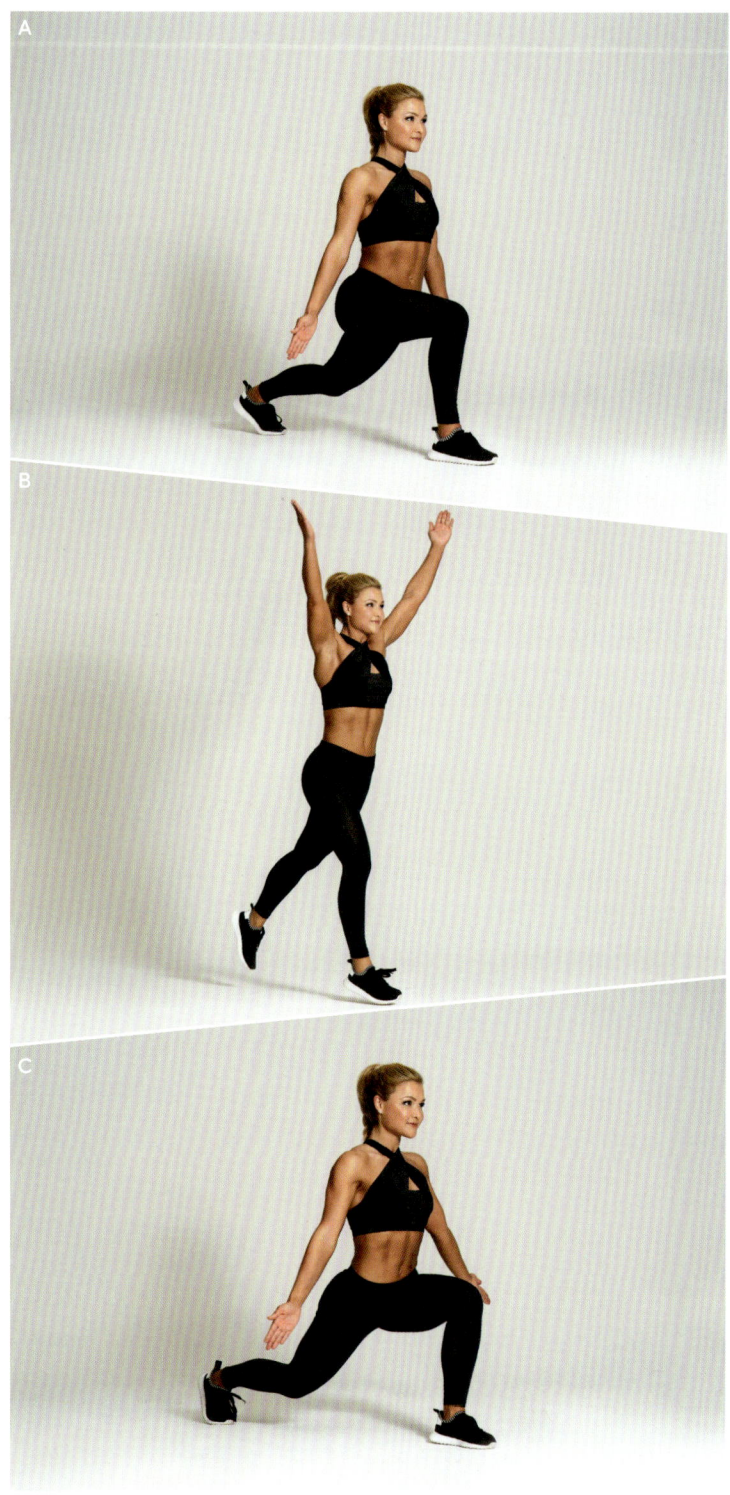

Split Jack

Diese Übung trainiert: die vorderen und hinteren Oberschenkelmuskeln, die Po- und die Wadenmuskeln

A Stelle dich hüftbreit auf und gehe mit dem rechten Fuß einen großen Schritt nach vorn. Halte deine Arme gestreckt neben dem Körper und drehe die Daumen nach außen. Schiebe deinen linken Fuß nach hinten und löse deine linke Ferse. Beuge gleichzeitig dein rechtes Bein, bis es einen rechten Winkel bildet. Halte dein Knie direkt über dem Fußgelenk. Spanne deinen Bauch an und schaue nach vorn.

B Drücke dich mit dem rechten Fuß und dem linken Fußballen fest vom Boden ab. Springe senkrecht nach oben und bringe die gestreckten Armen in Verlängerung deiner Schultern in Richtung Decke.

C Tausche im Sprung deine Beinstellung, sodass dein linker Fuß vorn und dein rechter Fuß hinten landet. Komme direkt in den tiefen Ausfallschritt zurück. Dabei senkst du deine Arme wieder neben dem Körper ab. Achte darauf, dass dein Oberkörper gerade ist und deine Schultern unten bleiben. Setze sofort zum nächsten Sprung nach oben an und tausche die Beinstellung erneut.

➋ **So wird die Übung anstrengender:** Halte in jeder Hand eine zur Hälfte gefüllte Wasserflasche. Durch den Schwipp-Schwapp-Effekt trainierst du auch deine Arme und Schultern.

➘ **So wird die Übung leichter:** Verzichte darauf, die Schrittstellung in der Luft zu tauschen, und lande immer auf demselben Fuß. Sind alle Wiederholungen geschafft, wechselst du die Seiten.

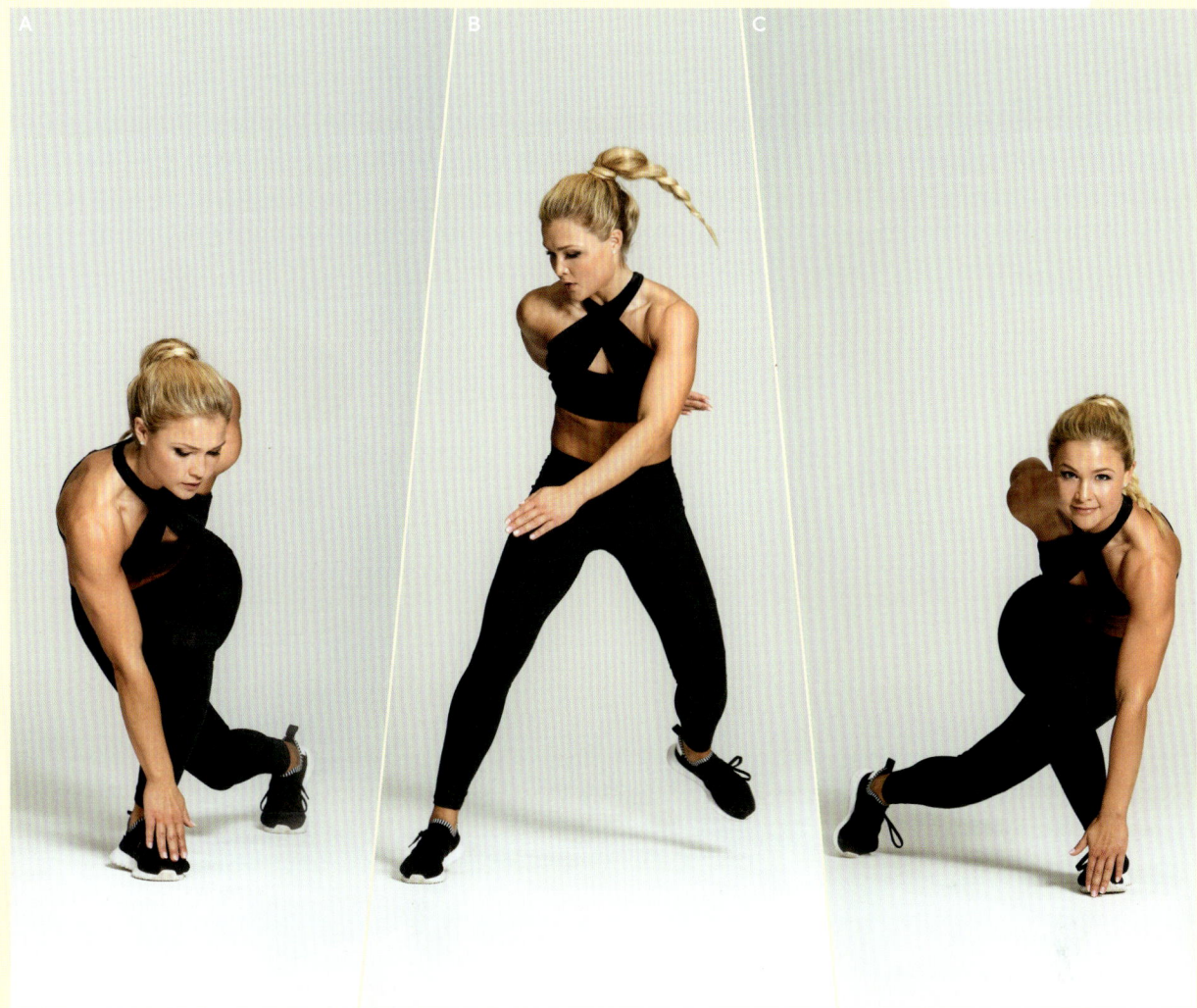

Skater Jump

Diese Übung trainiert: die vorderen, inneren und äußeren Oberschenkelmuskeln sowie die Po- und die Wadenmuskeln

A Stelle dich hüftbreit auf und gehe in eine tiefe Hocke. Schiebe dazu deinen Po nach hinten und beuge die Beine. Verlagere dein Gewicht auf den linken Fuß und kreuze das rechte Bein hinter dem linken. Stelle nur den rechten Fußballen auf. Lehne dich gleichzeitig mit dem Oberkörper nach vorn und lege deine rechten Finger an die linken Zehen. Lege deinen linken Handrücken auf dem unteren Rücken ab. Richte deinen Blick zum Boden.

B Drücke dich mit beiden Füßen fest vom Boden ab, strecke deine Beine und springe auf die rechte Seite. Führe dabei deine rechte Hand zum unteren Rücken und schwinge den linken Arm vor deinem Körper mit.

C Lande auf dem rechten Fuß und kreuze direkt das linke Bein hinter dem rechten. Setze nur die linken Fußballen auf. Beuge das rechte Bein und lehne deinen Oberkörper mit geradem Rücken über den rechten Oberschenkel. Berühre mit deinen linken Fingern deine rechten Zehen. Setze direkt zum nächsten Sprung zurück auf die linke Seite an.

❯ **So wird die Übung leichter:** Beuge das vordere Bein nur ganz leicht und komme dementsprechend mit dem Oberkörper nicht so weit nach vorn.

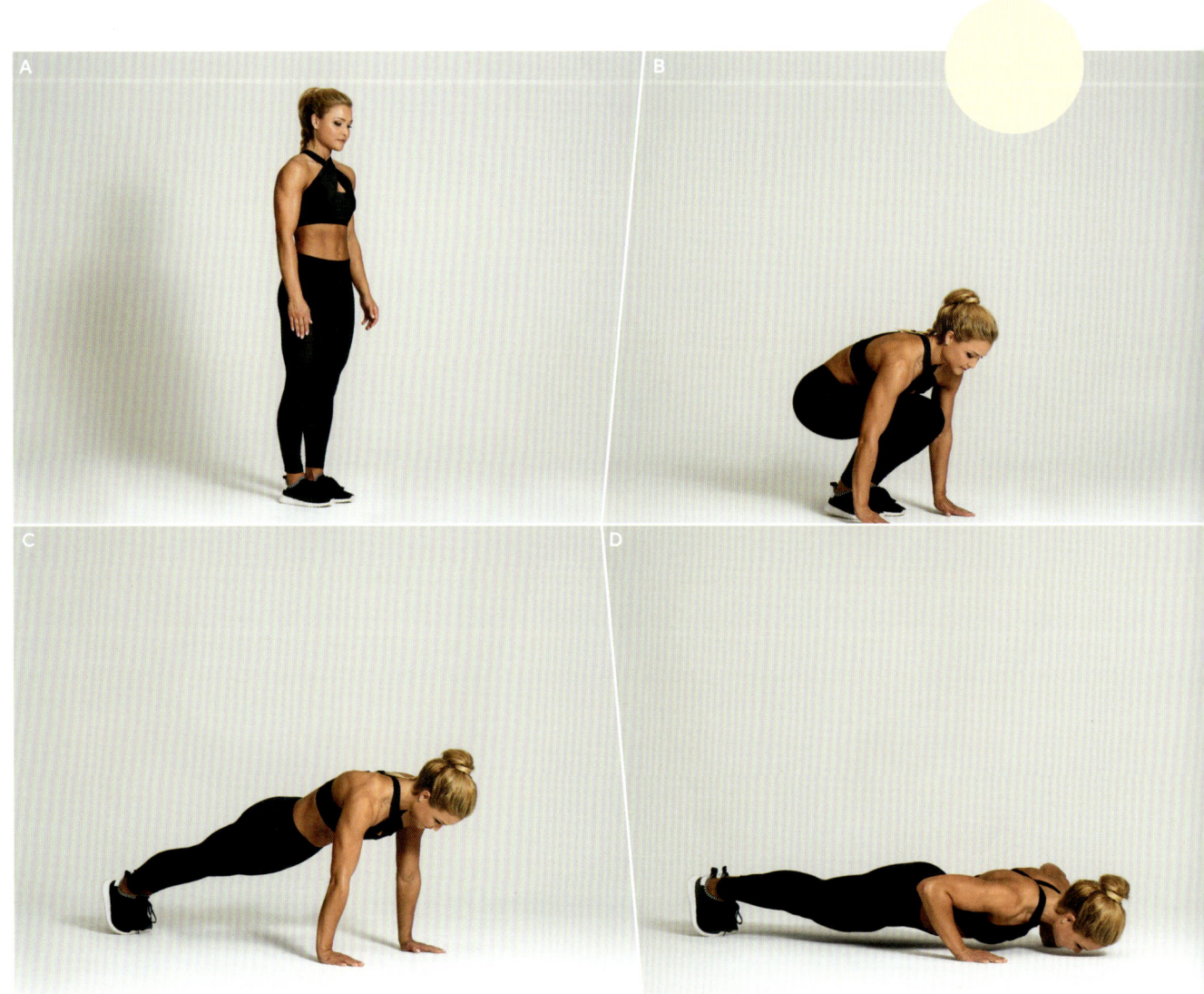

Burpee

Diese Übung trainiert: den großen Brustmuskel, den Deltamuskel und den Trizeps sowie den Rückenstrecker, die vorderen Oberschenkelmuskeln, die Po- und die Wadenmuskeln

A Stelle dich aufrecht hin, die Beine berühren sich, und die Arme hältst du locker neben deinem Körper. Richte den Blick nach vorn und spanne deinen Bauch an.

B Schiebe den Po nach hinten, beuge die Beine und lehne dich mit geradem Rücken so weit nach vorn, bis deine Hände vor deinen Füßen den Boden berühren.

C Gib Druck auf die Hände und springe mit beiden Füßen nach hinten in die Liegestützposition. Die Hände stehen unter den Schultern. Richte deinen Blick auf den Boden, sodass dein Kopf eine Verlängerung zur Wirbelsäule bildet.

D Beuge die Arme und senke deine Brust bis kurz über dem Boden ab. Halte die Ellenbogen dabei eng am Körper.

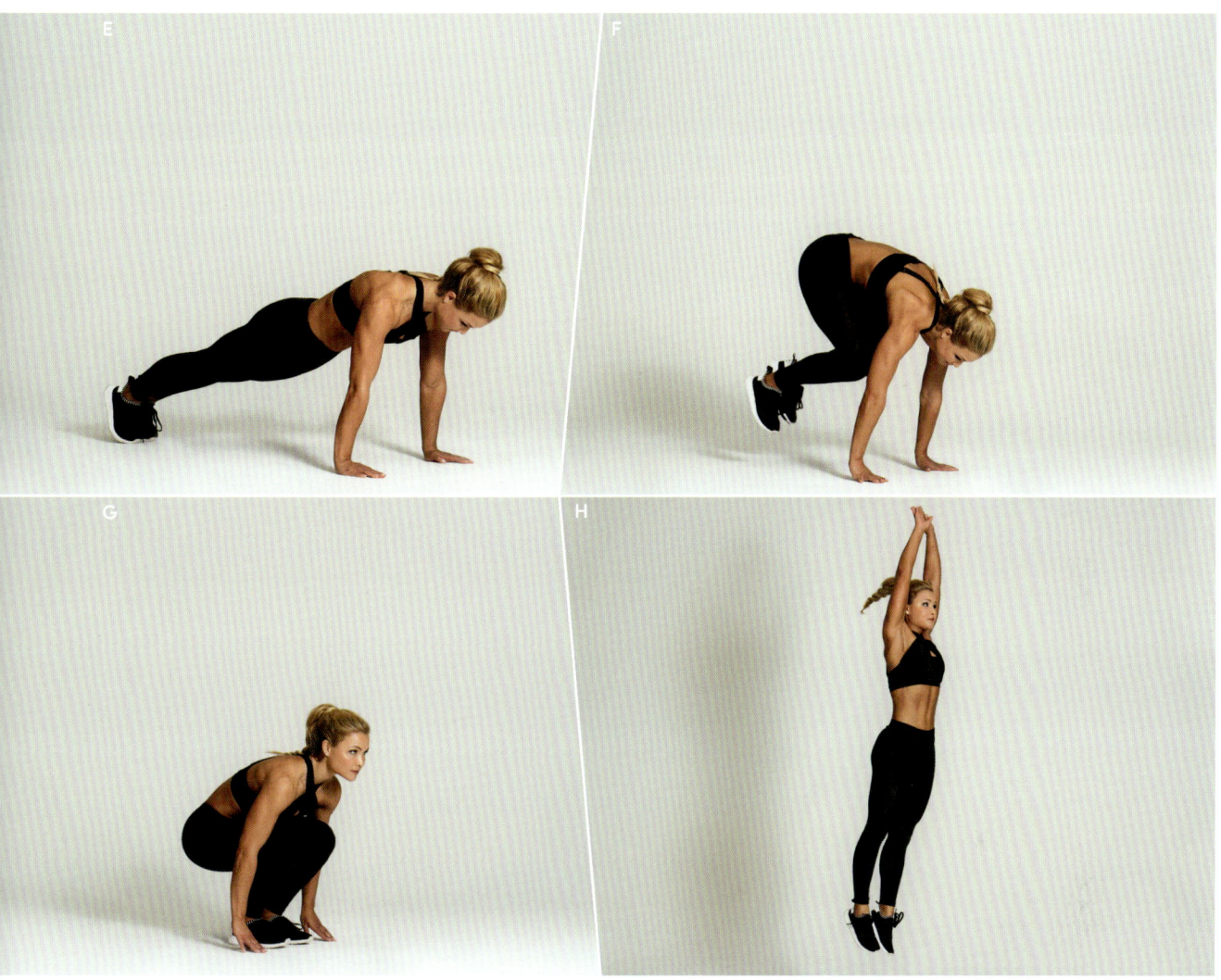

E Drücke dich wieder hoch in die obere Liegestützposition. Strecke dazu die Arme.

F Springe aus dieser Position mit beiden Füßen dynamisch nach vorn ...

G ... zwischen deine Hände. Die Beine bilden einen 90-Grad-Winkel.

H Drücke dich mit beiden Füßen fest vom Boden ab und springe nach oben. Führe dazu die gestreckten Arme in Verlängerung deiner Schultern senkrecht in Richtung Decke. Dein gesamter Körper ist von den Fingerspitzen bis zu den Zehen komplett angespannt. Lande so leise wie möglich auf deinen Fußballen und gehe direkt wieder zu Position B. Wiederhole den Ablauf in einer flüssigen Bewegung.

↗ **So wird die Übung anstrengender:** Ziehe beim Strecksprung die Knie in Richtung deiner Brust.

↘ **So wird die Übung leichter:** Verzichte auf den Strecksprung und gehe von Position G direkt zu Position C über.

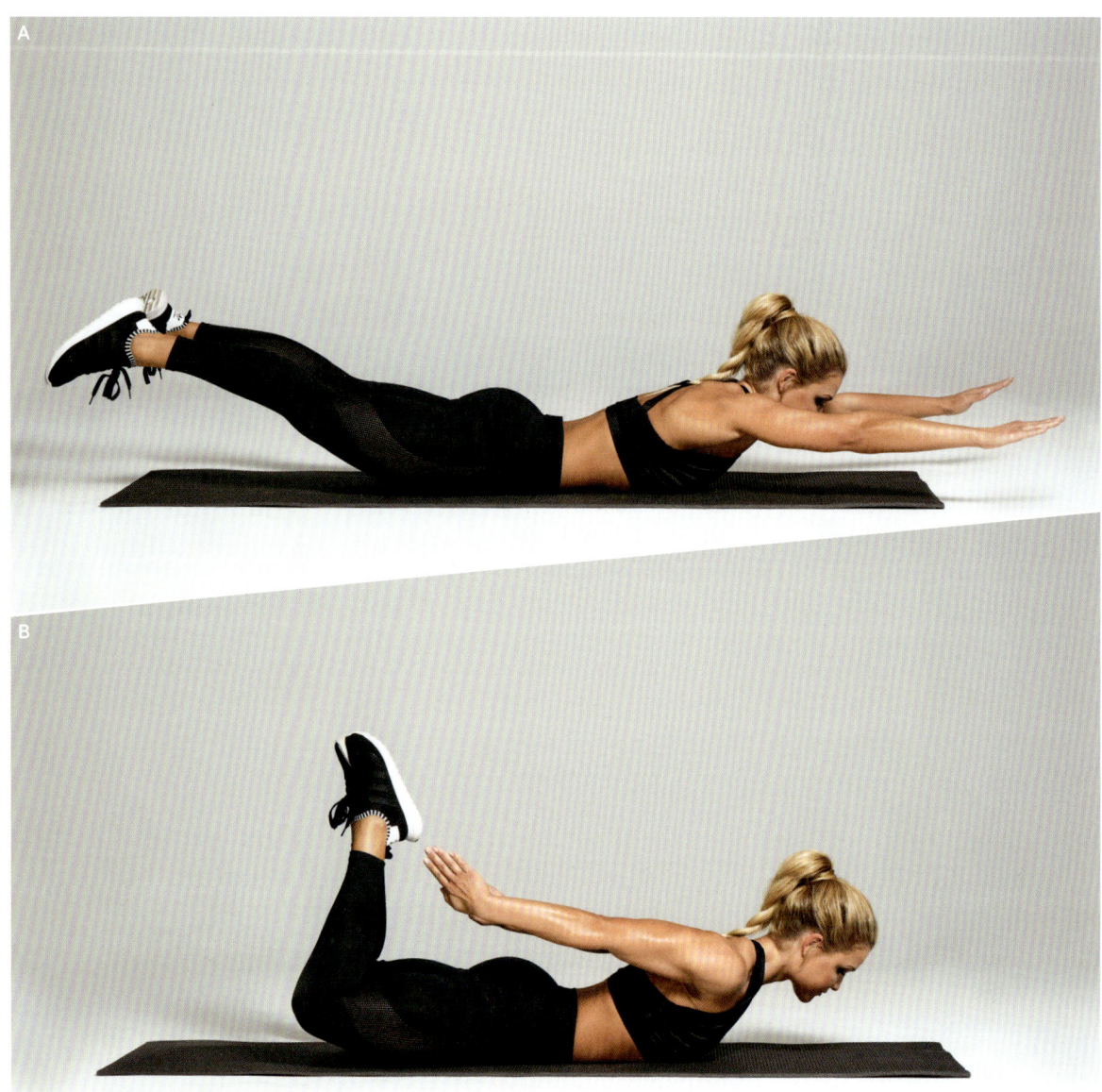

Superman-Xtra

**Diese Übung trainiert: den Rückenstrecker, die oberen Rückenmuskeln und
die hinteren Oberschenkelmuskeln sowie die Pomuskeln**

A Lege dich mit gestreckten Armen und Beinen auf den Bauch. Spanne deinen Po fest an und hebe deine Beine so
weit wie möglich nach oben. Hebe gleichzeitig auch deine Arme und den Kopf an. Richte deinen Blick zum Boden.

B Winkle die Unterschenkel an und führe die Arme über die Seite nach hinten. Versuche, mit deinen
Fingerspitzen die Fersen zu berühren. Hebe dazu deine Brust und die Oberschenkel an. Strecke Beine und Arme
wieder aus und senke deinen Kopf und die Brust zur Ausgangsposition ab. Deine Arme, Unterschenkel
und die Knie bleiben in der Luft.

⬈ **So wird die Übung anstrengender:** Führe in Position B Mini-Bewegung aus,
um die Fersen und Finger näher zueinander zu bringen.

⬊ **So wird die Übung leichter:** Lege deine Arme und/oder Beine ab, bevor du zur nächsten Wiederholung übergehst.

„Mit diesen intensiven Power-Übungen holst du alles aus dir raus – deine letzten Fettreserven verbrennst du so garantiert."

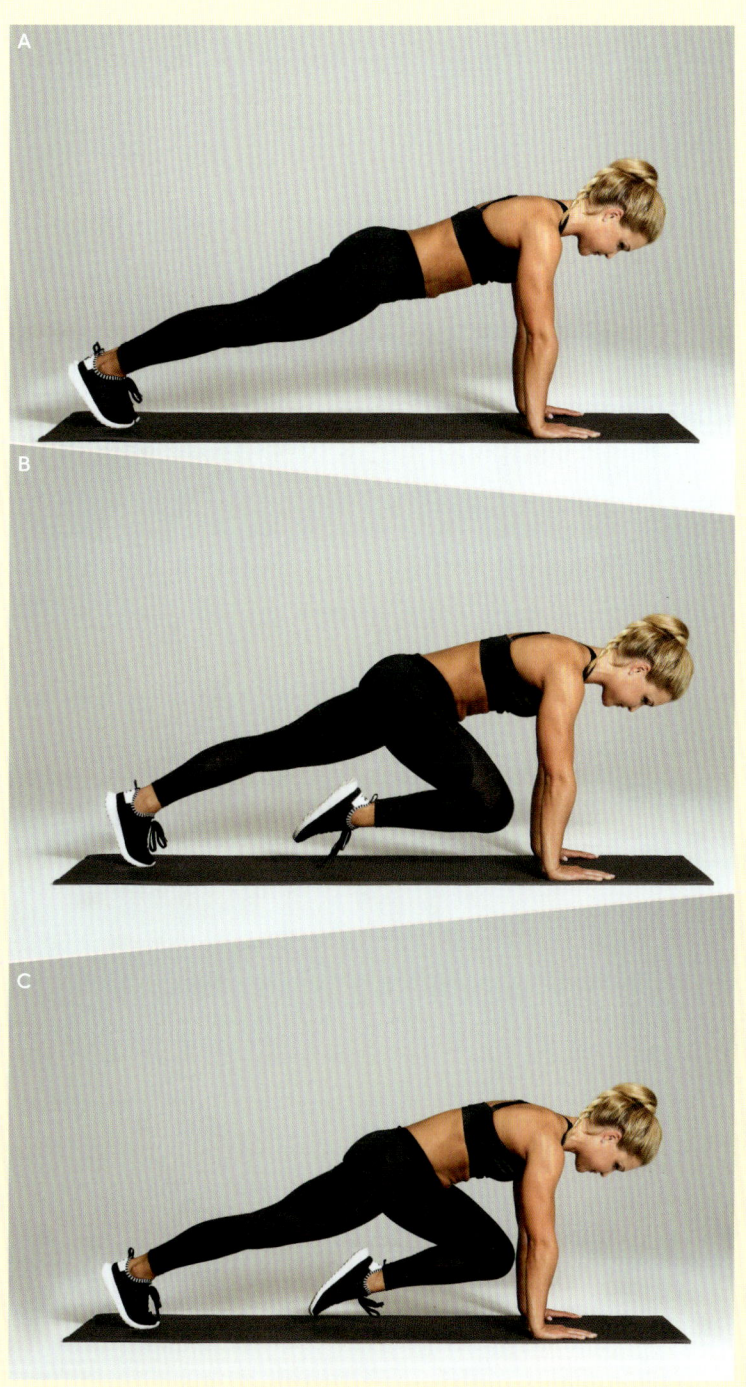

Mountain Climber

Diese Übung trainiert: die geraden Bauchmuskeln, die vorderen und hinteren Oberschenkelmuskeln und die Pomuskeln

A Komme in eine Liegestützposition. Deine Hände befinden sich unter deinen Schultern, und dein Körper bildet eine Linie. Spanne deinen Bauch und den Po fest an.

B Verlagere das Gewicht auf den linken Fuß und ziehe dein rechtes Knie in Richtung deines rechten Ellenbogens. Führe deinen Fuß zurück nach hinten und stelle ihn wieder neben dem linken Fuß ab. Verlagere direkt das Gewicht auf deinen rechten Fußballen und ...

C ... ziehe sofort das linke Knie in Richtung deines linken Ellenbogens. Wiederhole den Ablauf in einer flüssigen Bewegung. Achte darauf, dass deine Schultern direkt über den Handgelenken bleiben.

⊘ So wird die Übung anstrengender: Führe dein rechtes Knie zum linken Ellenbogen und dein linkes Knie zum rechten Ellenbogen.

⊗ So wird die Übung leichter: Stütze dich auf einer Kiste ab.

Kapitel 2.7

COOL-DOWN! HIER KOMMEN DIE MUSKELN ZUR RUHE

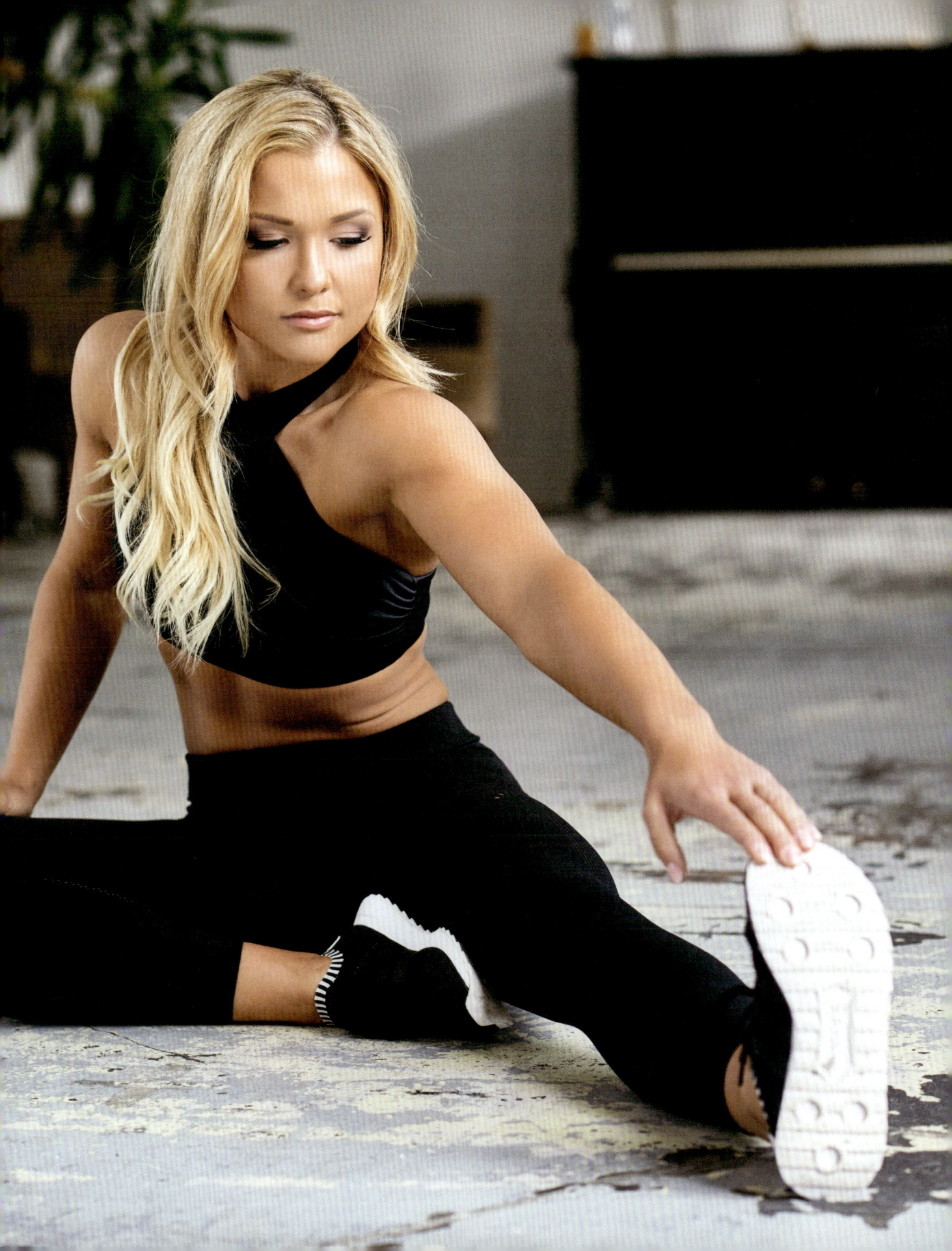

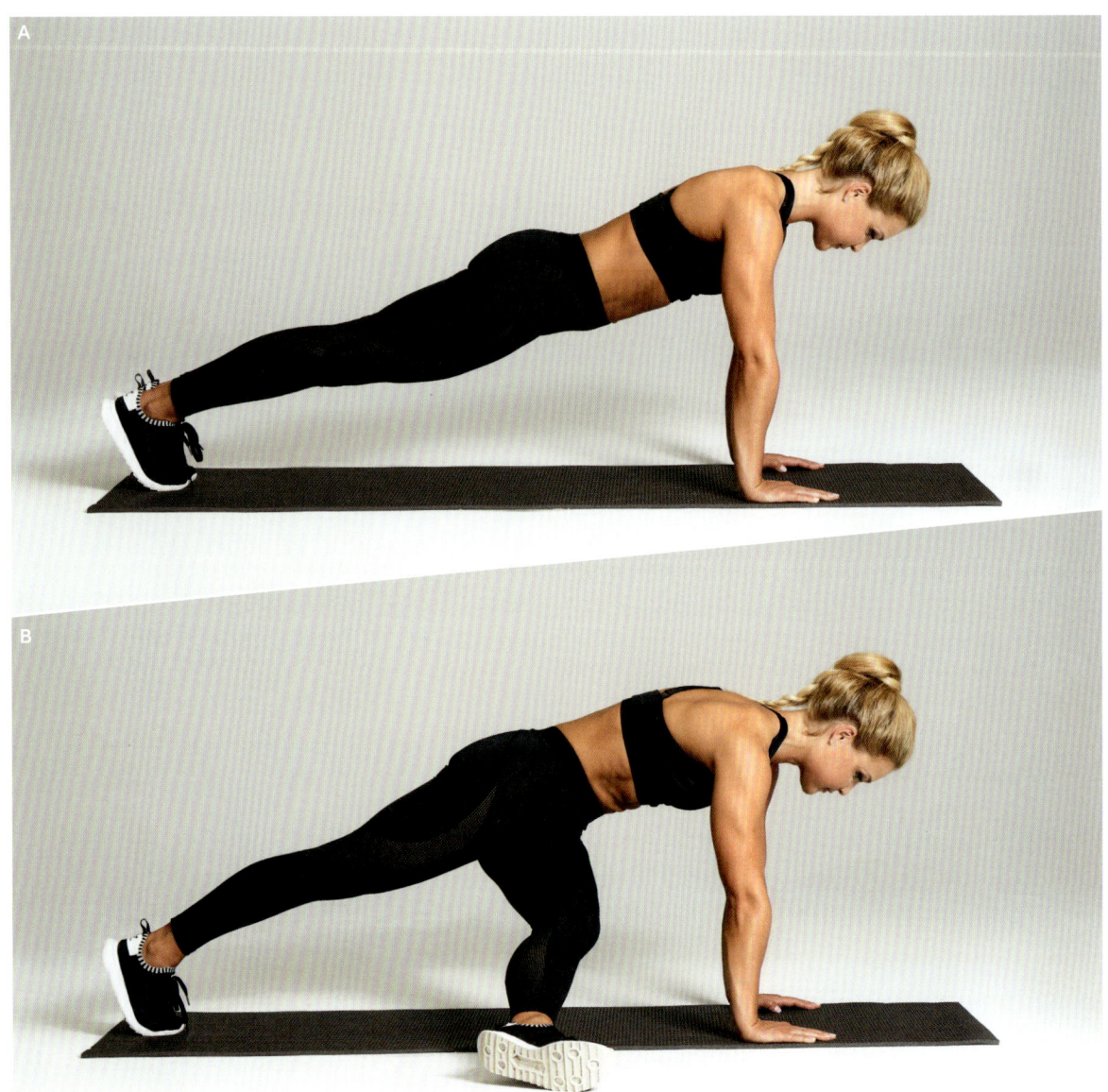

Abb & Add Stretch

**Diese Übung dehnt: die Wadenmuskeln, die äußeren und inneren
Oberschenkelmuskeln sowie die Pomuskeln**

A Komme in eine Liegestützposition. Die Hände sind unter den Schultern, und
dein Körper bildet eine Linie. Spanne deinen Bauch und den Po fest an. Halte
deinen Kopf in Verlängerung der Wirbelsäule und schaue auf den Boden.

B Verlagere das Gewicht auf die rechten Zehen und führe das linke Bein unter
deinem Körper so weit wie möglich auf die rechte Seite. Strecke nun das linke
Bein maximal. Achte darauf, dass deine Hüfte gerade bleibt. Halte diese
Position und atme ruhig weiter. Hast du die vorgegebene Haltezeit geschafft,
wechsle die Beine und führe die Dehnung erneut aus.

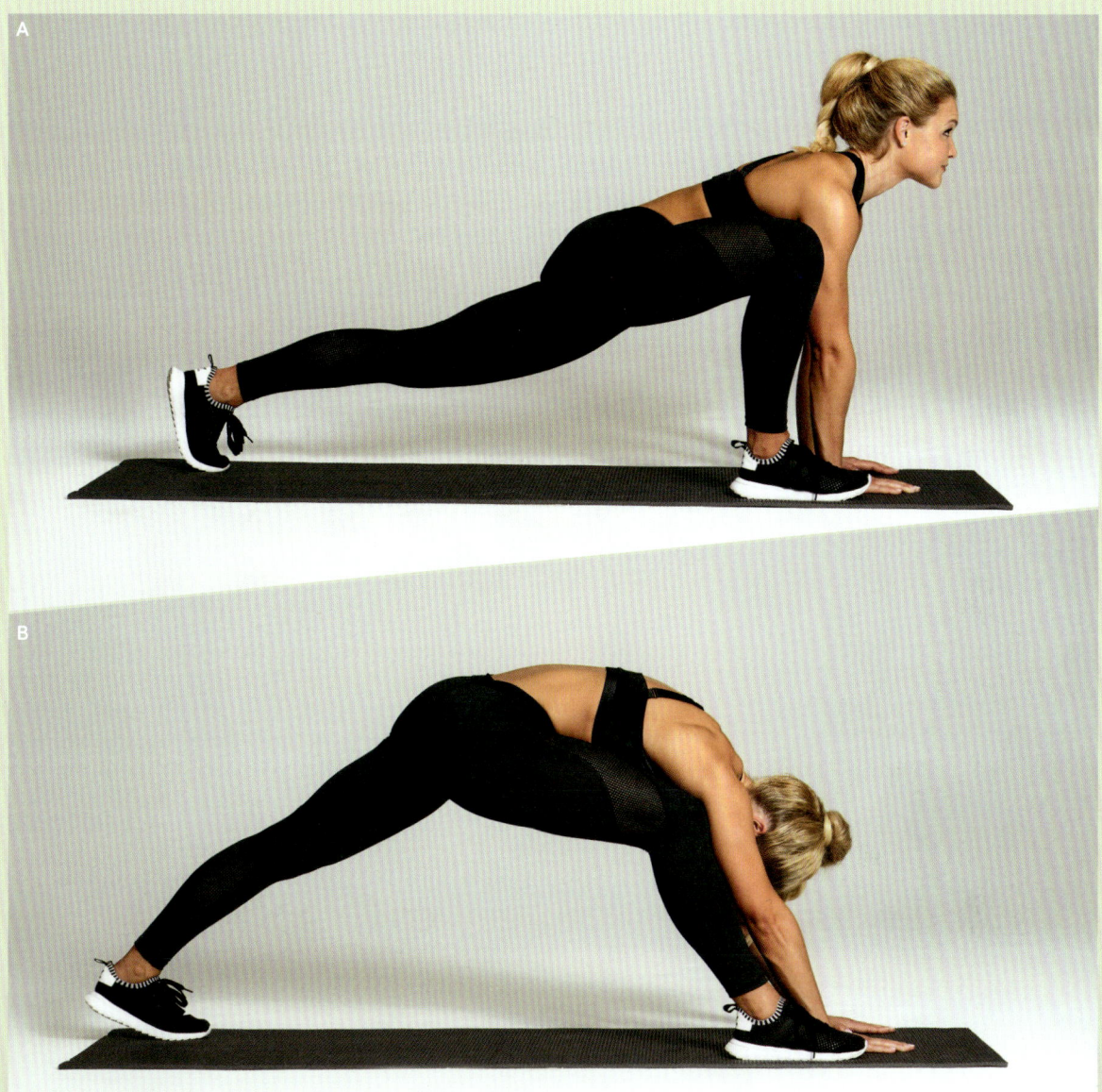

Sophias Hardest Stretch

Diese Übung dehnt: die Wadenmuskeln, die vorderen und hinteren Oberschenkelmuskeln, die Pomuskeln, den Rückenstrecker, die oberen Rückenmuskeln und den Deltamuskel

A Stelle dich in einer großen Schrittstellung auf, dein rechter Fuß ist vorn. Beuge das rechte Bein und schiebe den linken Fuß weit nach hinten. Lehne dich gleichzeitig nach vorn und setze die Hände neben der rechten Fußinnenseite auf den Boden. Richte den Blick nach vorn, halte den Rücken gerade und das linkes Bein gestreckt.

B Strecke dein rechtes Bein und schiebe den Po nach hinten oben. Führe deinen Oberkörper gleichzeitig in Richtung des hinteren Beins. Senke den Kopf, bis deine Ohren neben den Oberarmen sind. Schiebe deine linke Ferse in Richtung Boden. Halte diese Position und atme ruhig weiter. Hast du die vorgegebene Haltezeit geschafft, wechsle die Seite und führe die Dehnung erneut aus.

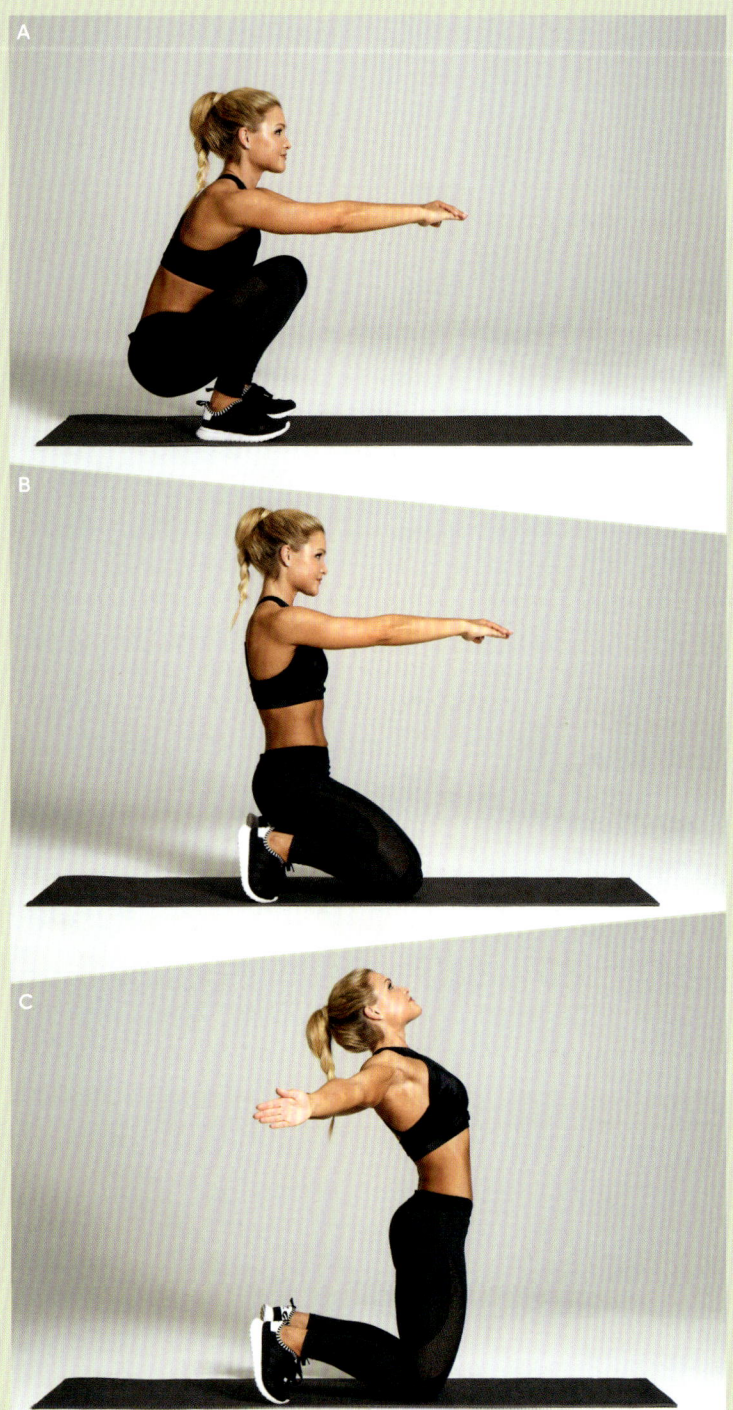

Front Stretch

Diese Übung dehnt: die Wadenmuskeln, die vorderen Oberschenkelmuskeln, den großen Brustmuskel und den Deltamuskel

A Stelle dich hüftbreit auf. Strecke deine Arme auf Schulterhöhe nach vorn und halte deine Schultern tief. Schiebe deinen Po nach hinten und beuge gleichzeitig deine Beine, bis sich deine hinteren Ober- und Unterschenkel berühren. Dein Bauch liegt nun an den vorderen Oberschenkeln an. Halte deinen Rücken gerade und schaue nach vorn.

B Schiebe deine Knie nach vorn und lege sie auf dem Boden ab. Setze dich auf deine Fersen, die Zehen sind aufgestellt. Spanne den Bauch an und halte den Oberkörper aufrecht.

C Richte deine Oberschenkel auf und führe gleichzeitig die Arme über die Seite nach außen. Deine Handrücken zeigen nach hinten. Schiebe deine Brust nach vorn und schaue nach oben. Halte diese Position und atme ruhig weiter.

↘ So wird die Übung leichter: Starte direkt in Position B.

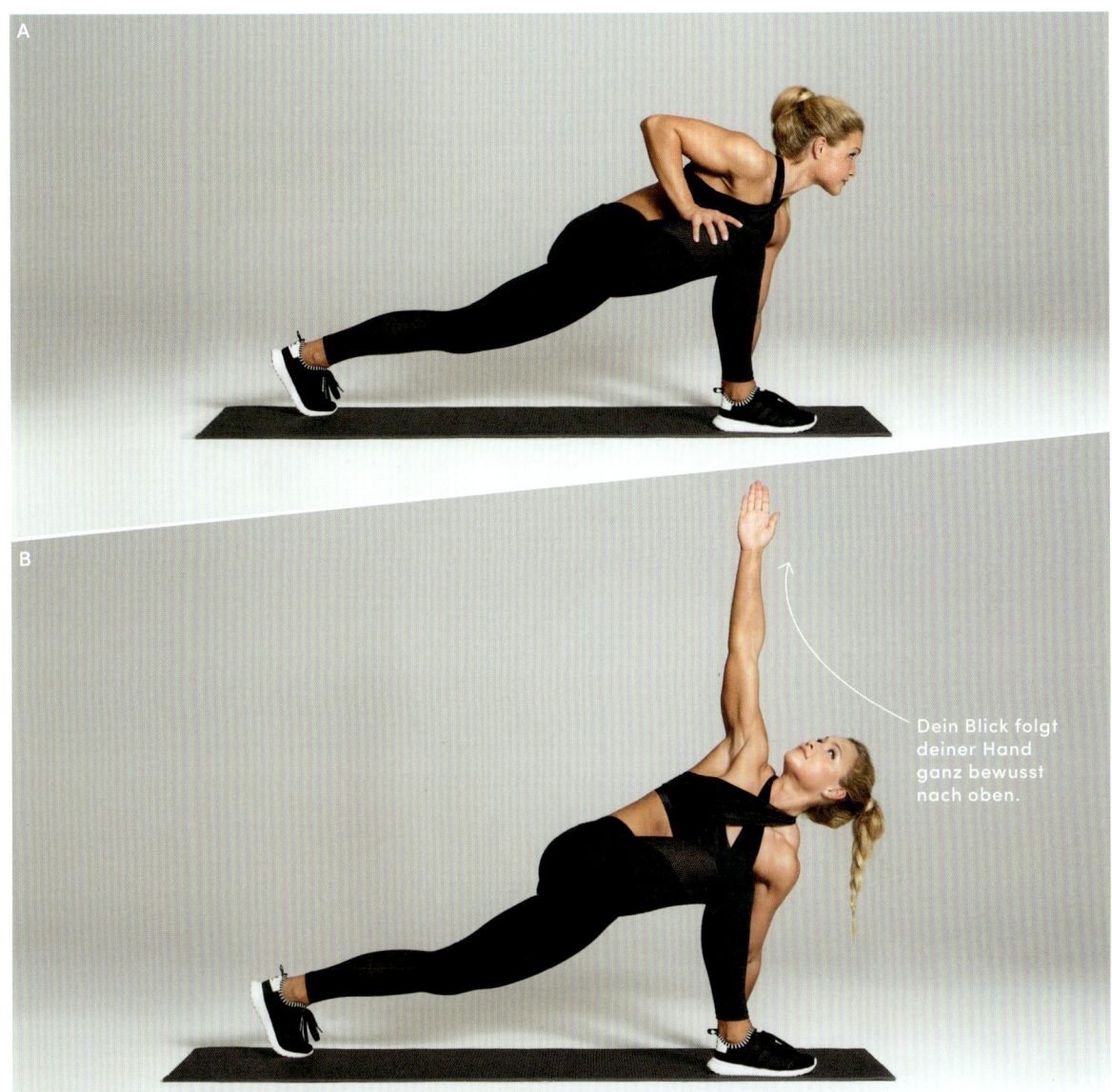

Dein Blick folgt deiner Hand ganz bewusst nach oben.

Lunge Stretch

Diese Übung dehnt: die vorderen und hinteren Oberschenkelmuskeln, die Pomuskeln, den Rückenstrecker, den großen Brustmuskel und den Deltamuskel

A Stelle dich in einer großen Schrittstellung auf, dein rechter Fuß ist vorn. Beuge das rechte Bein und schiebe den linken Fuß weit nach hinten. Lehne dich gleichzeitig nach vorn und setze die linke Hand neben dem rechten Fuß auf den Boden auf. Stütze deine rechte Hand auf den rechten Oberschenkel. Richte deinen Blick nach vorn, halte deinen Rücken gerade und dein linkes Bein gestreckt.

B Drehe deinen Oberkörper nach rechts auf und führe deinen rechten Arm senkrecht nach oben. Dein Blick folgt der rechten Hand. Halte diese Position und atme ruhig weiter. Hast du die vorgegebene Haltezeit geschafft, tausche die Seite und führe die Dehnung erneut aus.

❸ **So wird die Übung leichter:** Lege das hintere Knie auf dem Boden oder einem flachen Kissen ab.

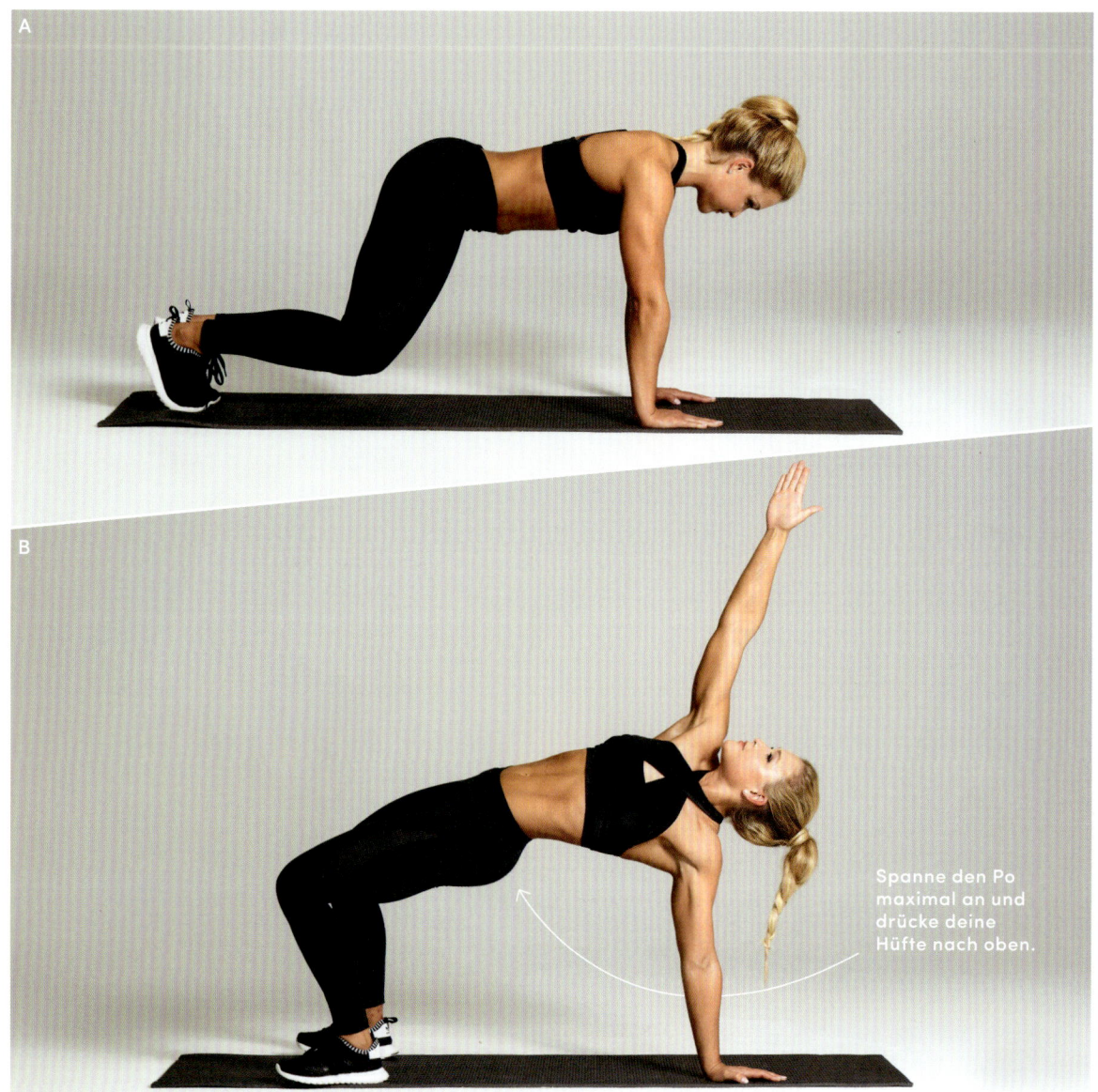

Spanne den Po maximal an und drücke deine Hüfte nach oben.

Aufdreher

**Diese Übung dehnt: die vorderen Oberschenkelmuskeln,
den großen Brustmuskel und den Deltamuskel**

A Komme in den Vierfüßlerstand. Knie dich dazu auf den Boden. Beuge dich vor und stütze
die Hände unterhalb der Schultern auf. Spanne deinen Bauch an und schaue auf den Boden.
Gib Druck auf die Zehen, hebe die Knie und halte sie in der Luft.

B Verlagere dein Gewicht auf den linken Fuß und die linke Hand. Löse die rechte Hand und den
rechten Fuß vom Boden und drehe dich nach links auf, bis dein Rücken zum Boden zeigt. Stelle den
rechten Fuß in einem hüftbreiten Abstand neben dem linken auf. Drücke deine Hüfte nach oben,
spanne dazu den Po fest an. Strecke den rechten Arm nach schräg oben aus, dein Blick geht zu deiner
rechten Hand. Halte diese Position und atme ruhig weiter. Hast du die vorgegebene Haltezeit geschafft,
komme zurück zu Position A und führe die Dehnung zur anderen Seite aus.

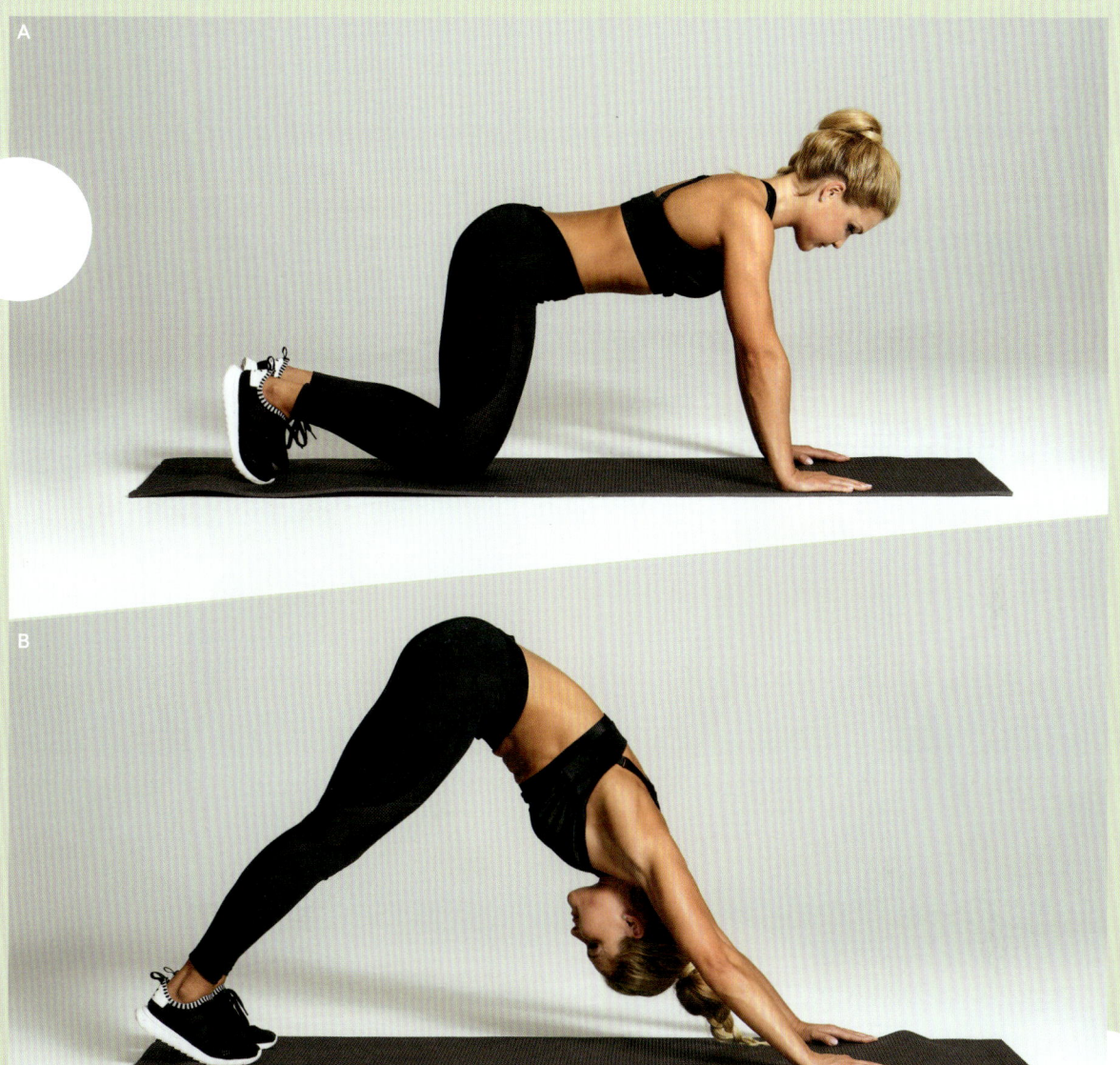

Herabschauender Hund

Diese Übung dehnt: alle Muskeln auf der Körperrückseite

A Komme in den Vierfüßlerstand. Knie dich dazu auf den Boden, beuge dich vor und stütze die Hände unterhalb deiner Schultern auf. Spanne den Bauch bewusst an, richte deinen Blick zum Boden und stelle die Zehen auf.

B Gib Druck auf deine Hände und löse die Knie vom Boden. Hebe den Po weit nach oben und führe gleichzeitig deinen Kopf zwischen die Arme. Der Rücken ist gerade. Schiebe deine Fersen zum Boden. Halte diese Position und atme ruhig weiter.

↗ **So wird die Übung anstrengender:** Setze die Fersen auf dem Boden ab.

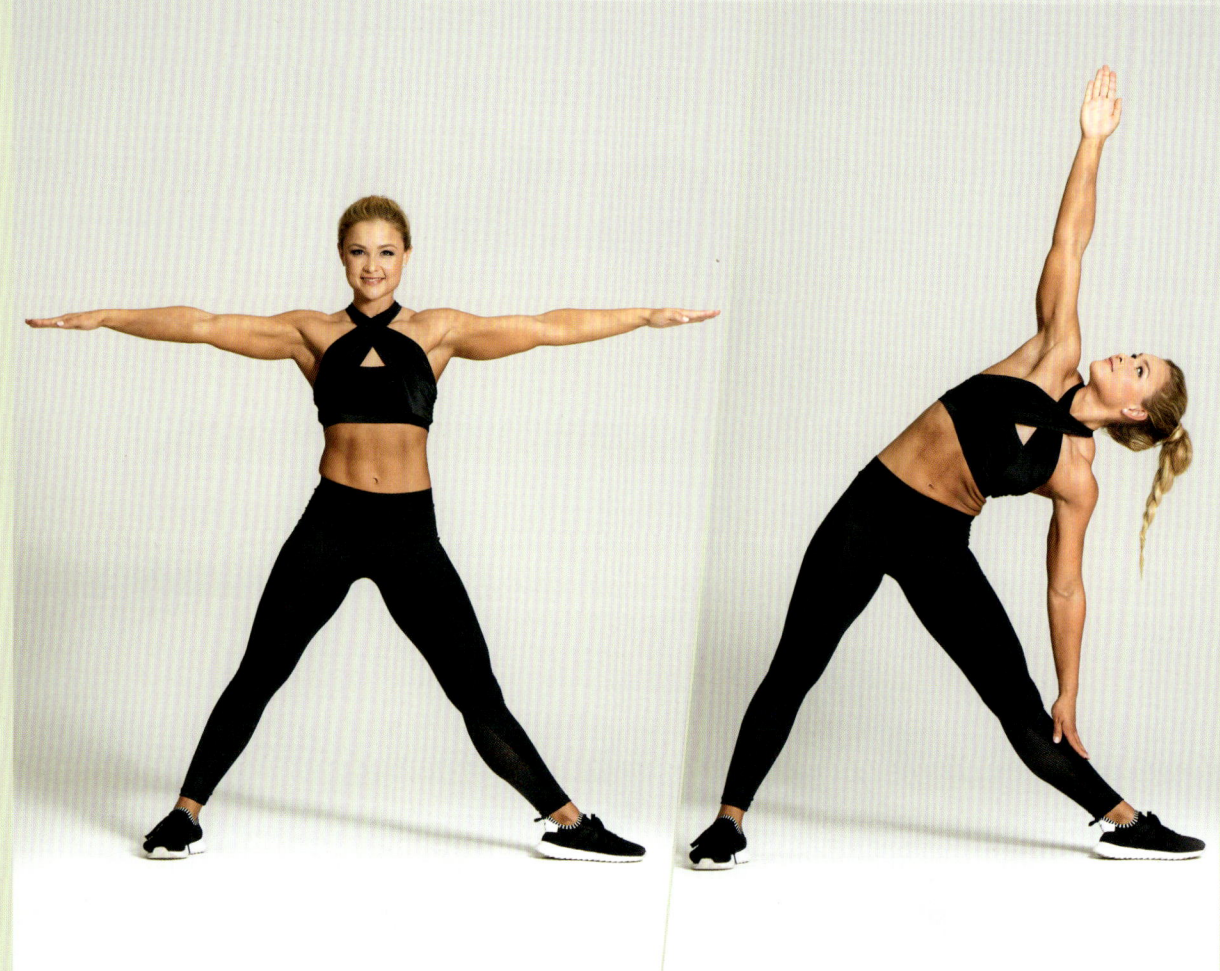

Dreieck

Diese Übung dehnt: die Beinmuskeln, den großen Brustmuskel und den Deltamuskel

A Stelle dich in einem sehr weiten Stand auf. Hebe deine Arme auf Schulterhöhe an und strecke sie seitlich nach außen. Deine Handflächen zeigen zum Boden. Halte deine Schultern tief und spanne den Bauch an. Drehe nun den linken Fuß nach außen.

B Schiebe deine Arme ein Stück nach links und beuge dich so über die Seite nach links unten, dass du deine linke Hand auf das linke Schienbein legen kannst. Drehe deinen Kopf seitlich nach oben. Dein Blick geht zur rechten Hand. Achte dabei darauf, dass deine Hüfte gerade bleibt und nicht nach vorn oder hinten kippt. Halte diese Position und atme ruhig weiter. Hast du die vorgegebene Haltezeit geschafft, wechsle die Seite und führe das Dreieck erneut aus.

⌖ **So wird die Übung anstrengender:** Beuge dich noch weiter zur Seite und setze deine Hand vor dem Fuß auf dem Boden auf.

⌖ **So wird die Übung leichter:** Stelle deine Füße in der Startposition enger zueinander auf.

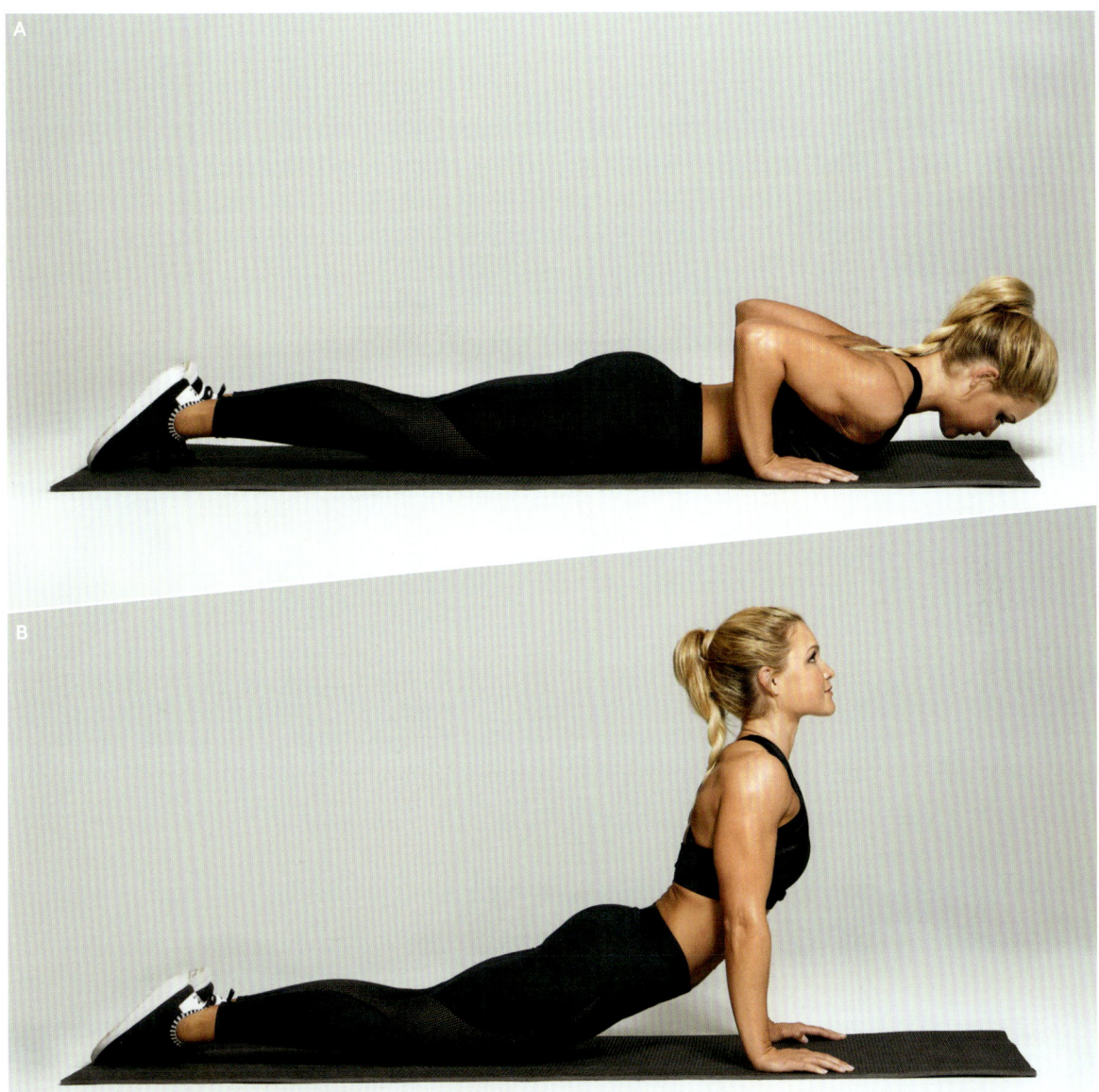

Kobra

Diese Übung dehnt: die Rückenmuskeln, die Bauchmuskeln, den großen Brustmuskel und den Deltamuskel

A Lege dich mit ausgestreckten Beinen auf den Bauch. Stelle deine Hände direkt neben der Brust auf dem Boden auf. Deine Finger zeigen dabei nach vorn und deine Ellenbogen nach hinten. Hebe deinen Kopf an und halte ihn in Verlängerung der Wirbelsäule. Richte deinen Blick nach unten.

B Drücke dich aus der Kraft deiner Rückenmuskulatur nach oben, bis deine Arme gestreckt sind. Halte dabei deine Ellenbogen eng am Körper und schiebe deine Schultern nach unten. Schaue nun nach vorn oben, dein Kopf bildet weiterhin eine Verlängerung der Wirbelsäule. Halte diese Position und atme ruhig weiter.

↗ **So wird die Übung anstrengender:** Dein Becken bleibt auf dem Boden.

↘ **So wird die Übung leichter:** Stütze deine Unterarme auf – deine Ellenbogen bilden eine Linie mit den Schultern – und hebe aus dieser Position heraus deinen Oberkörper an.

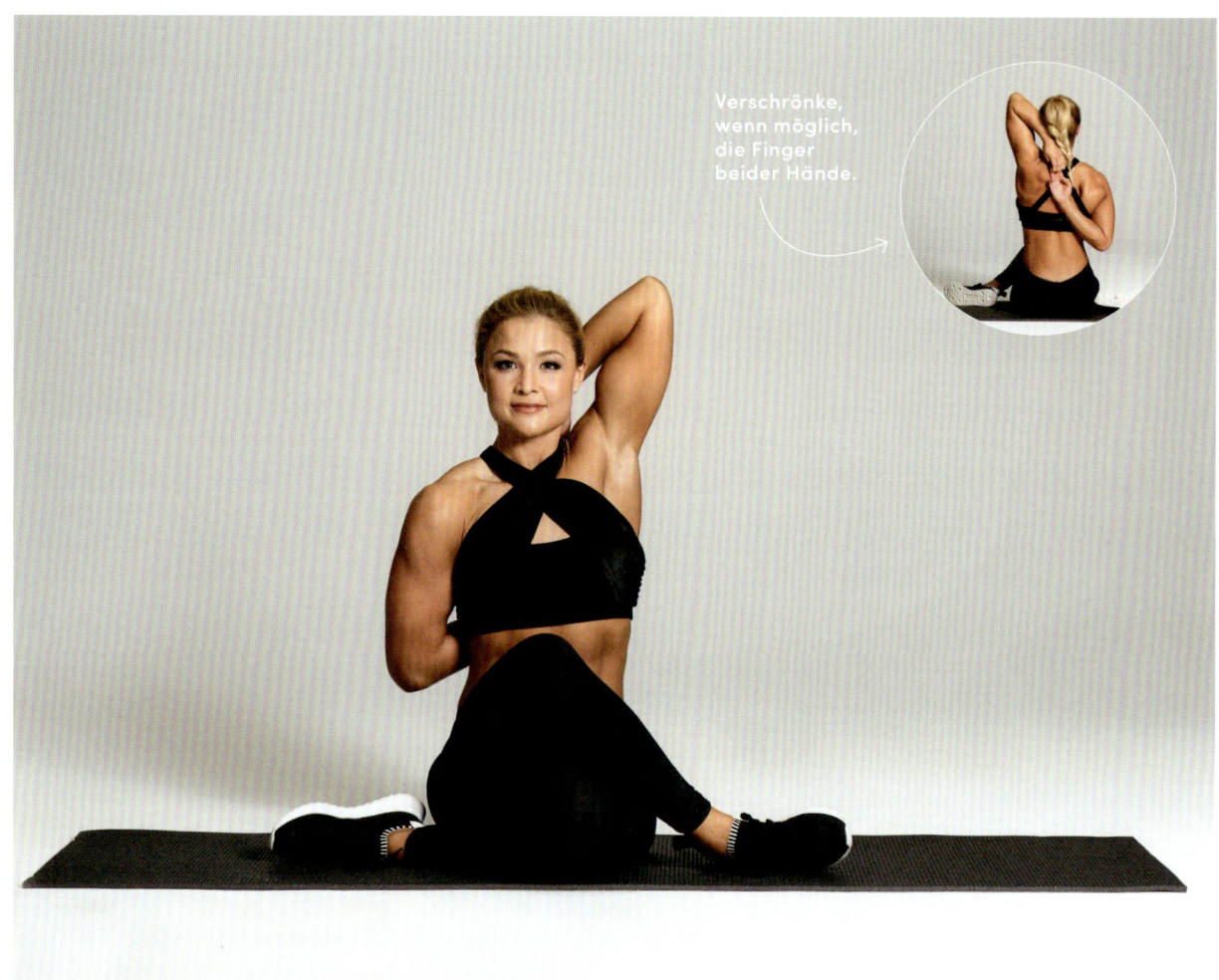

Verschränke, wenn möglich, die Finger beider Hände.

Yoga-Kuh

Diese Übung dehnt: die Beinmuskeln, die Rückenmuskeln, den großen Brustmuskel und den Deltamuskel

Setze dich auf den Boden und winkle deine Beine wie bei einem Schneidersitz an. Lege das linke Bein über das rechte und schiebe beide Knie vor deine Körpermitte. Die Fußkanten liegen auf dem Boden. Spanne den Bauch an und richte den Oberkörper auf. Führe nun deine linke Hand hinter dem Kopf zwischen die Schulterblätter. Greife gleichzeitig mit der rechten Hand von unten nach der linken Hand. Versuche, die Finger zu verschränken. Dein linker Ellenbogen zeigt dabei senkrecht nach oben, der rechte senkrecht nach unten. Halte deine Schultern tief. Genieße die Dehnung und wechsle nach Ablauf der vorgegebenen Zeit die Arme – wenn es für dich bequemer ist, auch die Beine.

🌑 **So wird die Übung leichter:** Kannst du deine Finger nicht ineinander verzahnen, benutze ein kleines Handtuch, um die fehlenden Zentimeter auszugleichen.

> „Nach einem anstrengenden Workout helfen dir diese Dehn-übungen, deinen Puls ganz bewusst herunterzufahren."

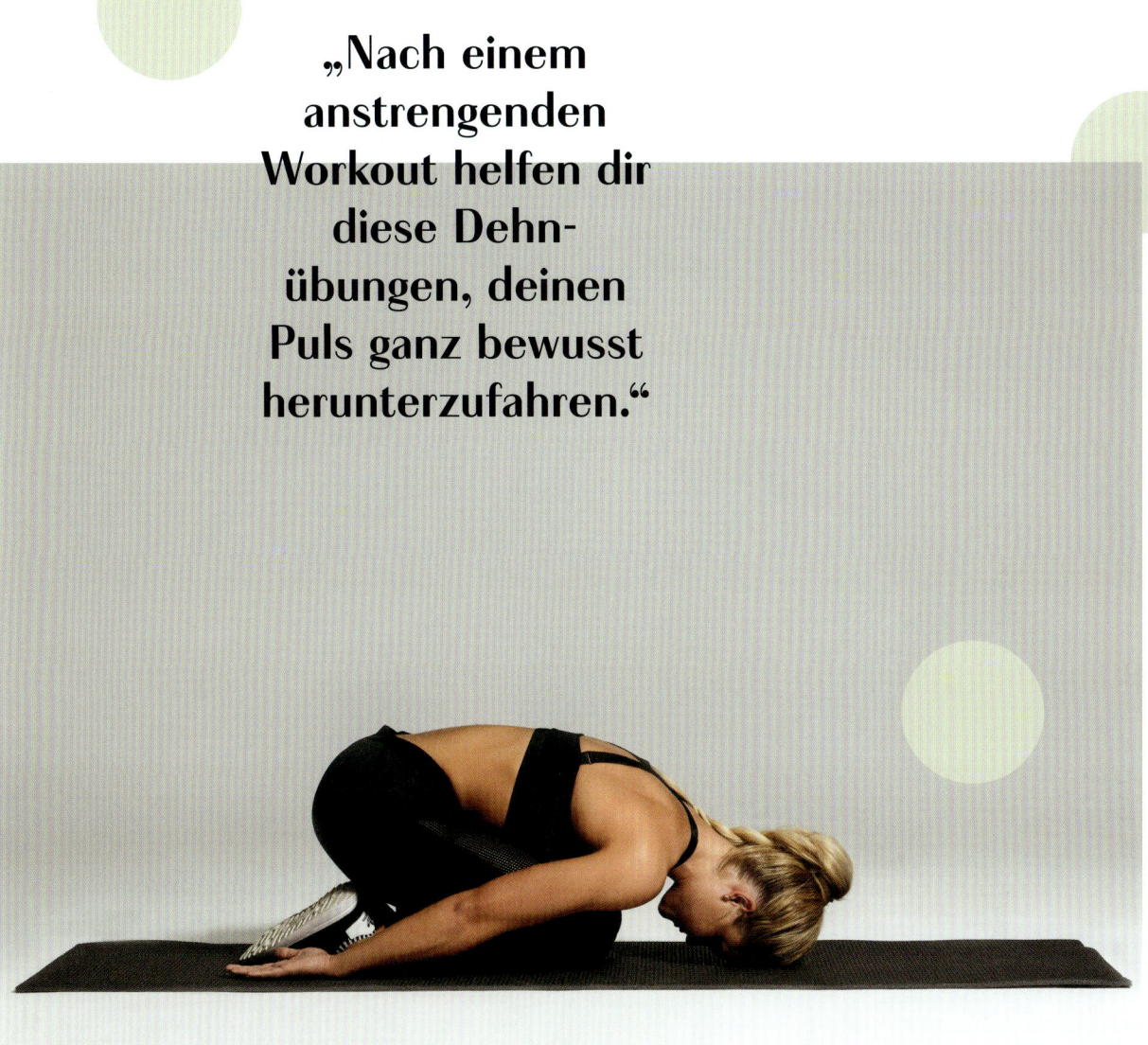

Kindhaltung

Diese Übung dehnt: die Oberschenkelmuskeln, die Pomuskeln und die Rückenmuskeln

Knie dich auf den Boden und setze dich auf deine Fersen. Lehne dich weit vor und lege die Stirn auf dem Boden ab. Platziere die Arme lang nach hinten neben deinem Körper, die Handrücken berühren den Boden. Schiebe deine Schulterblätter nach unten. Schließe die Augen und atme ganz ruhig weiter.

↗ **So wird die Übung anstrengender:** Strecke die Arme neben dem Kopf nach vorn aus.

↘ **So wird die Übung leichter:** Lege ein (flaches) Kissen auf die Unterschenkel.

Kapitel 2.8

ANIMAL MOVES BRINGEN DIR TIERISCH SPASS!

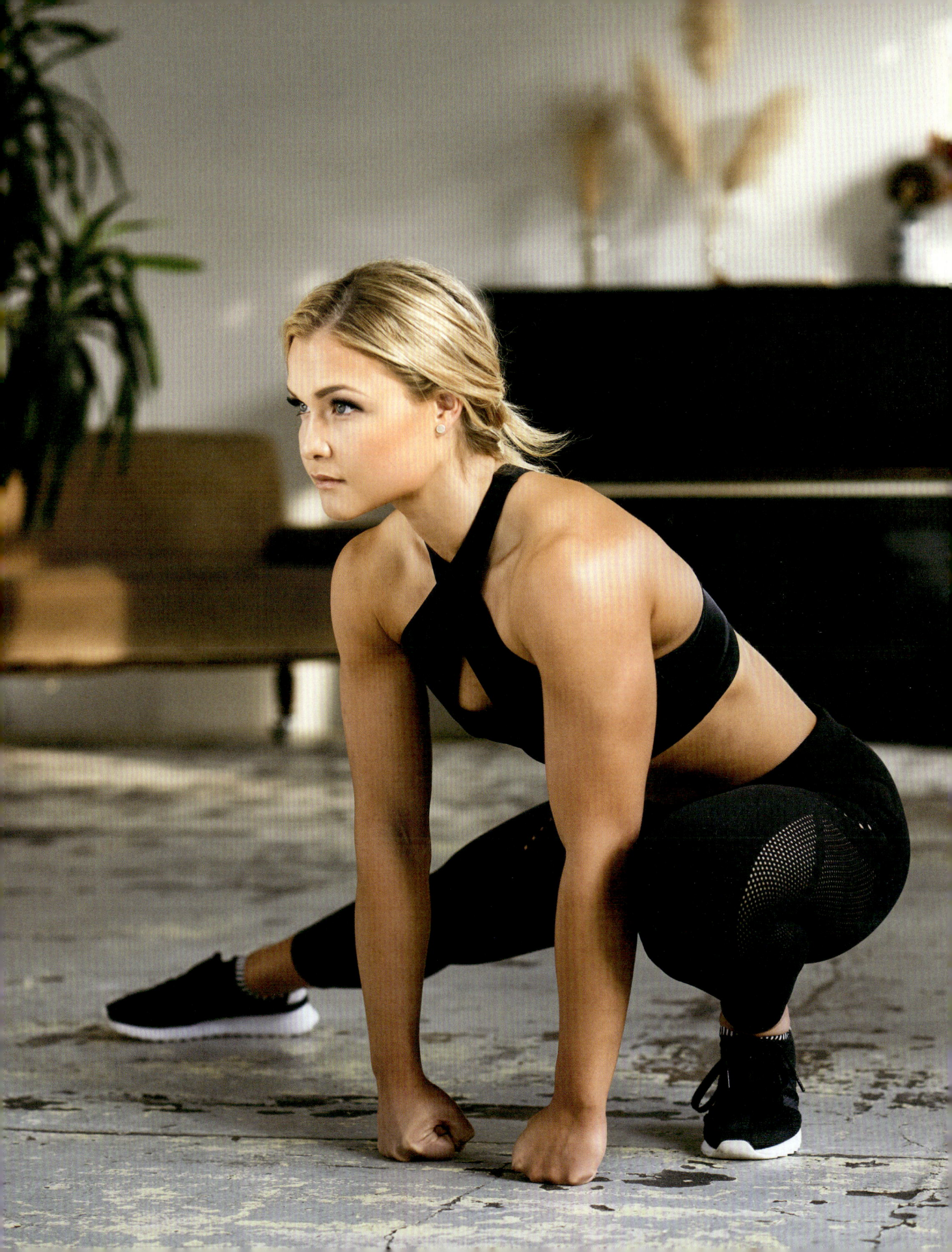

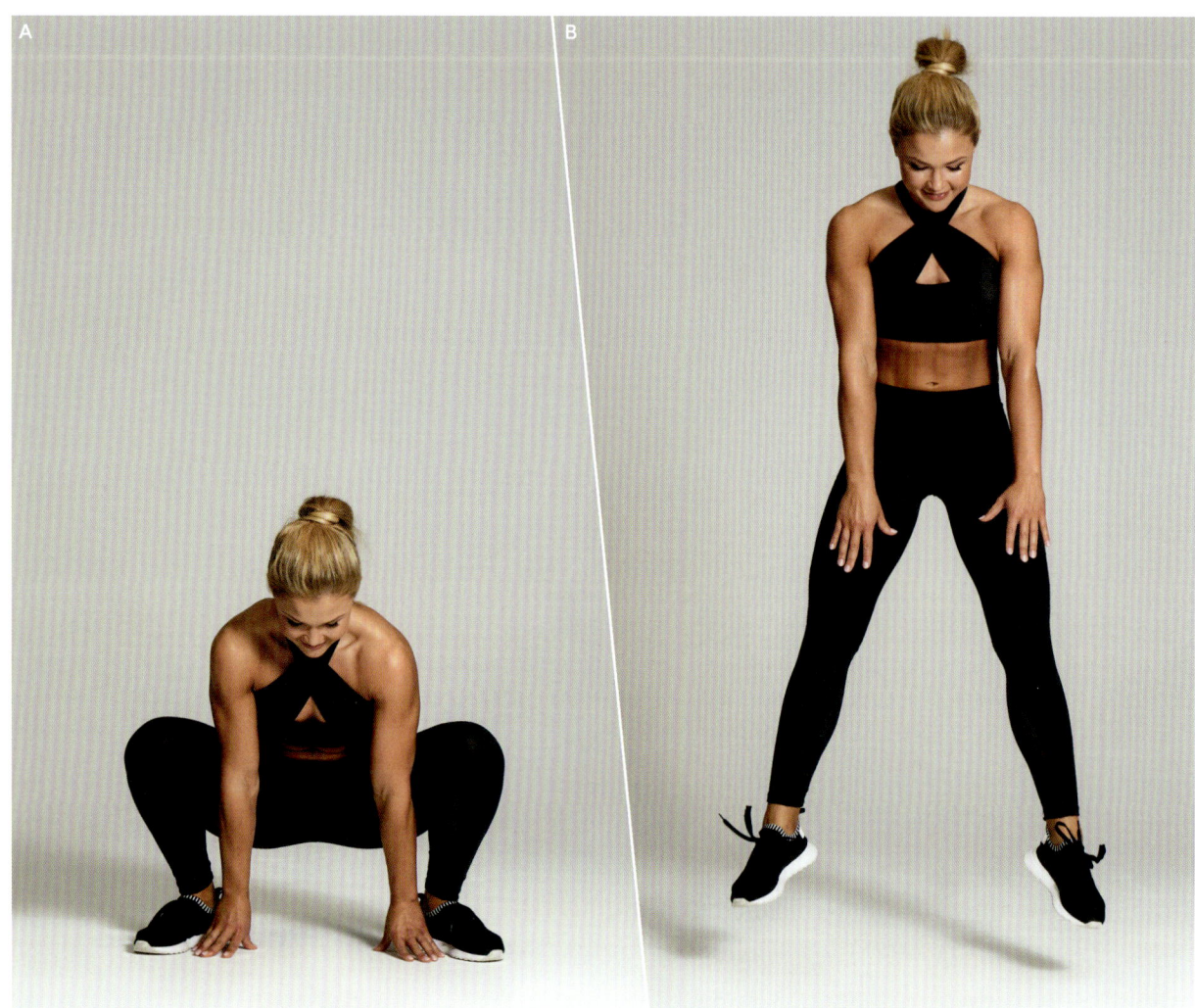

Frosch

**Diese Übung trainiert: die Wadenmuskeln, die vorderen und hinteren
Oberschenkelmuskeln sowie die Pomuskeln**

A Stelle dich in einem weiten Stand auf und drehe deine Zehen leicht nach außen. Schiebe
deinen Po nach hinten unten und beuge deine Beine, um in eine tiefe Hocke zu kommen.
Lehne dich mit geradem Rücken und angespanntem Bauch etwas nach vorn und setze
deine Finger auf dem Boden auf. Richte deinen Blick nach unten.

B Drücke dich mit beiden Füßen fest vom Boden ab. Springe so hoch und weit nach vorn
wie möglich. Strecke dazu deine Beine und halte deine Arme gestreckt vor dem Körper.
Schaue weiterhin auf den Boden. Lande sanft auf den Fußballen und setze erst dann den
ganzen Fuß auf. Kehre zurück in die tiefe Hocke und setze direkt zum nächsten Sprung an.

➦ **So wird die Übung anstrengender:** Springe auch nach hinten.

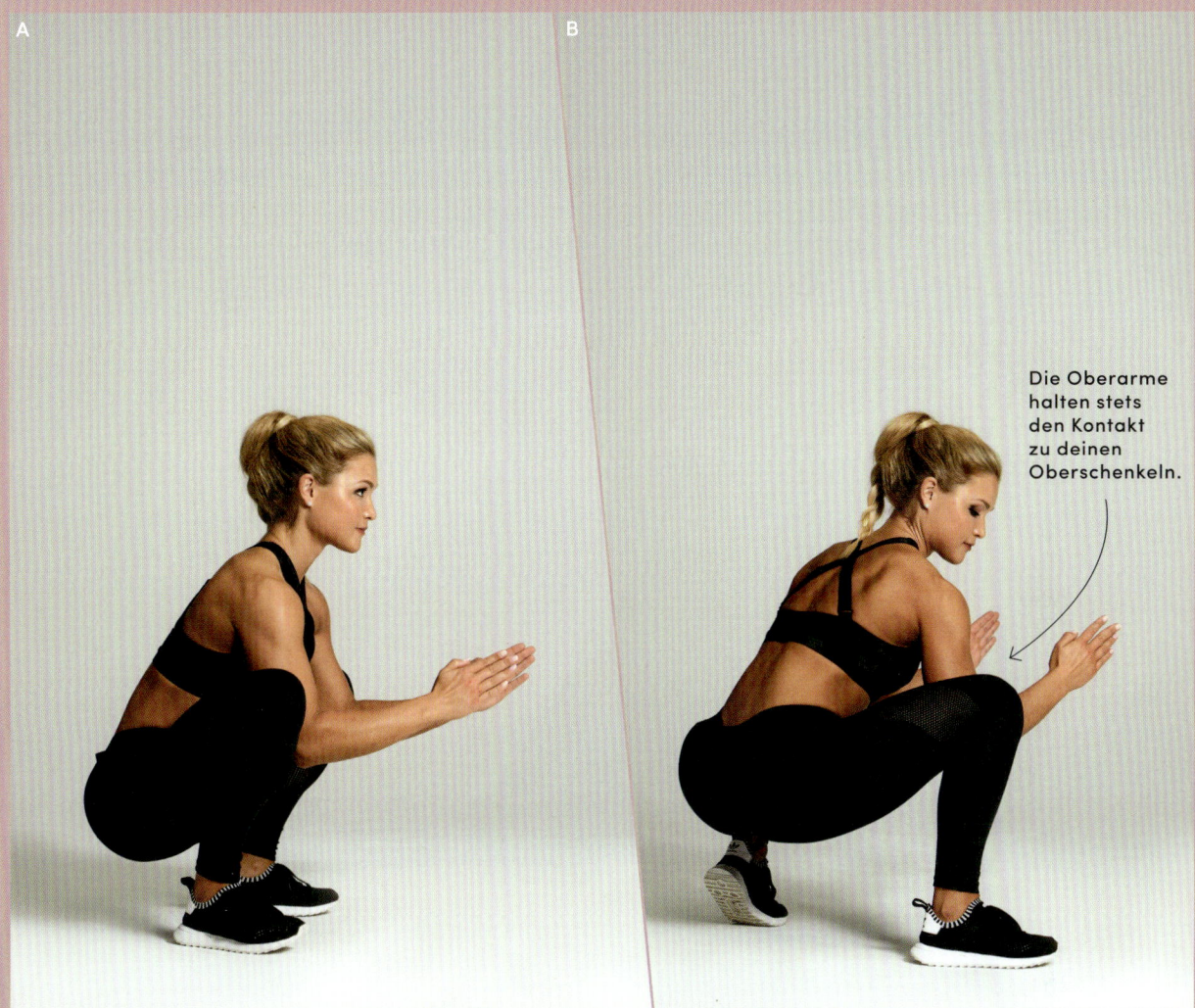

A   B

Die Oberarme halten stets den Kontakt zu deinen Oberschenkeln.

Ente

Diese Übung trainiert: die vorderen Oberschenkelmuskeln und die Pomuskeln

A Stelle dich in einem weiten Stand auf und drehe deine Zehen leicht nach außen. Schiebe deinen Po nach hinten unten und beuge deine Beine, um in eine tiefe Hocke zu kommen. Lehne dich mit geradem Rücken und angespanntem Bauch etwas nach vorn, drücke deine Oberarme gegen deine Beininnenseiten und winkle die Unterarme an. Richte deinen Blick nach schräg vorn und halte deinen Kopf in der Verlängerung deiner Wirbelsäule.

B Verlagere dein Gewicht auf den linken Fuß. Hebe deine linke Ferse an und rolle dich seitlich über den linken Vorfuß ab, um mit dem rechten Fuß einen Schritt nach vorn zu gehen. Deine Beine bleiben dabei gebeugt und deine Arme drücken weiterhin gegen die Beininnenseiten. Verlagere nun dein Gewicht auf den rechten Fuß und watschle durch den Raum.

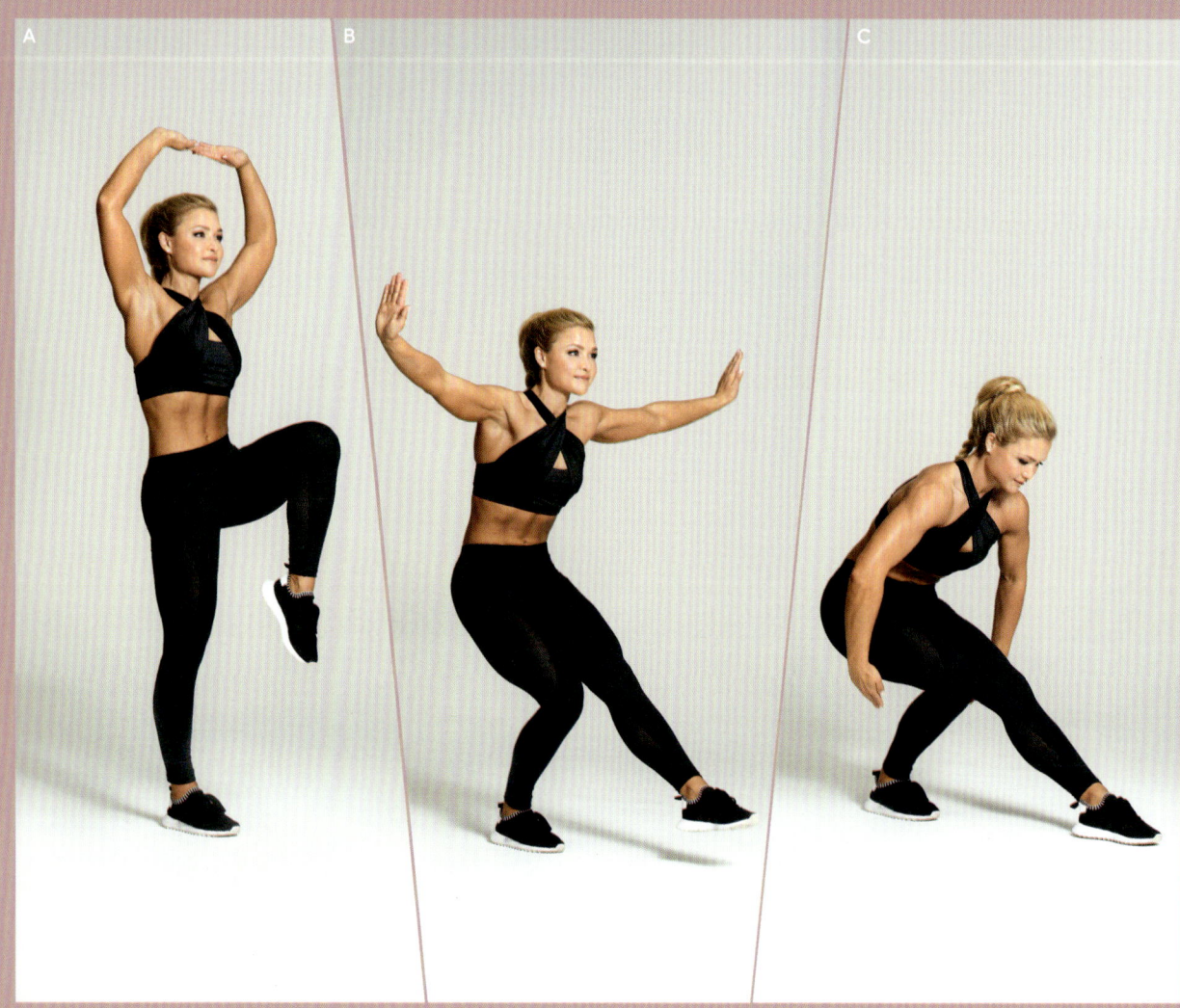

Kranich

Diese Übung trainiert: die Bein- und die Pomuskeln

A Stelle dich hüftbreit auf. Verlagere dein Gewicht auf den rechten Fuß. Hebe dein linkes Knie über Hüfthöhe nach vorn an. Strecke deine Zehen und spanne deinen Bauch an. Hebe gleichzeitig die Arme über die Seite nach oben und führe die Fingerspitzen zueinander. Deine Handflächen zeigen nach oben.

B Beuge das rechte Bein und schiebe deinen Po nach hinten unten. Strecke das linke Bein nach vorn aus, sodass deine Oberschenkel auf gleicher Höhe sind. Senke dabei deine Arme über die Seite auf Schulterhöhe ab und ziehe die Handrücken in Richtung der Unterarme. Beuge zudem deinen Oberkörper mit geradem Rücken etwas nach vorn.

C Beuge das rechte Bein noch stärker und schiebe den Po noch weiter nach hinten unten. Setze deinen linken Fuß mit gestrecktem Bein auf dem Boden ab. Gleichzeitig senkst du deine Arme über die Seite und führst deine Hände unter die Oberschenkel. Richte deinen Blick nach unten, deinen Kopf hältst du in Verlängerung der Wirbelsäule. Verlagere dein Gewicht auf den linken Fuß und drücke dich über das linke Bein in Position A. Hebe nun dein rechtes Knie über Hüfthöhe an. Gleichzeitig führst du die Arme erneut über die Seite nach oben und bringst die Fingerspitzen zueinander. Deine Handflächen zeigen wieder nach oben. Gehe über die wechselnden Standbeine durch den Raum.

⊙ **So wird die Übung leichter:** Beuge dein Standbein nur minimal.

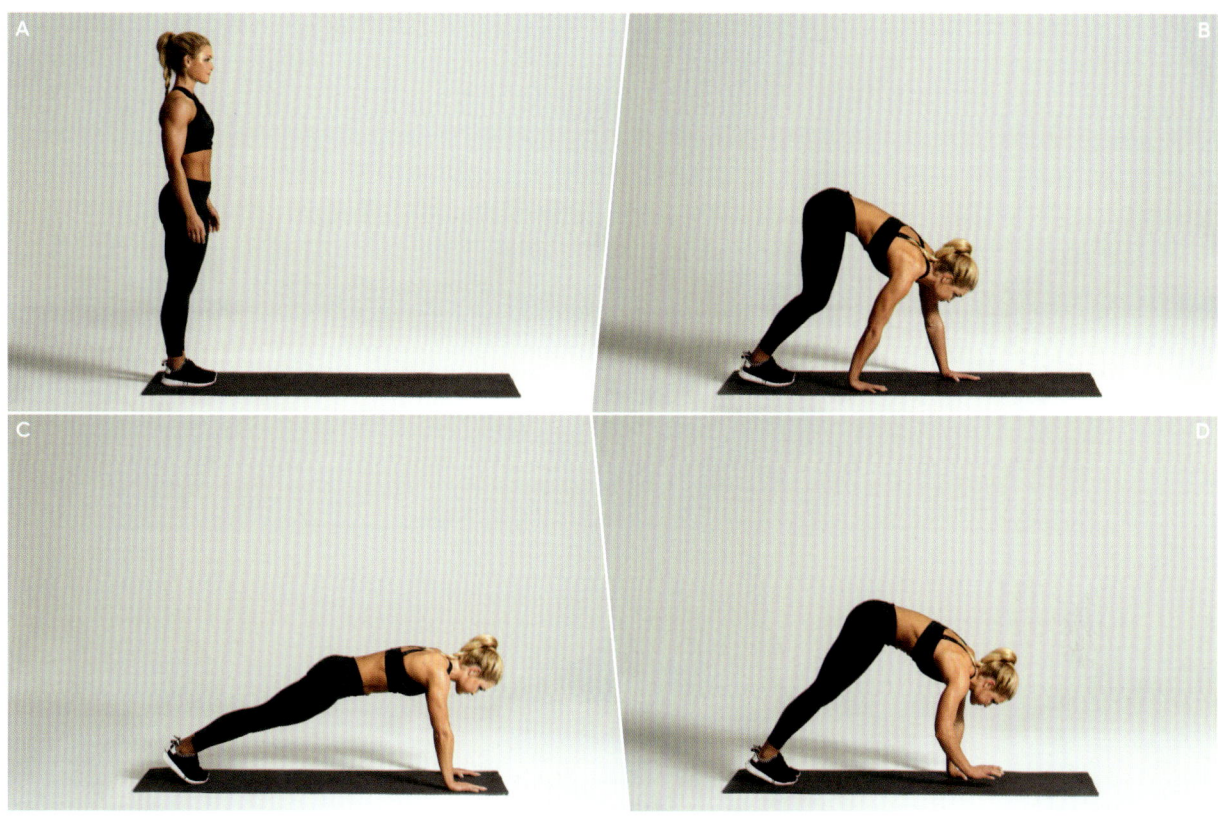

Raupe

**Diese Übung trainiert: die geraden Bauchmuskeln,
den Rückenstrecker und den Deltamuskel**

A Stelle dich mit geschlossenen Beinen auf und halte deine Arme lang neben dem Körper.

B Beuge dich so weit nach vorn, dass du deine Hände auf dem Boden aufsetzen kannst. Spanne deinen Bauch an und halte deinen Rücken gerade. Hebe deine Fersen und beuge die Knie leicht. Gehe mit der linken Hand einen Schritt nach vorn ...

C ... und ziehe direkt mit der rechten Hand nach. Gehe auf diese Weise so weit nach vorn, bis du eine Liegestützposition erreicht hast. Deine Schultern stehen dann über den Handgelenken. Spanne neben deinem Bauch auch deinen Po fest an.

D Gehe mit den Händen wechselweise zurück zu deinen Füßen und richte dich wieder in den Stand auf. Anschließend wiederholst du den Ablauf.

⬈ **So wird die Übung anstrengender:** Gehe in Position C mit den Füßen zu deinen Händen. Wandere von dort mit den Händen nach vorn und komme dann zurück in den Stand.

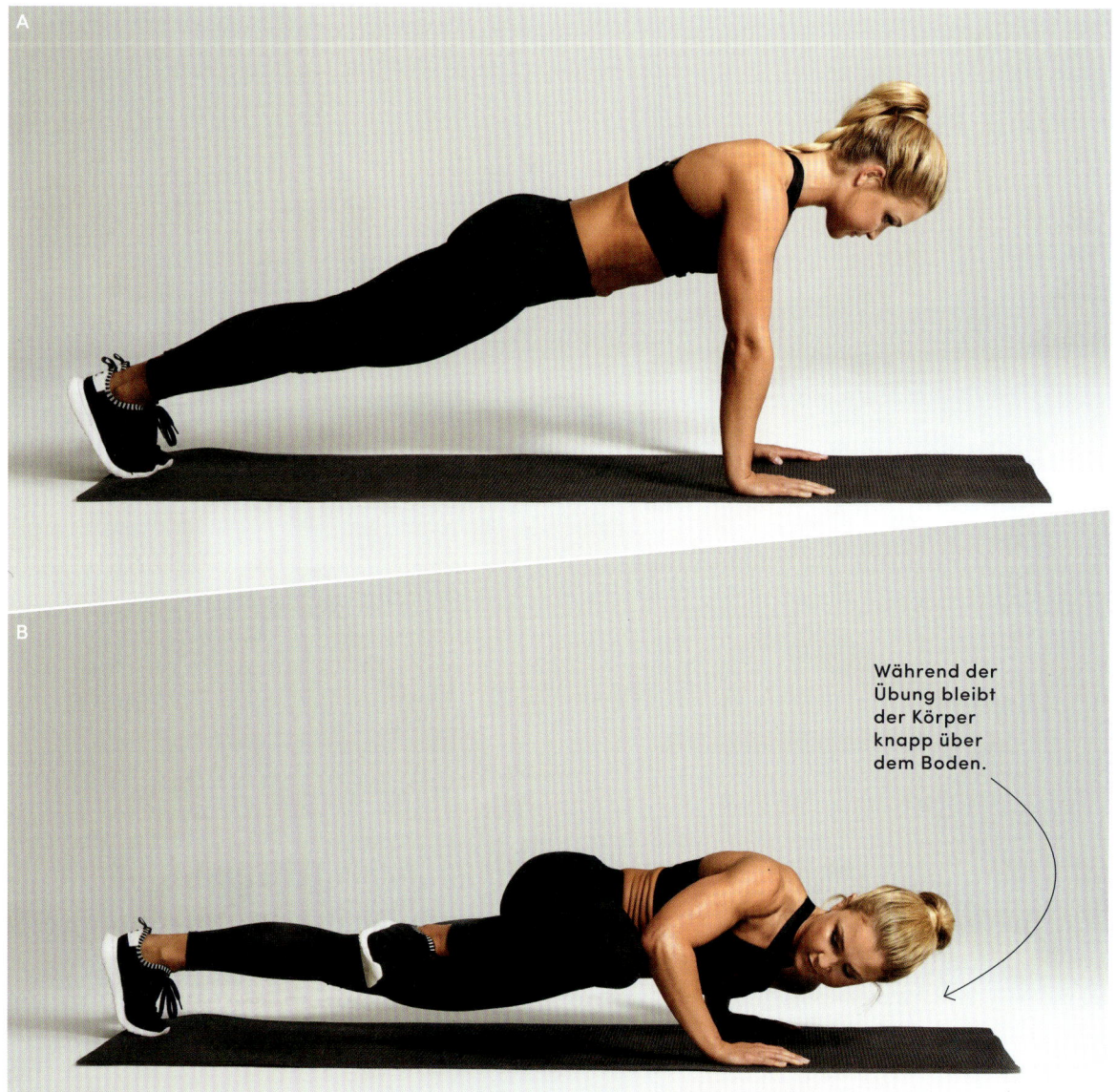

Während der
Übung bleibt
der Körper
knapp über
dem Boden.

Alligator

Diese Übung trainiert: den großen Brustmuskel, den Deltamuskel und den Trizeps

A Lege dich auf den Bauch. Stelle deine Zehen auf. Stütze deine Hände neben den Schultern auf und spanne deinen Bauch sowie den Po fest an. Drücke dich zur Liegestützposition nach oben. Dein Körper bildet vom Kopf bis zu den Fersen eine Linie. Richte deinen Blick dazu nach unten.

B Beuge deine Arme und senke deine Brust bis kurz über dem Boden ab. Ziehe dein rechtes Knie über die Seite zu deinem rechten Ellenbogen. Schaue dabei nach rechts. Setze den rechten Fuß jetzt auf den Boden auf und hebe die linke Hand an, um sie ein Stück weit nach vorn aufzusetzen. Drücke dich mit deinen Armen minimal nach oben und gehe mit dem linken Fuß und der rechten Hand ein Stück nach vorn. Dabei schaust du nach links. Senke die Brust wieder ab und gehe beim nächsten Hochdrücken weiter nach vorn.

↗ **So wird die Übung anstrengender:** Führe die Übung auf einer Treppe aus. Zunächst gehst du dabei nur nach oben, wenn du stark genug bist, auch nach unten.

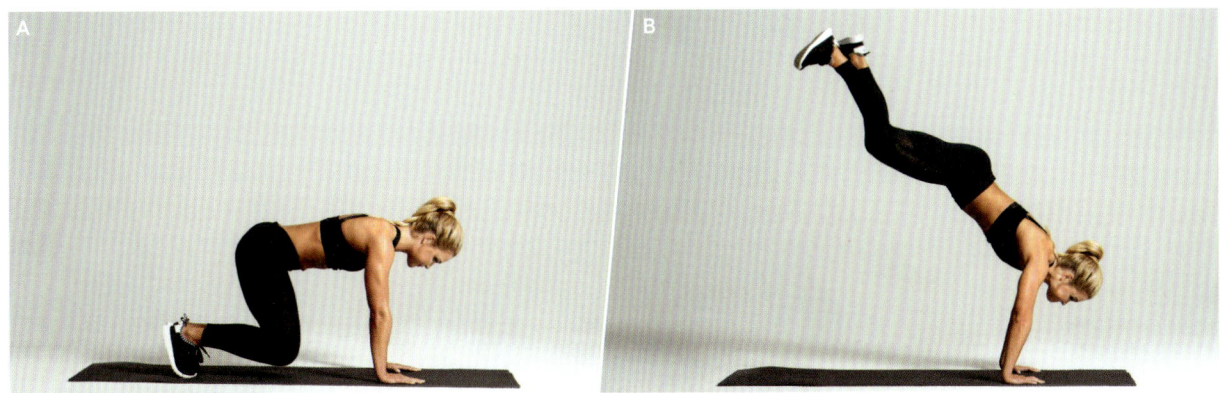

Esel

**Diese Übung trainiert: den Deltamuskel, die geraden Bauchmuskeln,
den breiten Rückenmuskel, den Rückenstrecker und die Pomuskeln sowie
die hinteren Oberschenkelmuskeln**

A Komme in den Vierfüßlerstand. Knie dich dazu auf den Boden. Beuge dich vor und stütze
die Hände unterhalb der Schultern auf. Spanne deinen Bauch an und schaue auf den
Boden. Gib Druck auf die Zehen, hebe die Knie und halte sie in der Luft.

B Drücke dich mit beiden Füßen fest vom Boden ab und kicke die Beine nach hinten oben.
Lande auf den Fußballen und setze direkt zum nächsten Kick an.

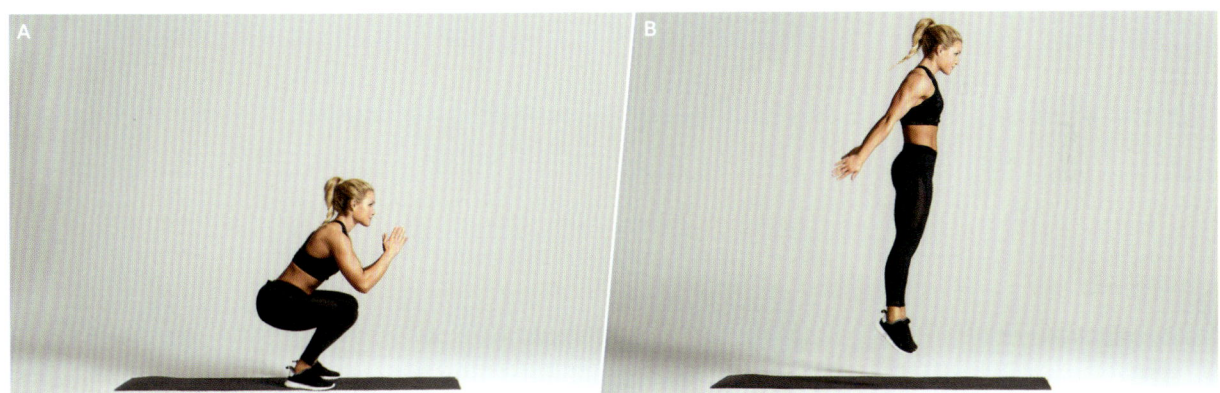

Känguru

**Diese Übung trainiert: die vorderen und hinteren Oberschenkelmuskeln,
sowie die Po- und Wadenmuskeln**

A Stelle dich etwa schulterbreit auf und drehe die Zehen leicht nach außen. Winkele deine Unterarme an und schiebe den Po nach hinten unten. Beuge deine Beine so, dass deine Oberschenkel eine
Linie mit deinen Knien bildet. Spanne deinen Bauch und Po an, halte den Rücken gerade.

B Drücke dich mit beiden Füßen vom Boden ab und springe nach oben. Strecke dazu beide Beine
und führe deine Arme ausgestreckt nach hinten. Mache dich so lang wie möglich und halte deinen
Kopf in einer Verlängerung der Wirbelsäule. Lande sanft auf den Fußballen und setze erst dann die
Fersen auf. Gehe in die Kniebeugeposition und setze direkt zum nächsten Sprung an.

⤴ **So wird die Übung anstrengender:** Springe auch nach vorn und hinten.

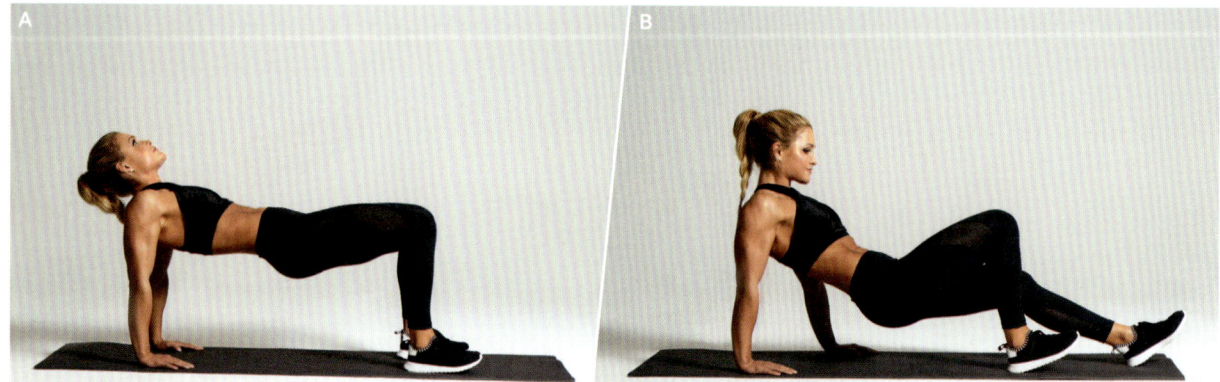

Krabbe

Diese Übung trainiert: den Deltamuskel, den Trizeps, die geraden Bauchmuskeln, die Pomuskeln und die hinteren Oberschenkelmuskeln

A Setze dich auf den Boden und stelle deine Füße in einem bequemen Abstand auf. Stütze deine Hände hinter dem Po auf, deine Finger zeigen nach vorn. Drücke dich mit den Händen fest vom Boden ab und schiebe deinen Po so hoch wie möglich nach oben. Richte deinen Blick zur Decke.

B Senke deinen Po etwas ab und hebe deine Zehen an. Verlagere das Gewicht auf deine rechte Ferse und deine rechte Hand. Setze die linke Ferse und die linke Hand einen Schritt nach vorn. Verlagere dein Gewicht direkt auf die linke Seite und gehe mit rechts einen Schritt nach vorn. Wiederhole diesen Ablauf so flüssig wie möglich.

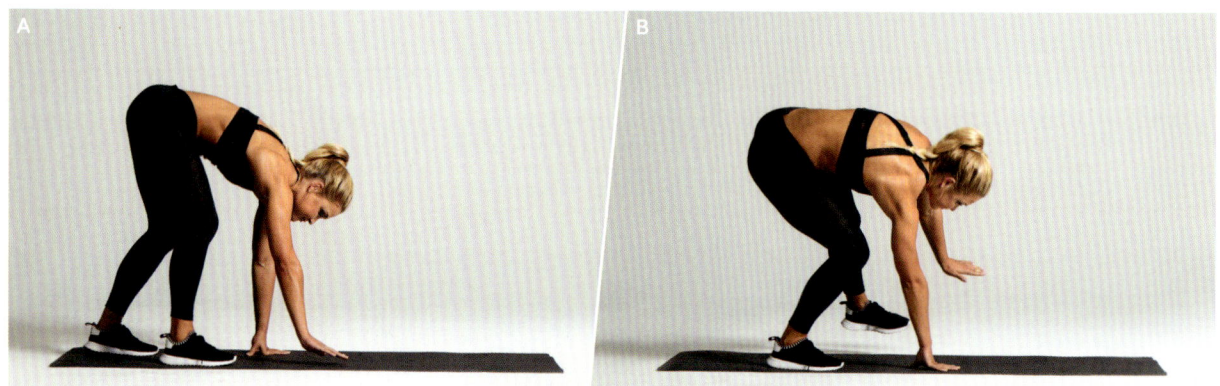

Bär

Diese Übung trainiert: die geraden Bauchmuskeln, den großen Brustmuskel und den Deltamuskel sowie den Trizeps

A Stelle dich in einem hüftbreiten Stand auf. Beuge dich so weit nach vorn, dass du deine Hände auf dem Boden aufsetzen kannst. Spanne deinen Bauch an und halte deinen Rücken gerade. Richte deinen Blick nach unten. Verlagere dein Gewicht auf die linke Hand und den linken Fuß. Setze nun gleichzeitig den rechten Fuß und die rechte Hand einen Schritt nach vorn.

B Verlagere dein Gewicht auf die rechte Seite und setze den linken Fuß sowie die linke Hand einen Schritt nach vorn. Wiederhole den Ablauf so flüssig, wie du kannst.

⬀ **So wird die Übung anstrengender:** Arbeite nur mit gestreckten Beinen.

⬂ **So wird die Übung leichter:** Beuge deine Beine deutlich stärker.

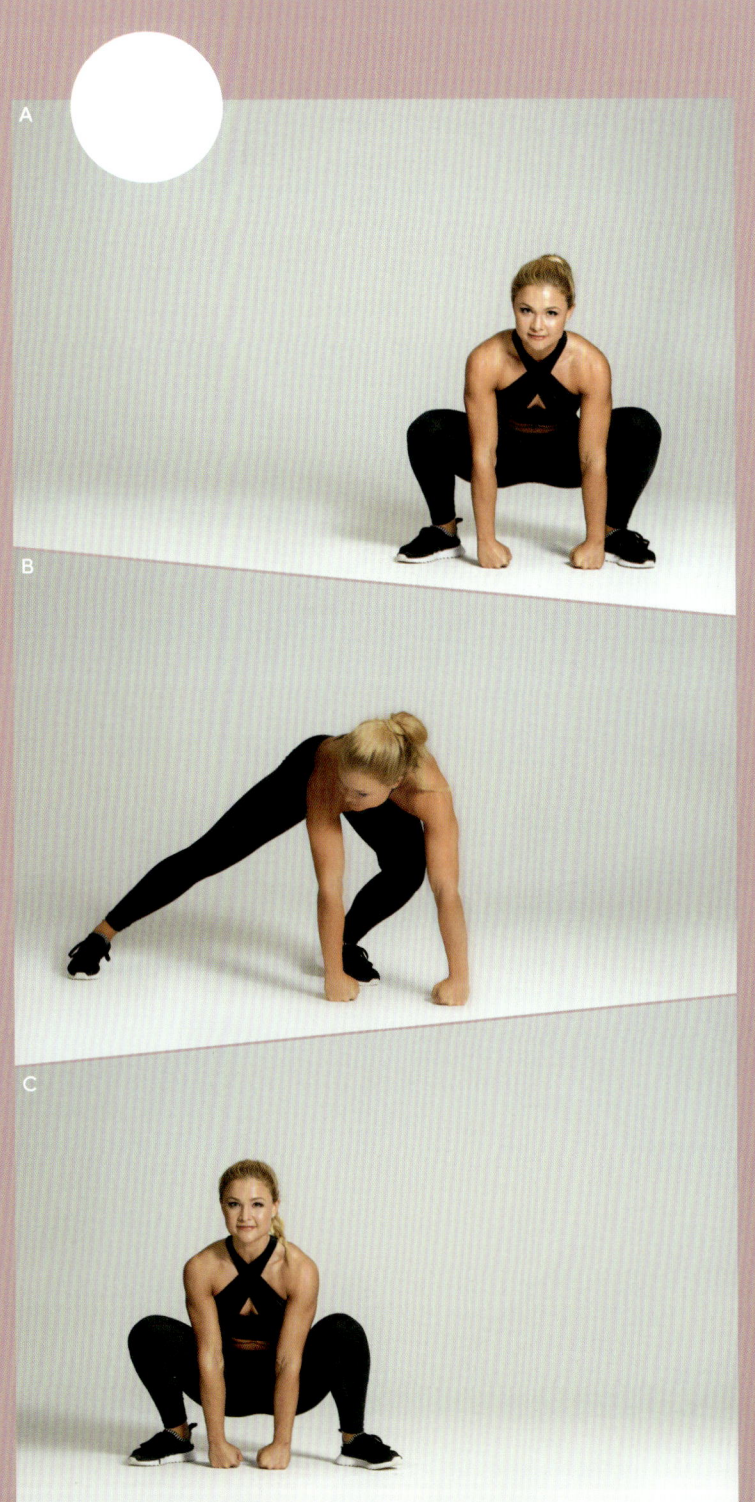

Gorilla

Diese Übung trainiert: den Deltamuskel, die vorderen und äußeren Oberschenkelmuskeln sowie die Pomuskeln.

A Stelle dich in einem weiten Stand auf und drehe deine Zehen leicht nach außen. Schiebe deinen Po nach hinten unten und beuge deine Beine, um in eine tiefe Hocke zu kommen. Lehne dich mit geradem Rücken und angespanntem Bauch etwas nach vorn. Bilde mit beiden Händen eine Faust und setze die Fingerknöchel mit geraden Handgelenken auf dem Boden auf. Richte deinen Blick nach vorn.

B Setze deine beiden Fäuste ein Stück weit nach rechts vor dir auf und drücke dich vom Boden ab. Springe mit beiden Beinen auf die rechte Seite. Dazu streckst du dein rechtes Bein, dein linkes bleibt gebeugt.

C Senke deinen Po zwischen den Beinen ab und komme zurück in die tiefe Hocke. Wiederhole den Ablauf zur linken Seite.

Kapitel 3

DEINE WORKOUTS UND DEIN TRAININGS-PLAN

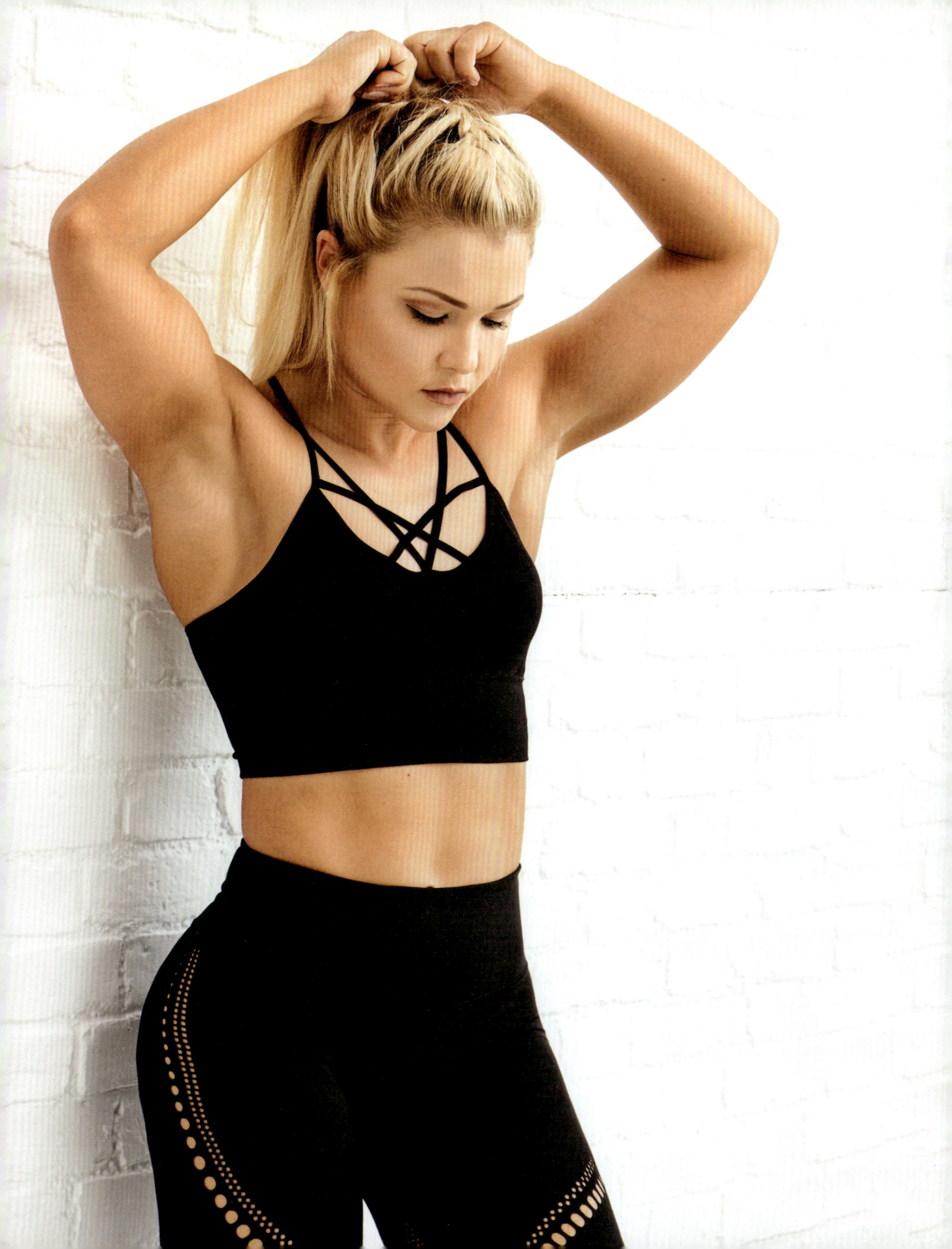

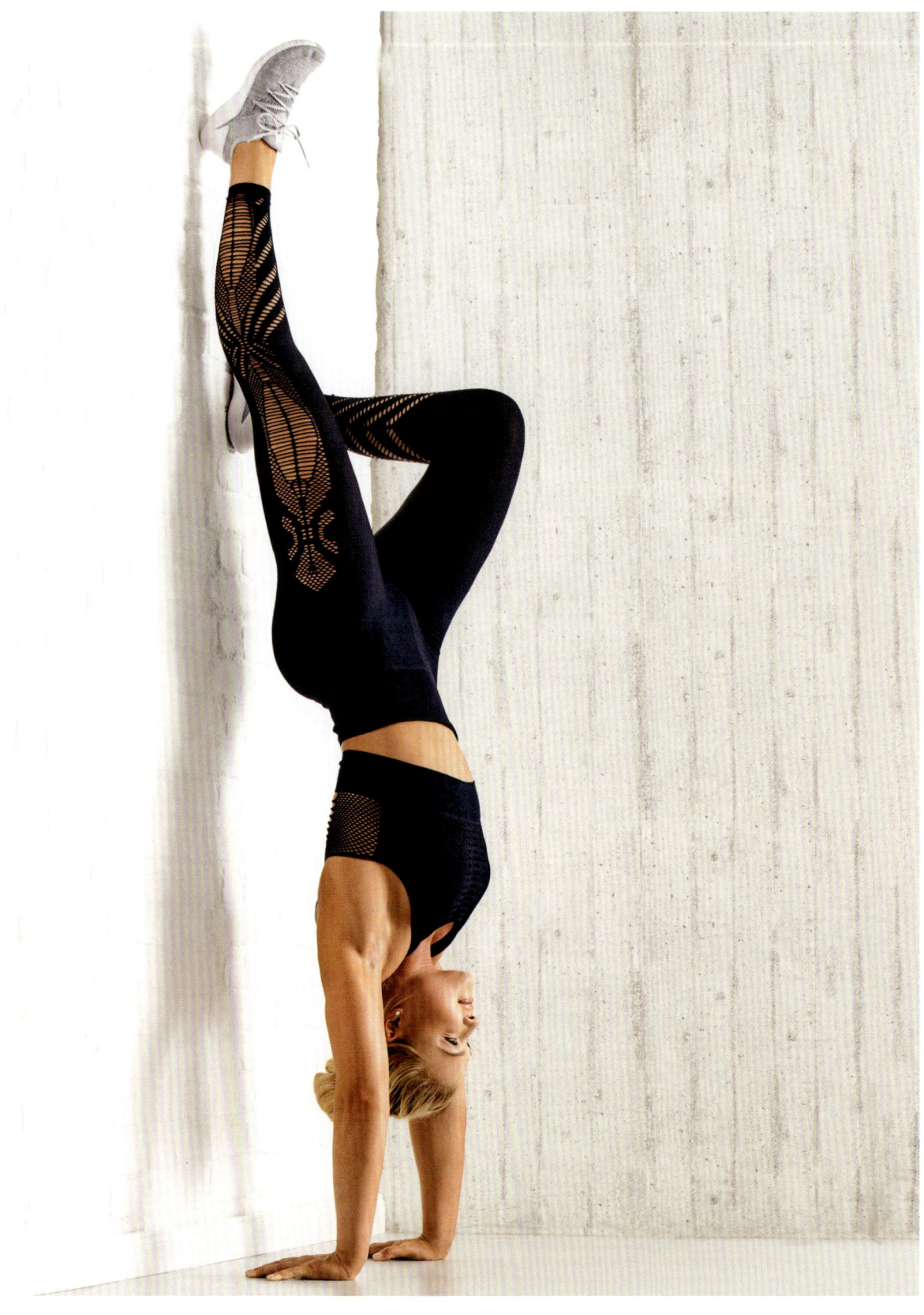

Workouts für den Wow-Effekt

DAS IST DRIN

Nachdem du dir auf den letzten Seiten viel Wissen angeeignet hast, geht es jetzt in die Praxis über. Dich erwarten zwölf Workouts mit unterschiedlichen Schwerpunkten. So trainierst du zum Beispiel an einem Tag nur die Muskeln deiner Körpervorderseite, an einem anderen Tag deren Gegenspieler auf der Rückseite. Schließlich gilt es, für schnelle Erfolge ständig neue Trainingsreize zu setzen. Daher erscheinen dir manche Schwerpunkte vielleicht komisch, wie die Unterteilung in drückende und ziehende Bewegungen. Aber so arbeiten auch deine Muskeln: Einige sind für Bewegungen zuständig, bei denen du etwas wegdrücken musst – wie die schwere Ausgangstür im Einkaufszentrum. Andere helfen dir dabei, die schweren Tüten aus dem Kofferraum zu ziehen. Der Aufbau der einzelnen Einheiten erfolgt jedoch immer nach demselben Baukastenprinzip: Man nehme zwei Warm-up-Übungen, einen Finisher-Move und zwei Cool-down-Übungen. Zudem füge man nach dem Warm-up den Kraftteil hinzu, der sich nach dem jeweiligen Trainingsschwerpunkt richtet. Die Anzahl der dazugehörigen Übungen unterscheidet sich. Insgesamt musst du aber nie mehr als 30 Minuten Zeit pro Workout einplanen. Das klingt doch wirklich machbar, findest du nicht auch?

DAS IST NICHT DRIN

Vor allem ist regelmäßiges Training dann machbar, wenn im Vorfeld die größten Hindernisse aus dem Weg geräumt werden. Neben meinen Motivationstipps (siehe Seite 24) verrate ich dir einen wichtigen Satz aus meiner Erfahrungskiste: Der schlimmste Feind einer fitten Frau ist Langeweile beim Training! Sobald du dir beim Sport überlegst, was du morgen anziehen könntest, stehst du entweder auf dem Laufband (dort sind abschweifende Gedanken nützlich, keine Frage!) oder du machst beim Krafttraining etwas falsch. Denn erstens sollten dich die Übungen so fordern, dass du dich total darauf konzentrieren musst. Diese Sorge kann ich dir schon jetzt nehmen, jede meiner 100 Übungen, die du in diesem Buch findest, wird deine volle Aufmerksamkeit auf sich ziehen. Und zweitens sollte dein Training abwechslungsreich sein. Daher erwarten dich in jedem meiner zwölf Workouts andere Kraftübungen. Wie du die ganzen Einheiten so zu einem Plan kombinierst, dass dein Foto in vier Wochen unzählige „Wow, siehst du toll aus!!!"-Kommentare und noch mehr Likes bekommt, siehst du in der Tabelle auf Seite 152. Für noch mehr Spaß beim Training planst du jeden Sonntag ein Animal-Move-Workout ein. Diese Bewegungen wurden von den Tieren abgeguckt. Ich bin mir total sicher, dass du spätestens beim Versuch, dich wie ein Gorilla zu bewegen, in schallendes Gelächter ausbrechen wirst. Zudem bringen dir die Moves ein großes Plus an Koordinationsvermögen, Balancegefühl und Beweglichkeit – gerade Letzteres kommt bei Kraftsportlern schnell zu kurz. Und keine Sorge, natürlich straffen und stärken dich Esel, Alligator und Co. auch enorm. Probiere die Übungen also unbedingt aus!

DAS STECKT DAHINTER

Die meisten Krafttrainingseinheiten in diesem Buch funktionieren nach dem folgenden Prinzip: Du führst die im Workout genannten Wiederholungen einer Übung aus, machst eine Pause von 60 Sekunden und wiederholst die Kombi aus Action und Ausruhen ganze zwei weitere Male. Insgesamt hast du zum Schluss also drei Durchgänge einer Übung absolviert. Erst dann gehst du dazu über, die nächste Übung auszuführen. Zwischen zwei Übungen solltest du ebenfalls eine ganze Minute durchschnaufen, und wenn du magst, etwas trinken. Eine Ausnahme von dieser Vorgehensweise bildet das Workout mit Supersätzen. Hier führst du zwei verschiedene Übungen hintereinander aus, machst erst danach eine Pause und wiederholst diesen Ablauf zwei weitere Runden. Dann ruhst du dich kurz aus und wiederholst die nächsten zwei Übungsduos nach diesem Prinzip.

DAS ENTSCHEIDEST DU

Fühlst du dich nach dem Kraftteil noch fit, sprühst vor Energie und hast Lust, das Letzte aus dir herauszuholen, führst du vor dem Cool-down zusätzlich den im Workout gezeigten Finisher-Move aus. Dazu solltest du dir deinen Handytimer bereitlegen. Denn du setzt die Übung 30 Sekunden lang so schnell um, wie du kannst, und machst dann eine Pause von 30 Sekunden. Diese Kombination wiederholst du insgesamt drei- bis fünfmal. Fühlst du dich mal so richtig extrafit, kannst du die Action auch auf 40 Sekunden ausweiten und nur 20 Sekunden pausieren. Oder gar nach dem 50-10-Prinzip vorgehen. Willst du in besonders kurzer Zeit besonders gut aussehen, kannst du auch gern noch einen zweiten Finisher hinzufügen. Fühlst du dich schlapp und erschöpft, kannst du stolz auf dich sein, die bisherigen Übungen geschafft zu haben, und gehst ohne Finisher und ohne schlechtes Gewissen direkt zum Cool-down über. Achte auf deinen Körper, der weiß, was er braucht.

TRAININGSPLAN – IN VIER WOCHEN ZUR TRAUMFIGUR!

	Montag	Dienstag	Mittwoch	Donnerstag	Freitag	Samstag	Sonntag
Woche 1	Ganzkörper-einheit I	frei	Oberkörper-einheit I	frei	Bauch, Beine, Po I	frei	Animal-Move-Workout
Woche 2	Körper-vorder-seite	frei	Körper-rückseite	frei	Supersätze: Körper-vorder- und rückseite	frei	Animal-Move-Workout
Woche 3	Oberkörper-einheit II	frei	Unterkörper-einheit II	frei	Ganzkörper-einheit II	frei	Animal-Move-Workout
Woche 4	Push-Tag	frei	Pull-Tag	frei	Beine-&-Po-Special	frei	Animal-Move-Workout

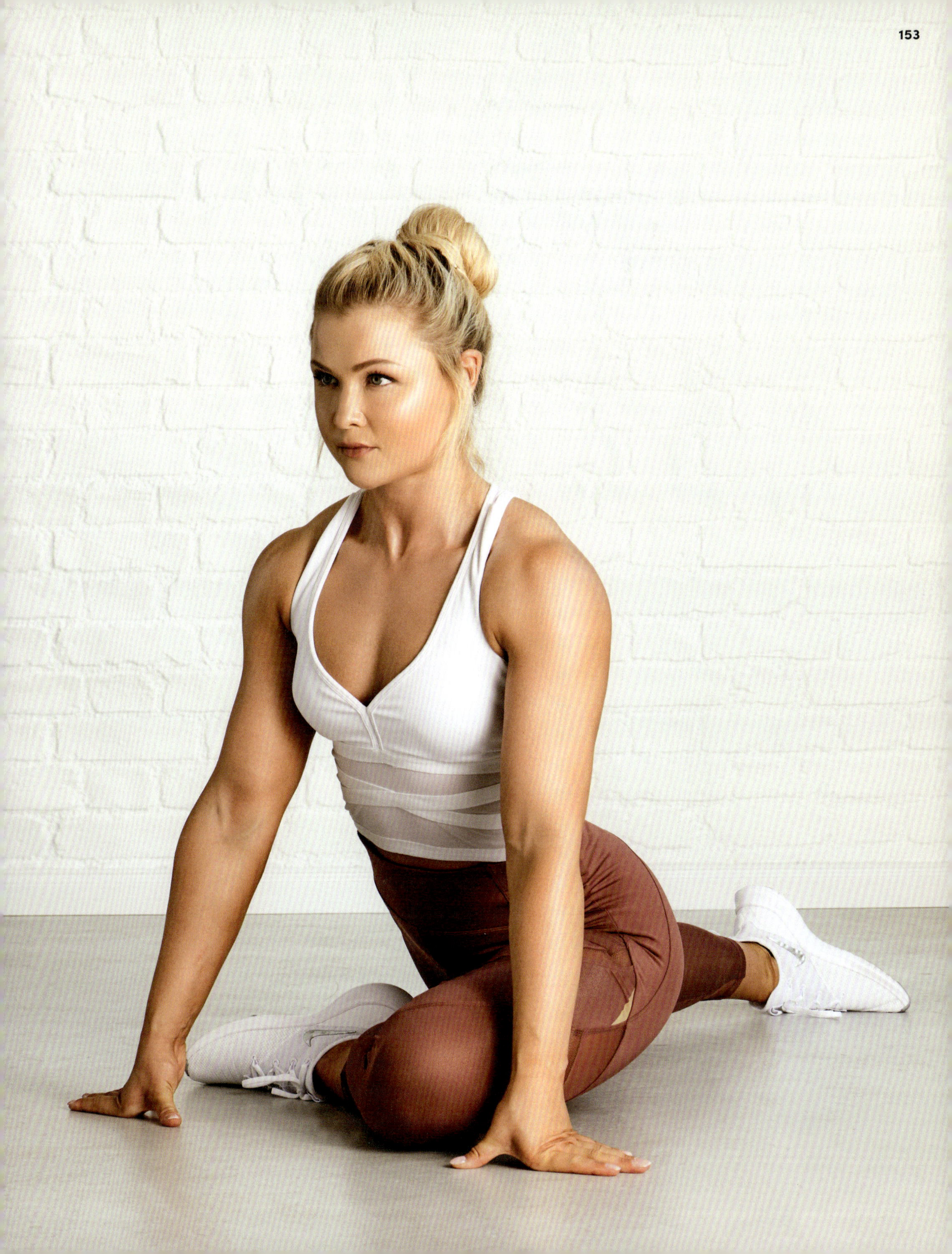

WOCHE 1 – TAG 1
GANZKÖRPER-EINHEIT I

Diese Übungskombination 2-mal und
ohne Pausen wiederholen

Warm-up

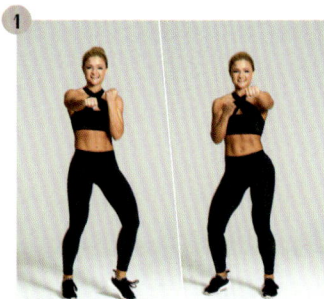

Box-Jumper S. 40
(1 Minute)

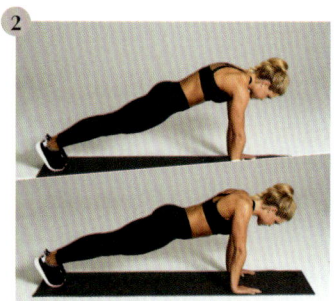

Schultergürtelmobilisation
S. 48 (30 Sekunden)

Nach jedem Satz 30 Sekunden und nach
jeder Übung 60 Sekunden Pause

Kraft

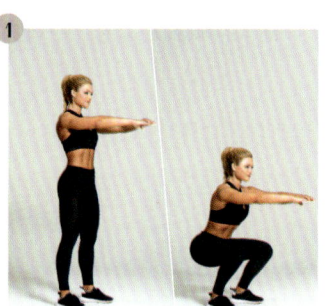

Kniebeuge S. 78
(3 x 10 Wdh.)

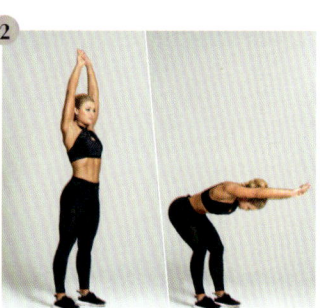

Good Morning S. 88
(3 x 10 Wdh.)

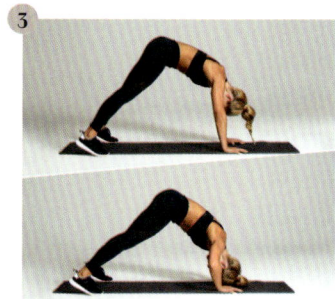

Schulterdrücken S. 106
(3 x 5 Wdh.)

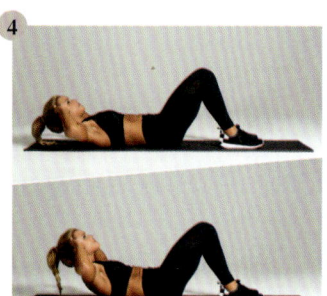

Crunch S. 53
(3 x 10 Wdh.)

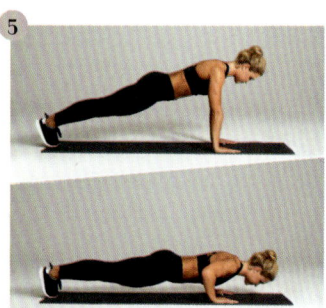

Liegestütz S. 108
(3 x 10 Wdh.)

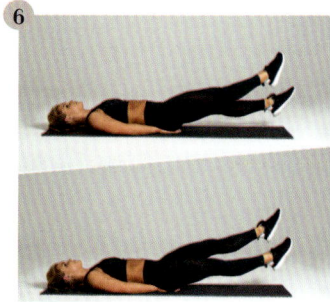

Flutter Kick S. 58
(3 x 10 Wdh.)

Zu Beginn müssen alle Muskeln mitmachen – schließlich sollen sie sich daran gewöhnen, regelmäßig trainiert zu werden.

Nach jedem Durchgang
10–30 Sekunden Pause

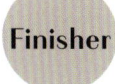

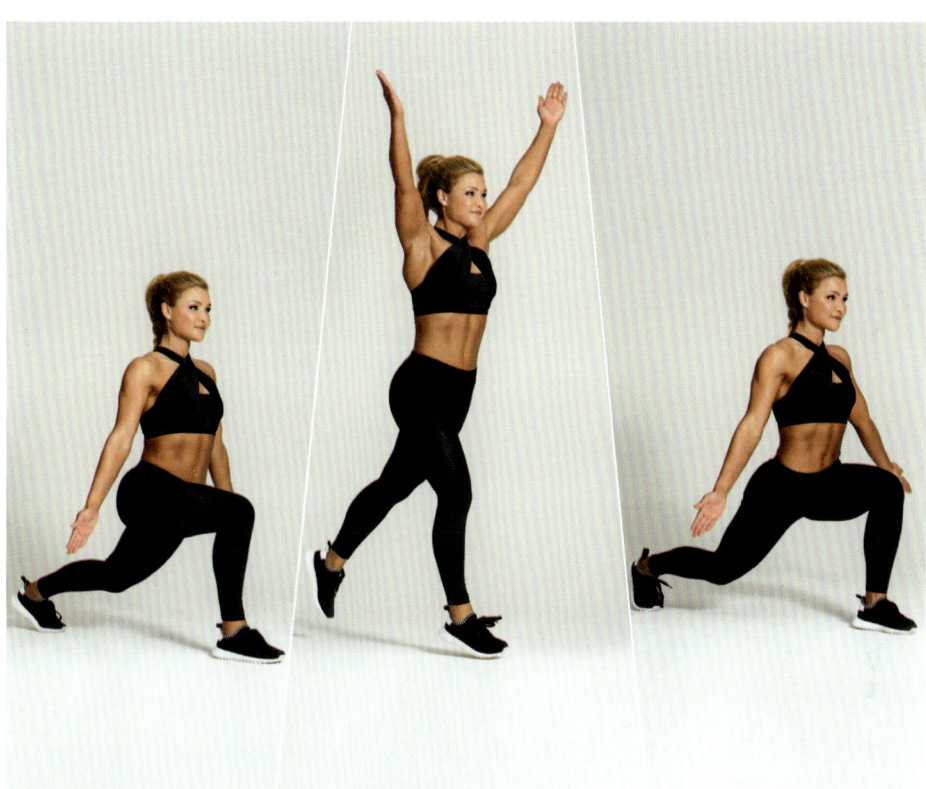

Split Jack S. 120
(3-5 Durchgänge à 30–50 Sekunden)

Ein Durchgang genügt

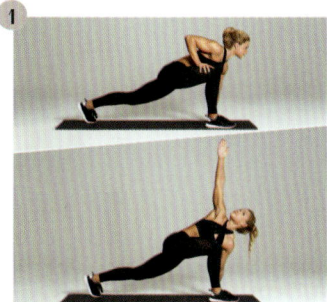

Lunge Stretch S. 131
(20 Sekunden je Seite halten)

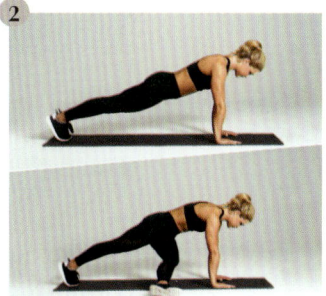

Abb & Add Stretch S. 128
(20 Sekunden je Seite halten)

WOCHE 1 – TAG 2
OBERKÖRPER-EINHEIT

Diese Übungskombination 2-mal und
ohne Pausen wiederholen

Warm-up

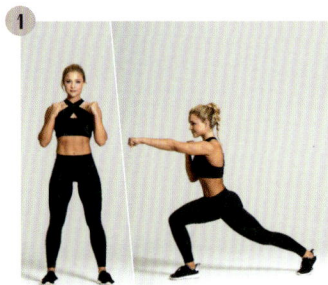

Box Side Step S. 42
(1 Minute)

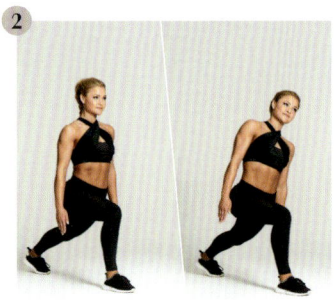

Seitneigen im Ausfallschritt
S. 46 (1 x 8 Wdh. je Seite)

Nach jedem Satz 30 Sekunden und nach
jeder Übung 60 Sekunden Pause

Kraft

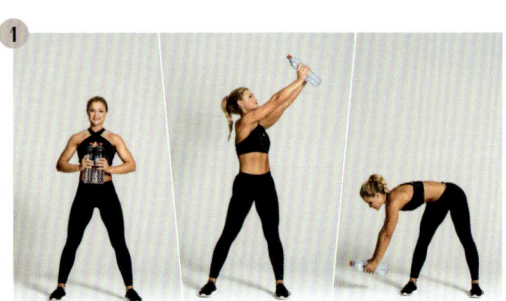

Rumpfrotation mit Flaschen S. 89
(3 x 10 Wdh.)

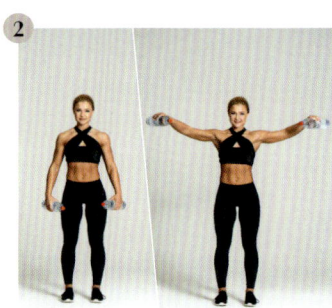

Seitheben S. 115
(3 x 10 Wdh.)

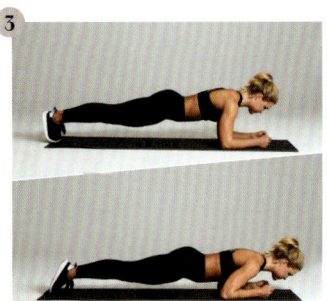

Rocking Plank S. 111
(3 x 10 Wdh.)

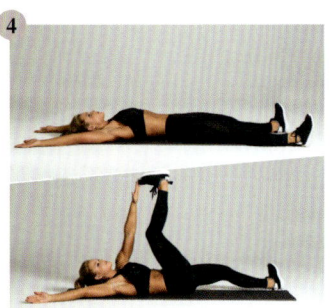

Seestern S. 56
(3 x 10 Wdh. je Bein)

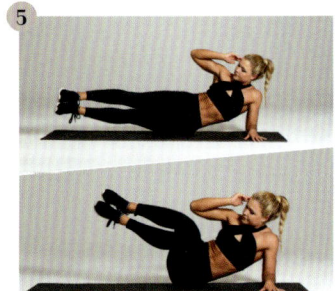

Schräger V-Sit-Up S. 56
(3 x 10 Wdh. je Seite)

In deiner zweiten Einheit legst du den Fokus auf den Rumpf und die Arme. Die hast du noch nie trainiert? Dann wird es höchste Zeit!

Nach jedem Durchgang
10–30 Sekunden Pause

Finisher

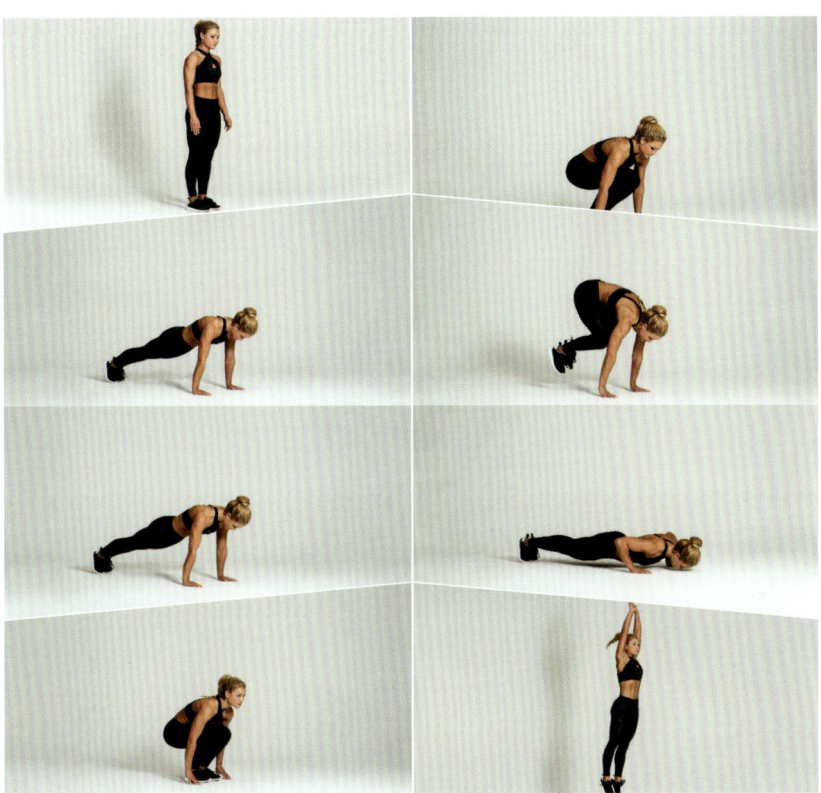

Burpee S. 122
(3–5 Durchgänge à 30–50 Sekunden)

Ein Durchgang genügt

Cool-down

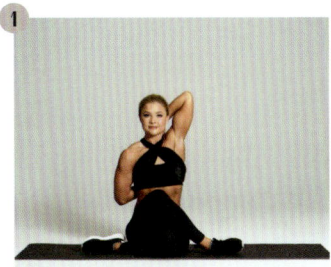

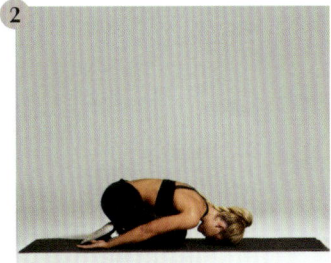

Yoga-Kuh S. 136
(20 Sekunden je Seite halten)

Kindhaltung S. 137
(30 Sekunden halten)

WOCHE 1 – TAG 3

BAUCH, BEINE, PO I

Diese Übungskombination 2-mal und
ohne Pausen wiederholen

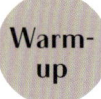

Warm-up

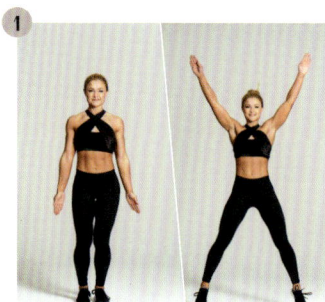

Hampelmann S. 44
(1 Minute)

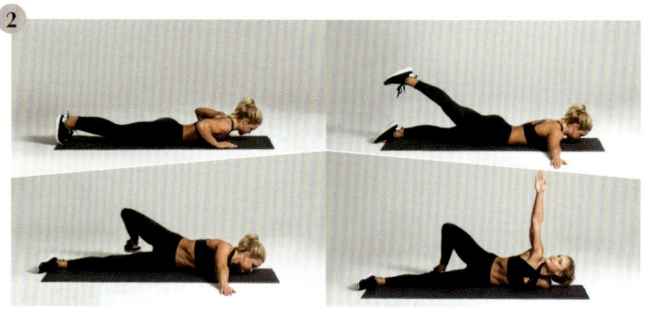

Brustöffner S. 49
(10 Sekunden je Seite halten)

Nach jedem Satz 30 Sekunden und nach
jeder Übung 60 Sekunden Pause

Kraft

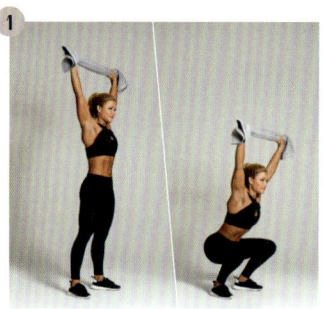

Kniebeuge mit Handtuch S. 70
(3 x 10 Wdh.)

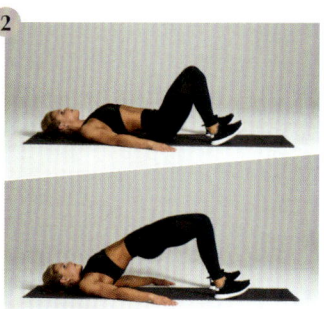

Beckenheben S. 82
(3 x 10 Wdh.)

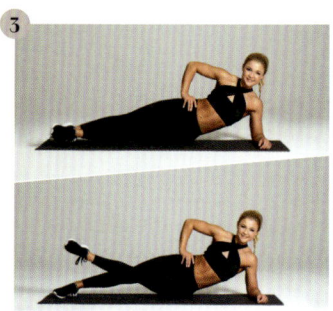

Seitliches Beinheben S. 80
(3 x 12 Wdh. je Seite)

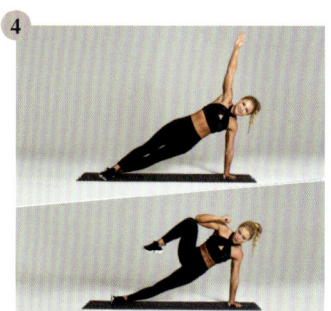

Seitstütz mit Crunch S. 63
(3 x 8 Wdh.)

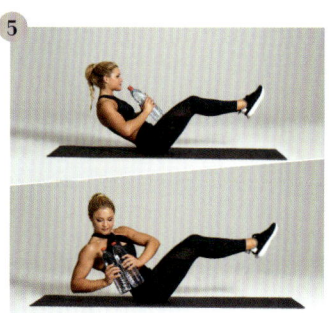

Russian Twist S. 61
(3 x 10 Wdh.)

Dein Lieblingskurs im Studio lautet BBP? Hier gibt es den auch für dein Zuhause — mit noch mehr Effekt!

Nach jedem Durchgang
10–30 Sekunden Pause

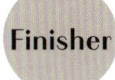

Finisher

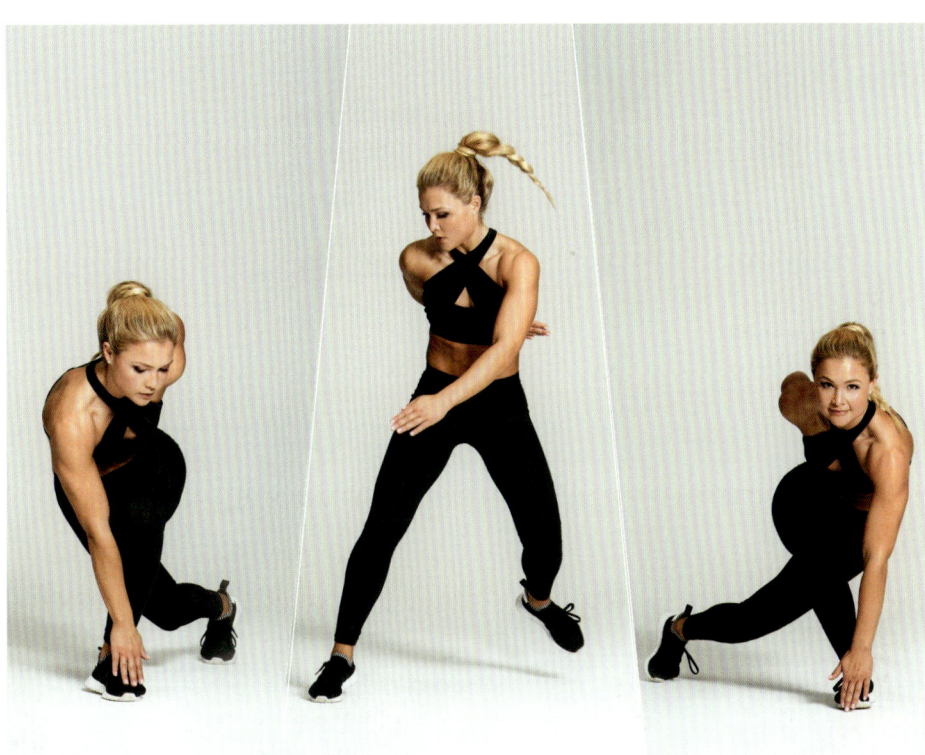

Skater Jump S. 121
(3–5 Durchgänge à 30–50 Sekunden)

Ein Durchgang genügt

**Cool-
down**

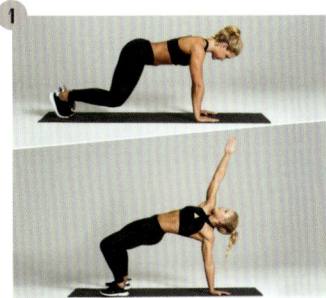

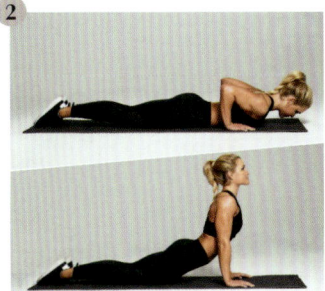

Aufdreher S. 132
(20 Sekunden je Seite halten)

Kobra S. 135
(30 Sekunden halten)

WOCHE 2 – TAG 1
TRAINING FÜR DIE KÖRPERVORDERSEITE

Diese Übungskombination 2-mal und
ohne Pausen wiederholen

Warm-up

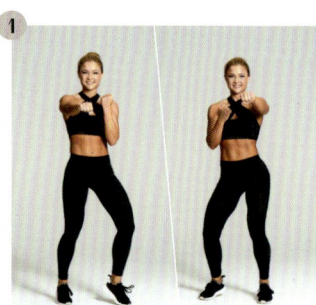

Box-Jumper S. 40
(1 Minute)

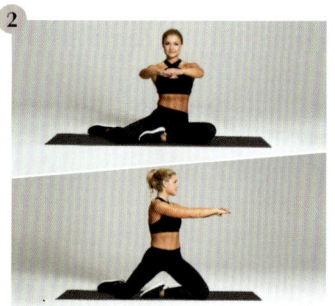

Rumpfmobilisation S. 43
(1 x 8 Wdh. je Seite)

Nach jedem Satz 30 Sekunden und nach
jeder Übung 60 Sekunden Pause

Kraft

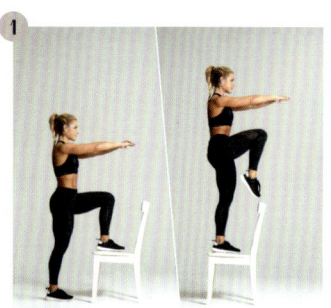

Step-up S. 79
(3 x 10 Wdh. je Seite)

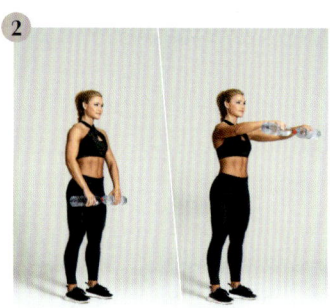

Frontheben S. 104
(3 x 10 Wdh.)

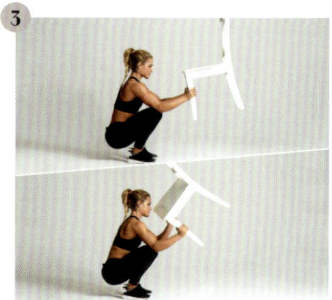

Chair-Curl S. 112
(3 x 8 Wdh. je Seite)

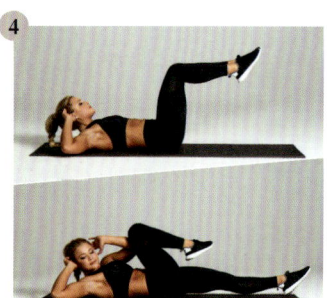

Krabbler S. 54
(3 x 10 Wdh.)

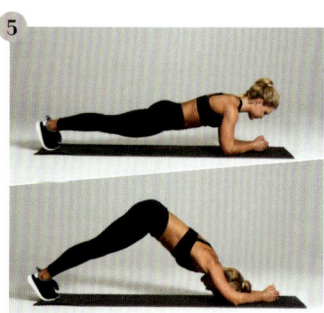

High Bridge S. 55
(3 x 10 Wdh.)

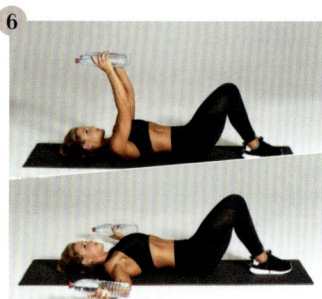

Butterfly am Boden S. 110
(3 x 10 Wdh.)

Um deine Muskeln jedes Mal aufs Neue zu überraschen, sind heute alle Partien auf der Vorderseite gefragt.

Nach jedem Durchgang
10–30 Sekunden Pause

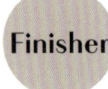

Finisher

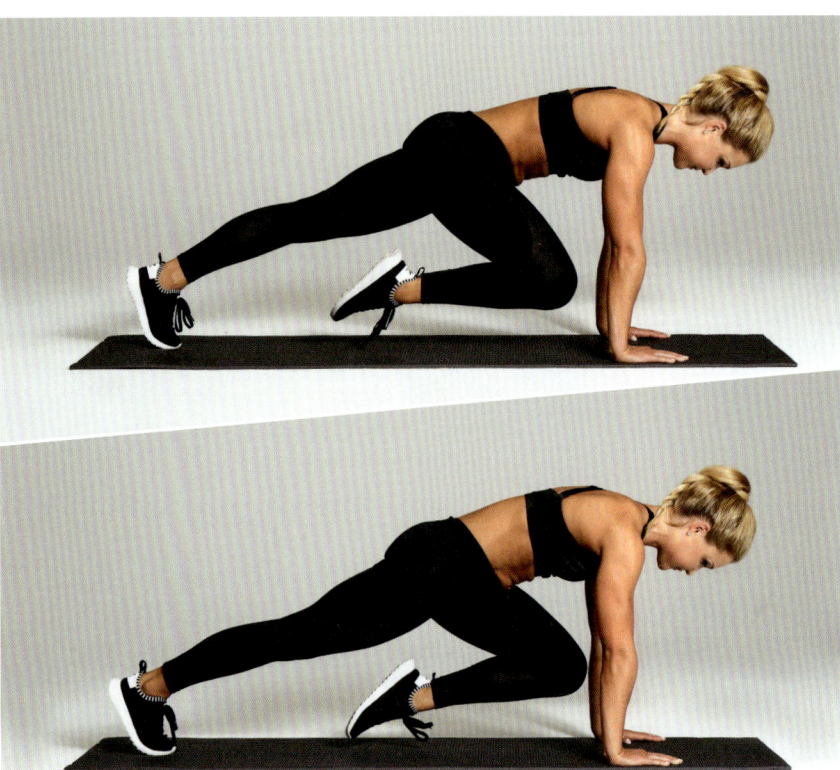

Mountain Climber S. 125
(3–5 Durchgänge à 30–50 Sekunden)

Ein Durchgang genügt

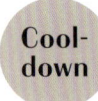

Cool-down

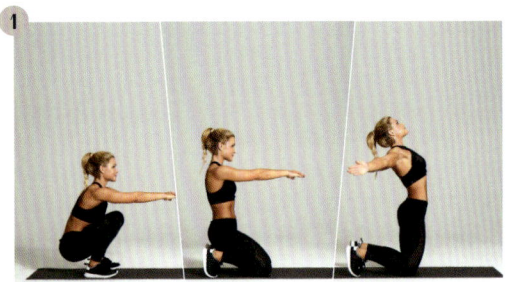

Front Stretch S. 130
(30 Sekunden halten)

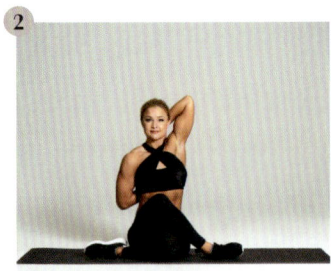

Yoga-Kuh S. 136
(20 Sekunden je Seite halten)

WOCHE 2 – TAG 2

TRAINING FÜR DIE KÖRPERRÜCKSEITE

Diese Übungskombination 2-mal und
ohne Pausen wiederholen

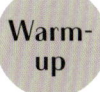

Warm-up

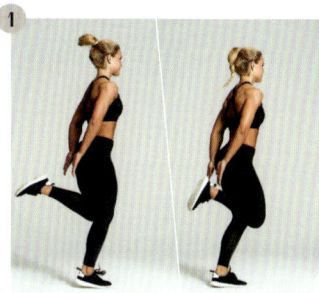

Anfersen S. 47
(1 Minute)

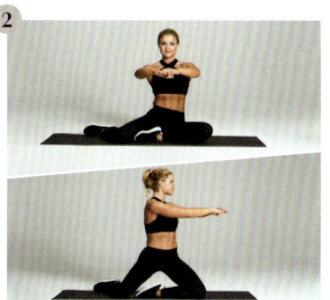

Rumpfmobilisation S. 43
(1 x 8 Wdh. je Seite)

Nach jedem Satz 30 Sekunden und nach
jeder Übung 60 Sekunden Pause

Kraft

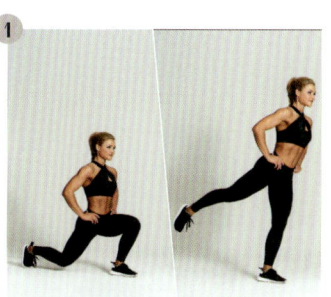

Kickback im Stand S. 67
(3 x 10 Wdh. je Seite)

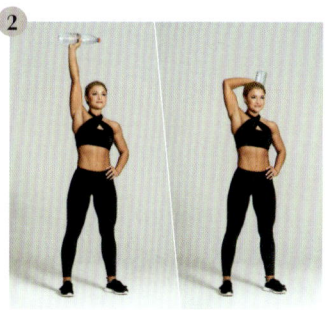

Einseitiges Armstrecken S. 114
(3 x 8 Wdh. je Seite)

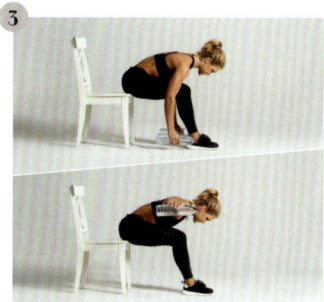

Reverse-Fly im Sitzen S. 107
(3 x 12 Wdh.)

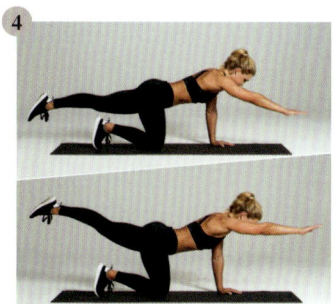

Profi-Vierfüßlerstand S. 95
(3 x 8 Wdh. je Seite)

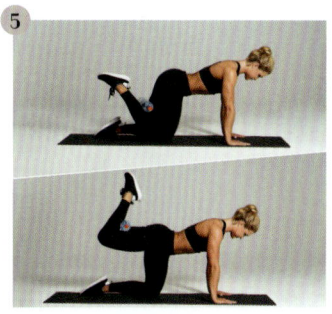

Hoher Kickback mit Flasche
S. 74 (3 x 10 Wdh. je Seite)

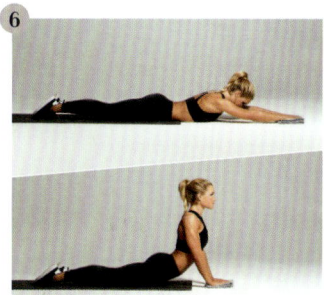

Gleitende Kobra S. 97
(3 x 8 Wdh.)

Für ausgeglichene Verhältnisse und eine starke Optik stehen heute die hinteren Muskelpartien auf dem Plan.

Nach jedem Durchgang
10–30 Sekunden Pause

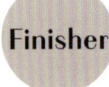

Finisher

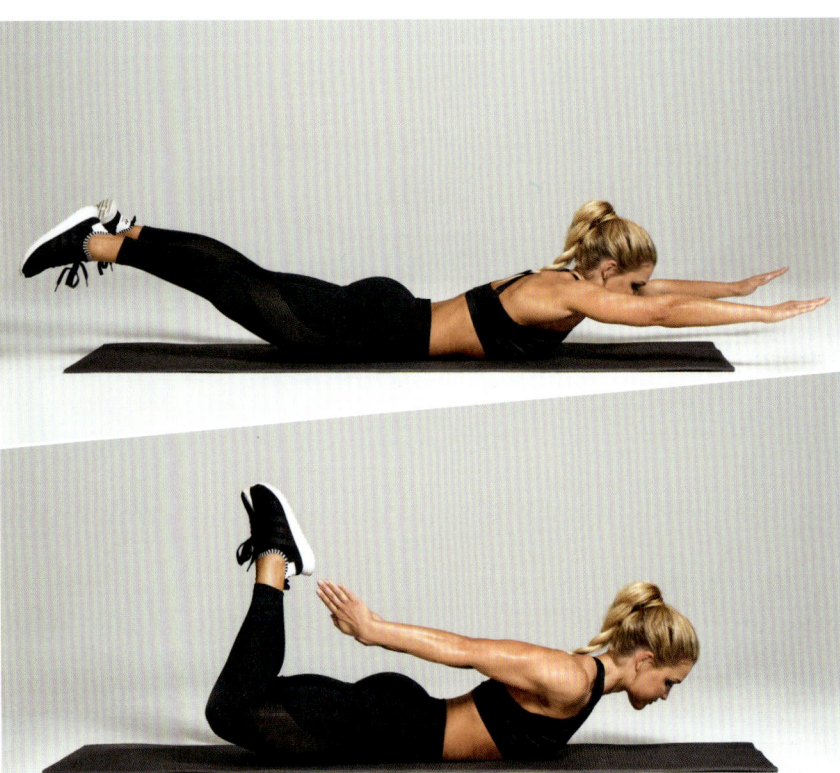

Superman-Xtra S. 124
(3–5 Durchgänge à 30–50 Sekunden)

Ein Durchgang genügt

Cool-down

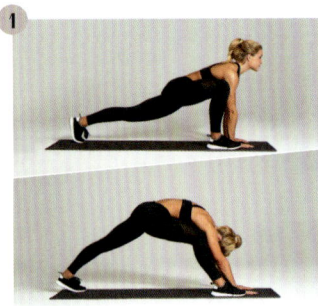

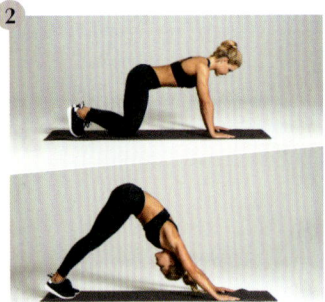

Sophias Hardest Stretch S. 129
(20 Sekunden je Seite halten)

Herabschauender Hund S. 133
(30 Sekunden halten)

WOCHE 2 – TAG 3
SUPERSÄTZE FÜR DIE KÖRPER-VORDER- UND RÜCKSEITE

Diese Übungskombination 2-mal und
ohne Pausen wiederholen

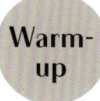

Warm-up

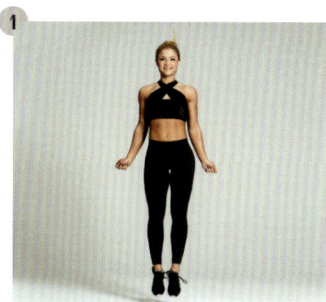

Seilspringen S. 41
(1 Minute)

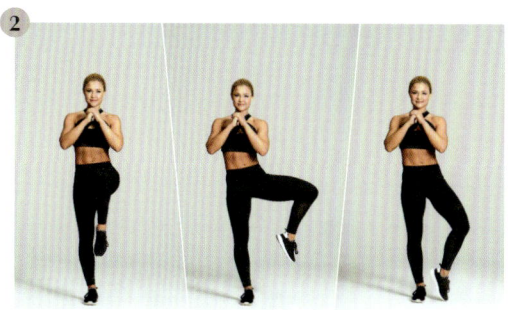

Hüftmobilisation S. 45
(1 x 8 Wdh. je Seite)

Nach jedem Übungsduo (insgesamt 3-mal absolvieren)
1 Minute Pause und weiter zum nächsten Übungsduo

Kraft

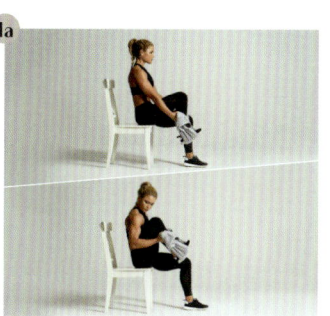

Bizeps-Curl mit Handtuch S. 112
(1 x 8 Wdh. je Seite)

+

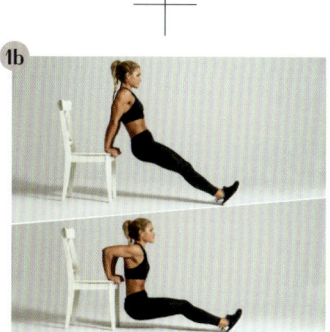

Dip S. 117 (1 x 8 Wdh.),
dann 30 Sek. Pause

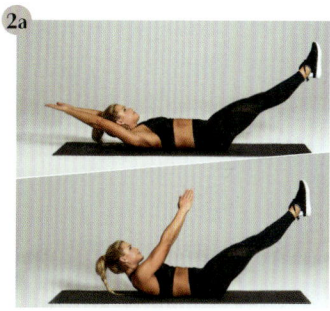

Hollow Body Fly S. 60
(1 x 8 Wdh. je Seite)

+

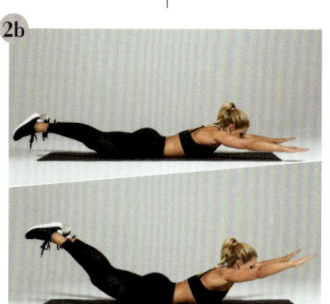

Superman S. 96 (1 x 8 Wdh.),
dann 30 Sek. Pause

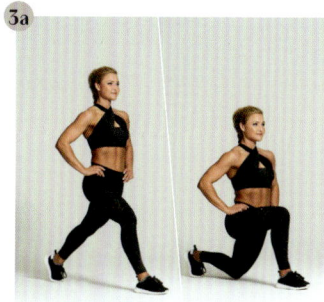

Ausfallschritt S. 71
(1 x 8 Wdh. je Seite)

+

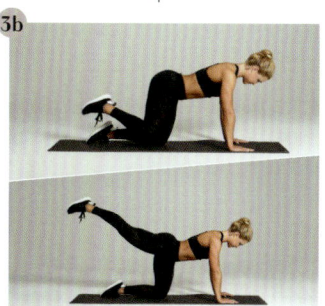

Kickback S. 76 (1 x 8 Wdh. je Seite),
dann 30 Sek. Pause

An deinem sechsten Trainingstag gehst du aufs Ganze – die hinteren und vorderen Muskeln zeigen, was in ihnen steckt!

Nach jedem Durchgang
10–30 Sekunden Pause

Finisher

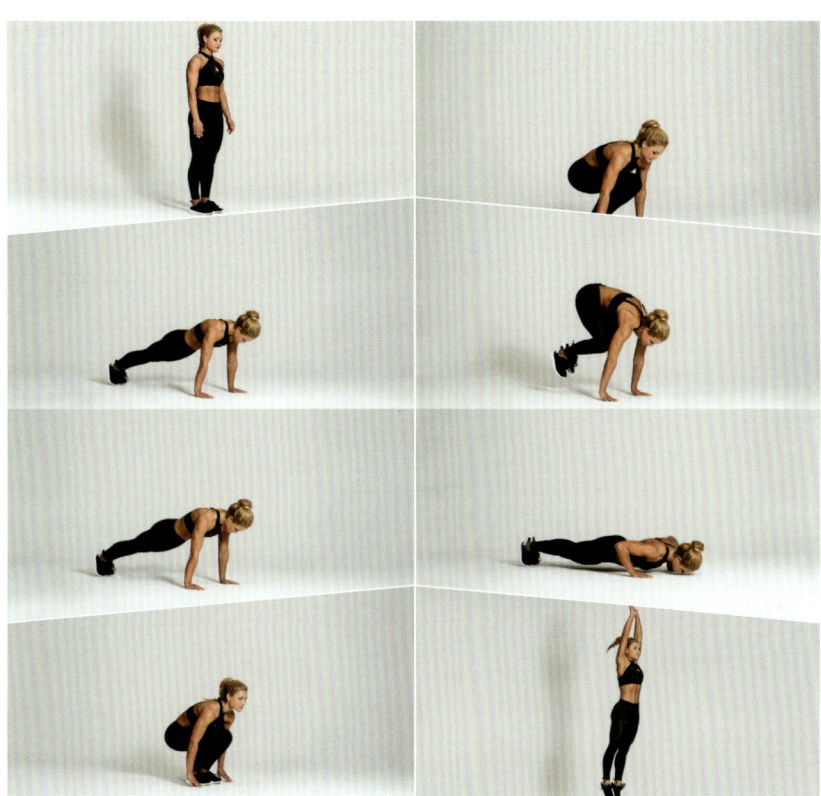

Burpee S. 122
(3–5 Durchgänge à 30–50 Sekunden)

Ein Durchgang genügt

Cool-down

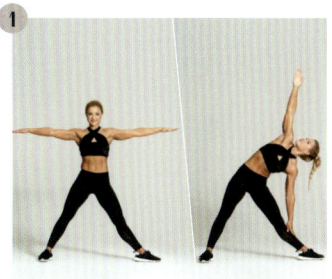

Dreieck S. 134
(20 Sekunden je Seite halten)

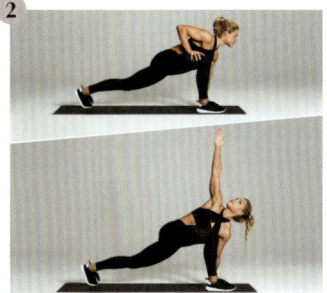

Lunge Stretch S. 131
(20 Sekunden je Seite halten)

WOCHE 3 – TAG 1
OBERKÖRPER-EINHEIT II

Diese Übungskombination 2-mal und
ohne Pausen wiederholen

Warm-up

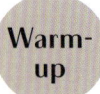

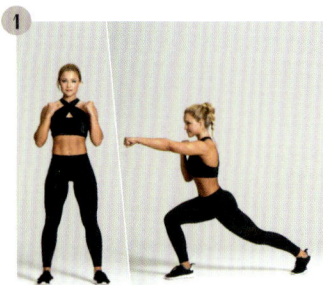

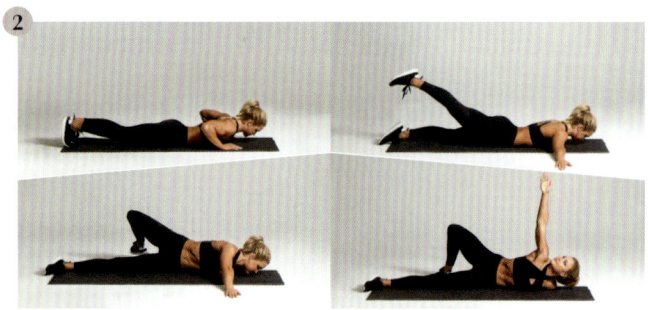

Box Side Step S. 42
(1 Minute)

Brustöffner S. 49
(15 Sekunden je Seite halten)

Nach jedem Satz 30 Sekunden und nach
jeder Übung 60 Sekunden Pause

Kraft

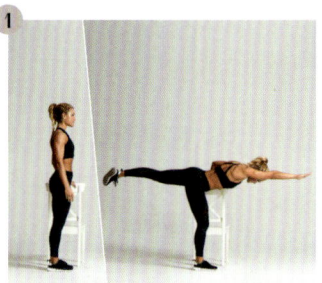

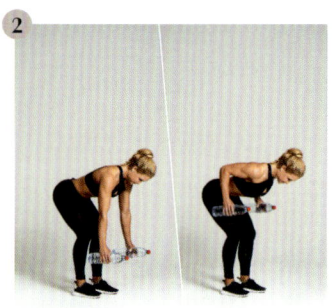

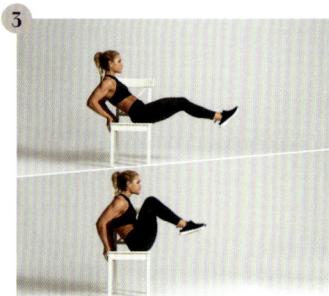

Einbeiniges Kreuzheben S. 100
(3 x 10 Wdh. je Seite)

Rudern mit Flaschen S. 93
(3 x 10 Wdh.)

Crunch am Stuhl S. 63
(3 x 8 Wdh.)

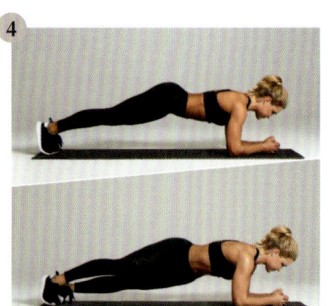

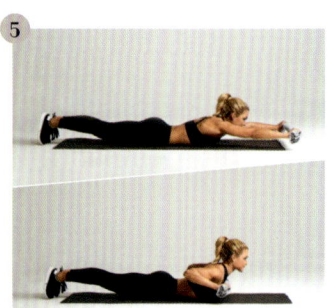

Hip Twist S. 57
(3 x 4 Wdh. je Seite)

Handtuchziehen S. 99
(3 x 8 Wdh.)

Wow, schon deine dritte Woche beginnt – mit einem Workout, das dich bereit für enge T-Shirts macht!

Nach jedem Durchgang
10–30 Sekunden Pause

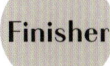

Finisher

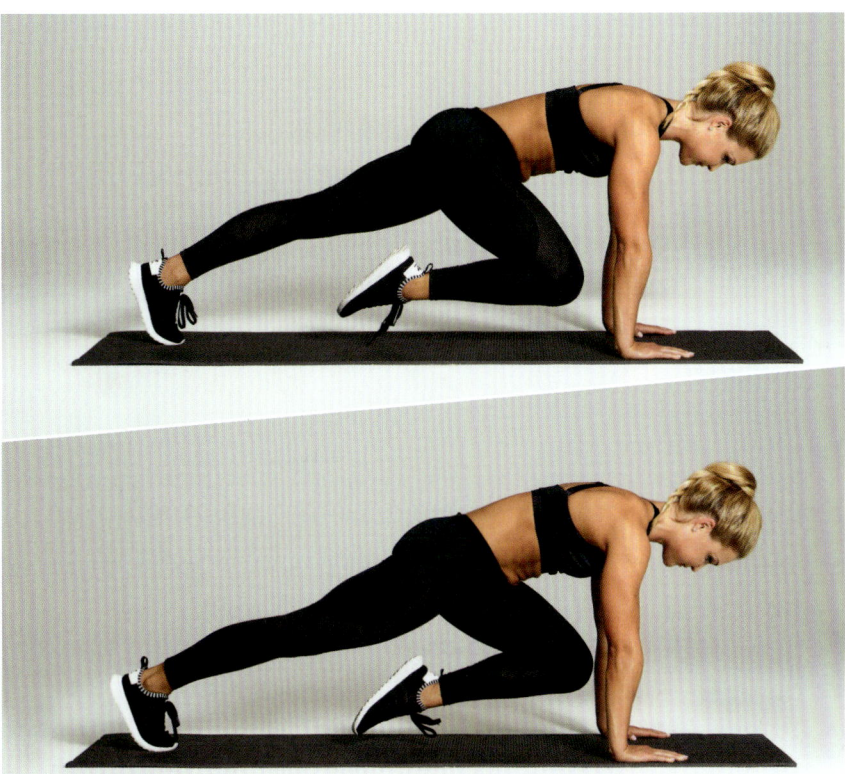

Mountain Climber S. 125
(3–5 Durchgänge à 30–50 Sekunden)

Ein Durchgang genügt

Cool-down

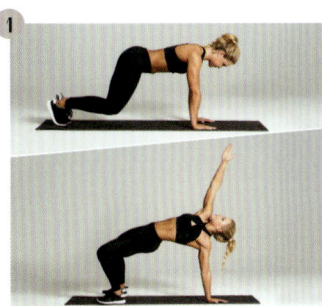

Aufdreher S. 132
(20 Sekunden je Seite halten)

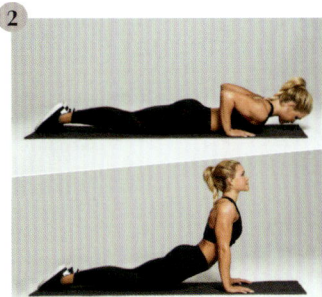

Kobra S. 135
(30 Sekunden halten)

WOCHE 3 – TAG 2
UNTERKÖRPER-EINHEIT II

Diese Übungskombination 2-mal und
ohne Pausen wiederholen

Warm-up

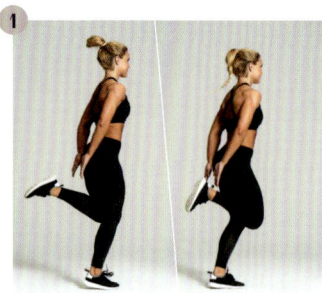

1 Anfersen S. 47
(1 Minute)

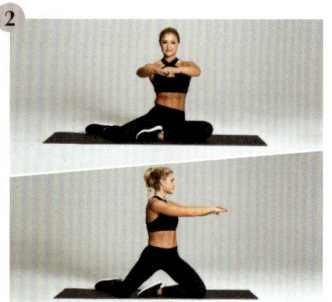

2 Rumpfmobilisation S. 43
(1 x 8 Wdh. je Seite)

Nach jedem Satz 30 Sekunden und nach
jeder Übung 60 Sekunden Pause

Kraft

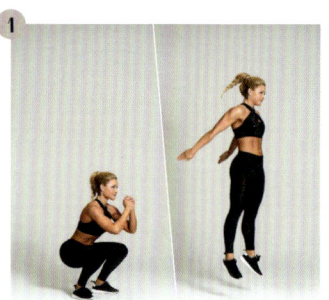

1 Jump Squat S. 68
(3 x 10 Wdh.)

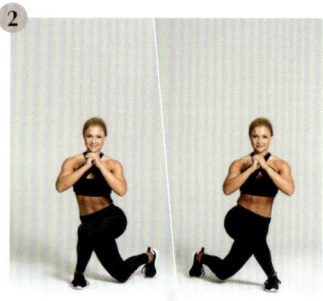

2 X-Lunge S. 73
(3 x 8 Wdh.)

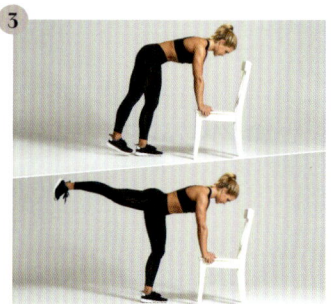

3 Leg Lift am Stuhl S. 85
(3 x 10 Wdh. je Seite)

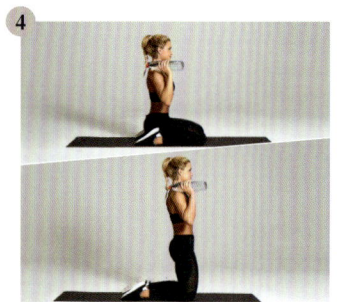

4 Aufrichten aus Kniestand S. 75
(3 x 8 Wdh.)

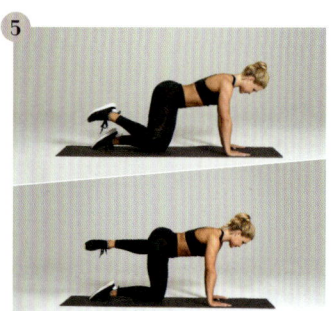

5 Dirty Dog S. 77
(3 x 10 Wdh. je Seite)

Diese Bewegungen werden dir Beine machen –
und zwar richtig schöne!

Nach jedem Durchgang
10–30 Sekunden Pause

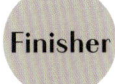

Finisher

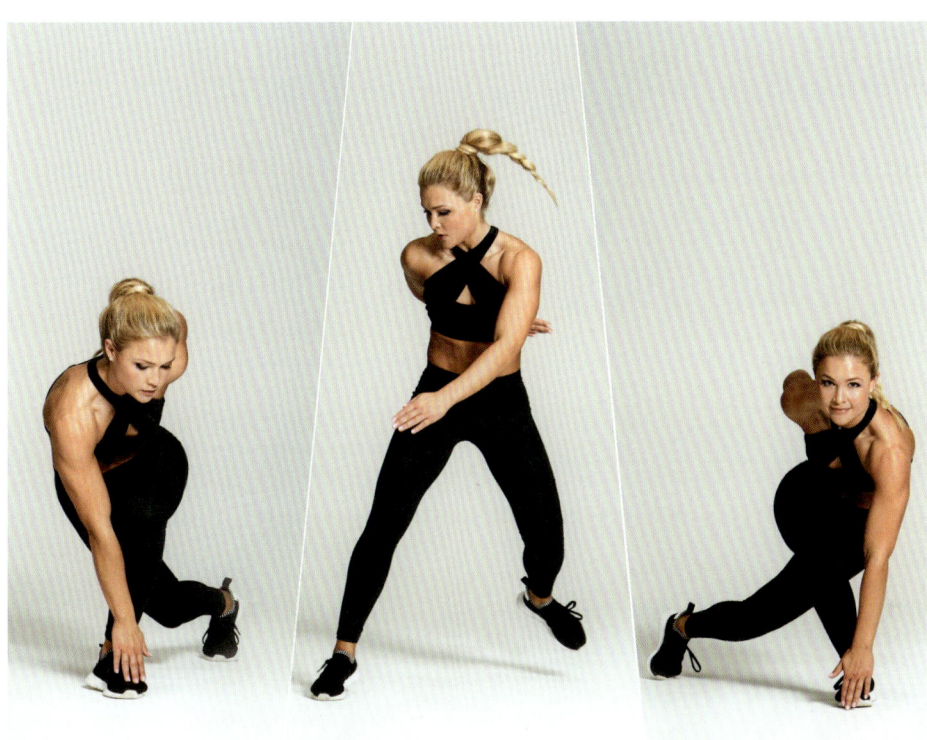

Skater Jump S. 121
(3–5 Durchgänge à 30–50 Sekunden)

Ein Durchgang genügt

Cool-down

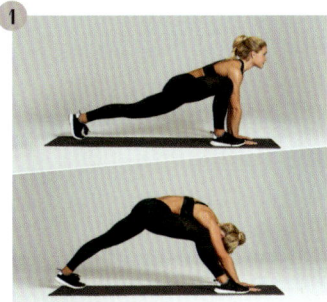

Sophias Hardest Stretch S. 129
(20 Sekunden je Seite halten)

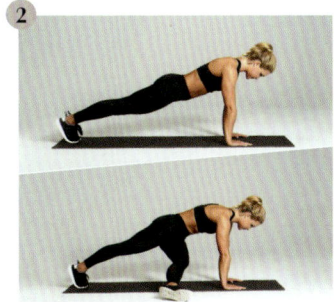

Abb & Add Stretch S. 128
(20 Sekunden je Seite halten)

WOCHE 3 – TAG 3
GANZKÖRPER-EINHEIT II

Diese Übungskombination 2-mal und
ohne Pausen wiederholen

Warm-up

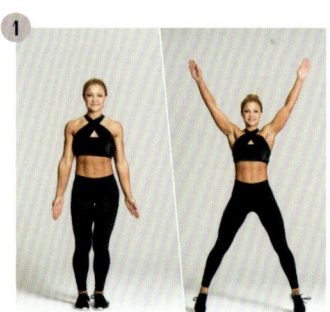

Hampelmann S. 44
(1 Minute)

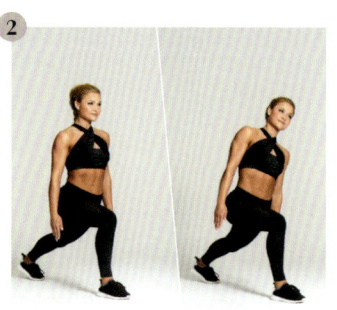

Seitneigen im Ausfallschritt
S. 46 (1 x 8 Wdh. je Seite)

Nach jedem Satz 30 Sekunden und nach
jeder Übung 60 Sekunden Pause

Kraft

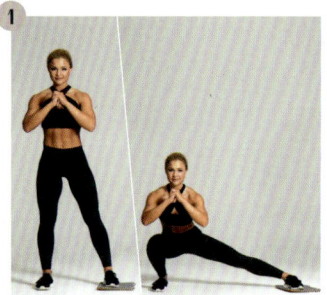

Slide Side Lunge S. 72
(3 x 8 Wdh. je Seite)

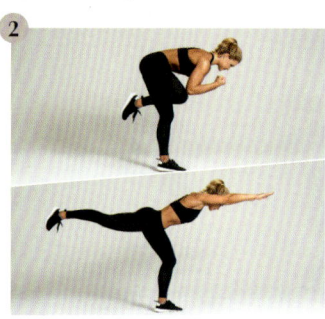

Dynamische Standwaage S. 90
(3 x 4 Wdh. je Seite)

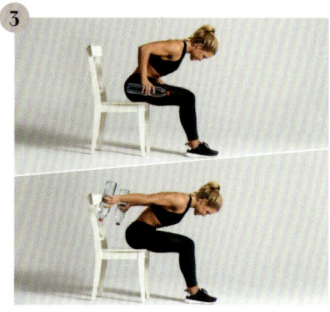

Reverse-Fly im Sitzen S. 107
(3 x 6 Wdh. je Seite)

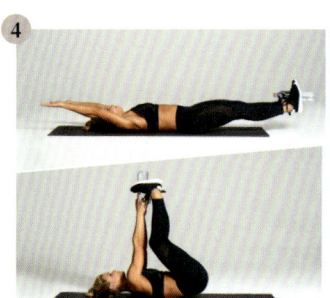

Übergabe S. 62
(3 x 6 Wdh.)

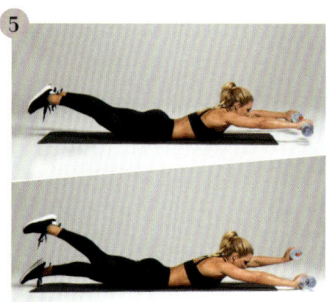

Schwimmer S. 98
(3 x 6 Wdh.)

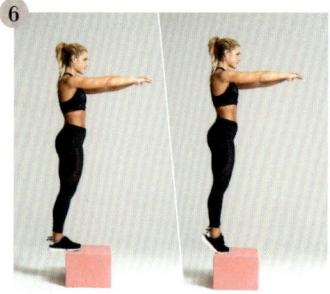

Wadenheben S. 66
(3 x 8 Wdh.)

Beim Finale in Woche 3 dürfen alle Muskeln mitmachen – yeah!

Nach jedem Durchgang
10–30 Sekunden Pause

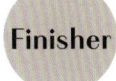

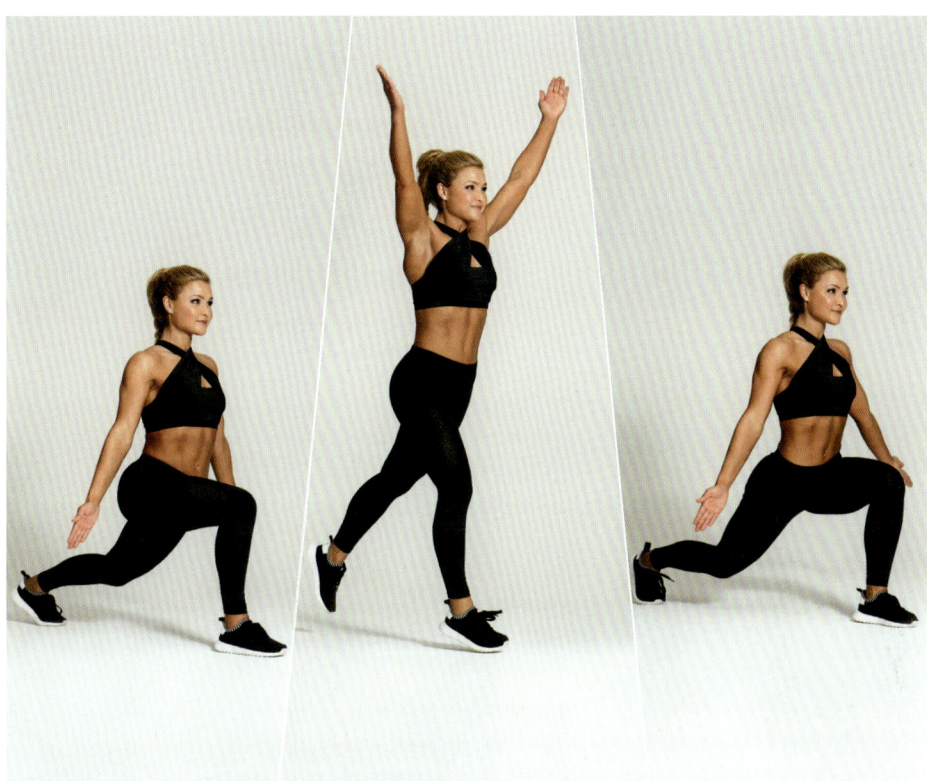

Split Jack S. 120
(3–5 Durchgänge à 30–50 Sekunden)

Ein Durchgang genügt

Cool-down

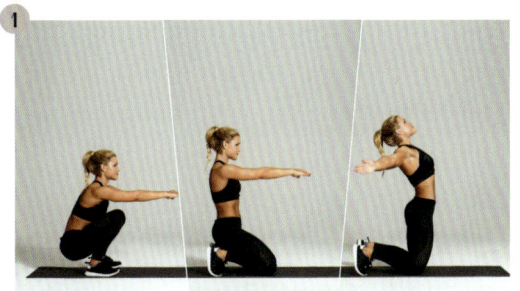

Front Stretch S. 130
(30 Sekunden halten)

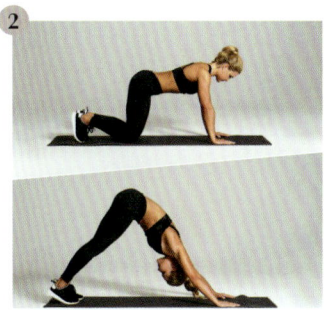

Herabschauender Hund S. 133
(30 Sekunden halten)

WOCHE 4 – TAG 1

PUSH-TAG –
MACH DEM ERFOLG DRUCK!

Diese Übungskombination 2-mal und
ohne Pausen wiederholen

Warm-up

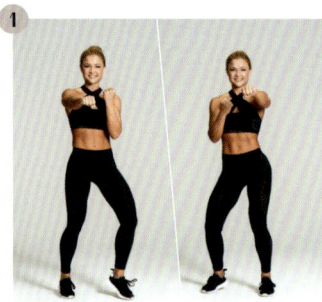

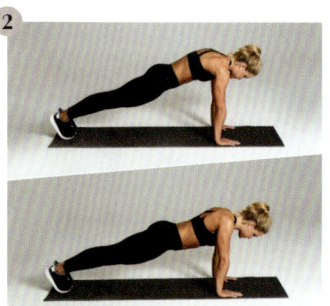

Box-Jumper S. 40
(1 Minute)

Schultergürtelmobilisation
S. 48 (1 x 8 Wdh.)

Nach jedem Satz 30 Sekunden und nach
jeder Übung 60 Sekunden Pause

Kraft

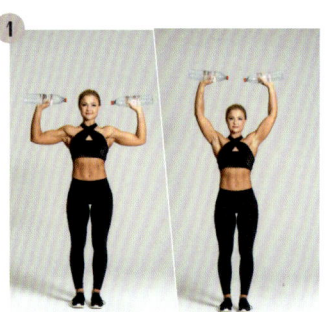

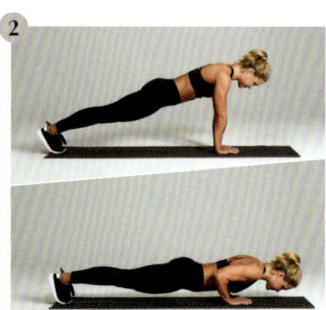

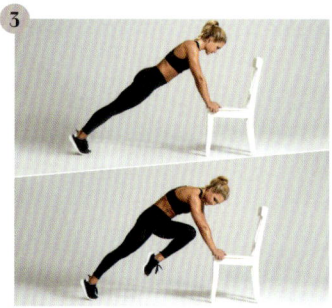

Schulterdrücken mit Flaschen
S. 105 (3 x 10 Wdh.)

Diamond Push-up S. 109
(3 x 5 Wdh.)

Push-up Climber S. 59
(3 x 5 Wdh. je Seite)

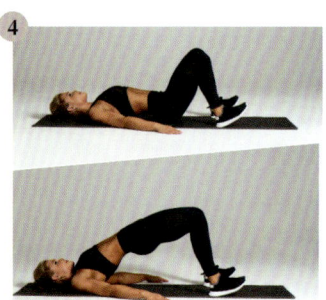

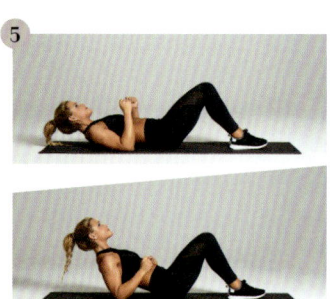

Beckenheben S. 82
(3 x 8 Wdh.)

Lat-Drücken S. 94
(3 x 8 Wdh.)

Deine Muskeln lassen sich in puncto Aufgaben in zwei Lager teilen. Heute sind die dran, die ordentlich was wegdrücken können.

Nach jedem Durchgang
10–30 Sekunden Pause

Finisher

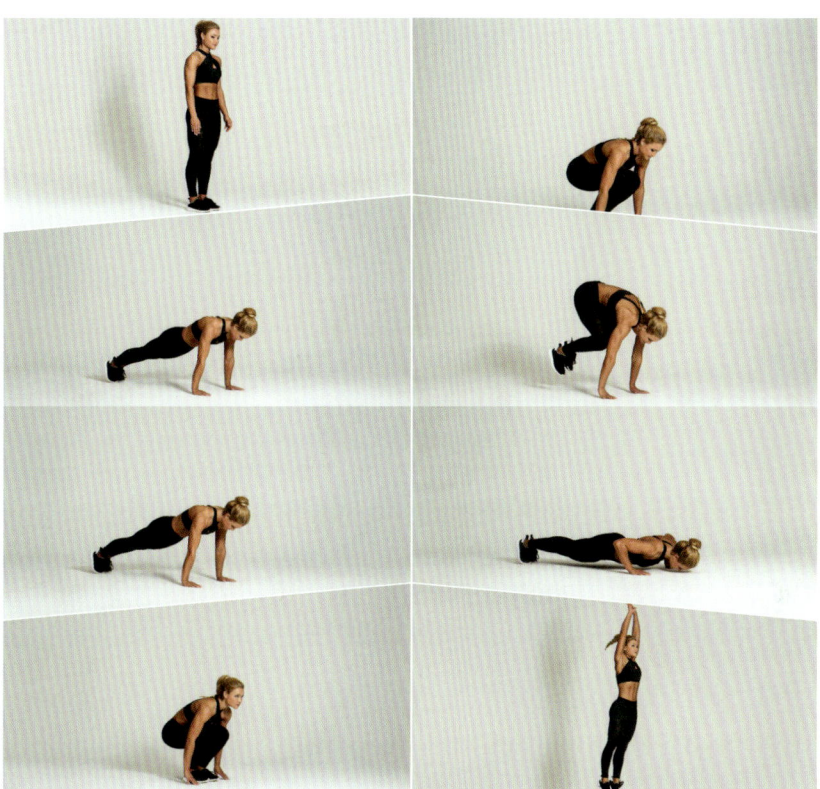

Burpee S. 122
(3–5 Durchgänge à 30–50 Sekunden)

Ein Durchgang genügt

Cool-down

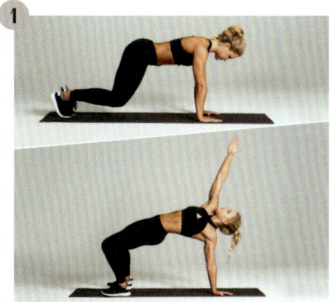

Aufdreher S. 132
(20 Sekunden je Seite halten)

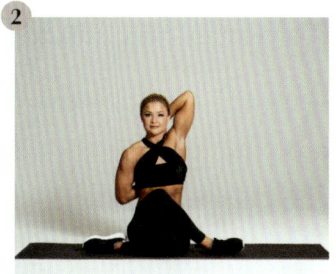

Yoga-Kuh S. 136
(20 Sekunden je Seite halten)

WOCHE 4 – TAG 2
PULL TAG –
TOP TRAININGSVOLLZUG!

Diese Übungskombination 2-mal und
ohne Pausen wiederholen

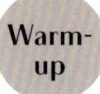
Warm-up

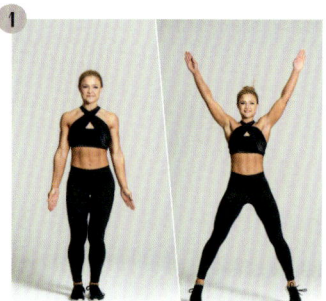

Hampelmann S. 44
(1 Minute)

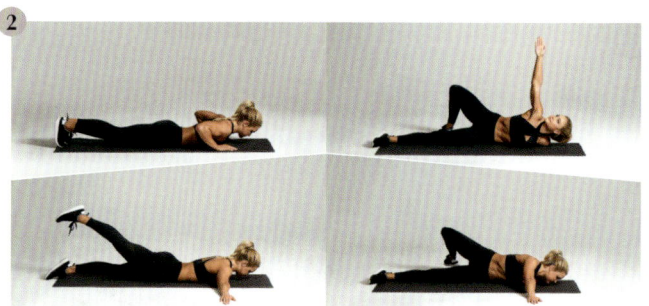

Brustöffner S. 49
(15 Sekunden je Seite halten)

Nach jedem Satz 30 Sekunden und nach
jeder Übung 60 Sekunden Pause

Kraft

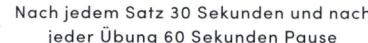

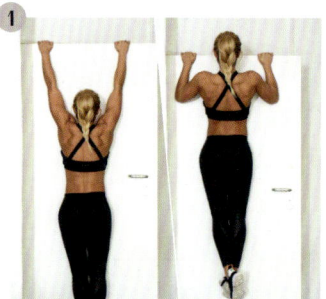

Klimmzug an der Tür S. 101
(3 x 5 Wdh.)

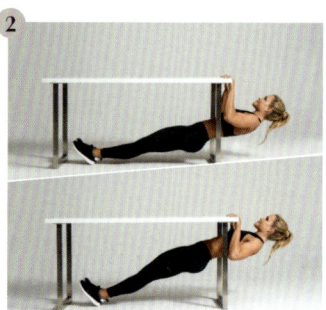

Table Row S. 91
(3 x 5 Wdh.)

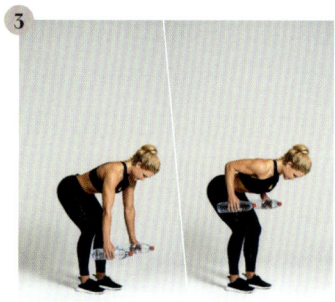

Rudern mit Flaschen S. 93
(3 x 10 Wdh.)

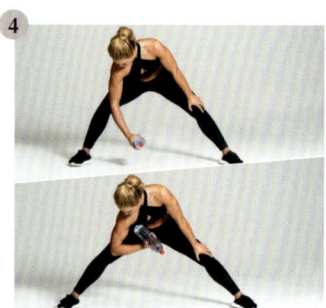

Concentraion-Curl S. 116
(3 x 8 Wdh. je Seite)

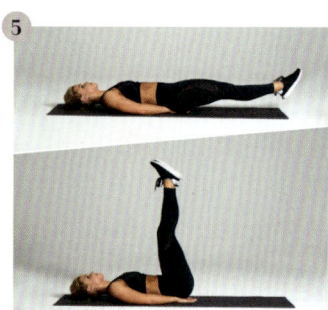

Leg Raise S. 52
(3 x 8 Wdh.)

Alles, was zieht – diese Muskeln haben nach deinem Training noch mehr Zug drauf.

Nach jedem Durchgang
10–30 Sekunden Pause

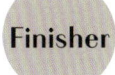

Finisher

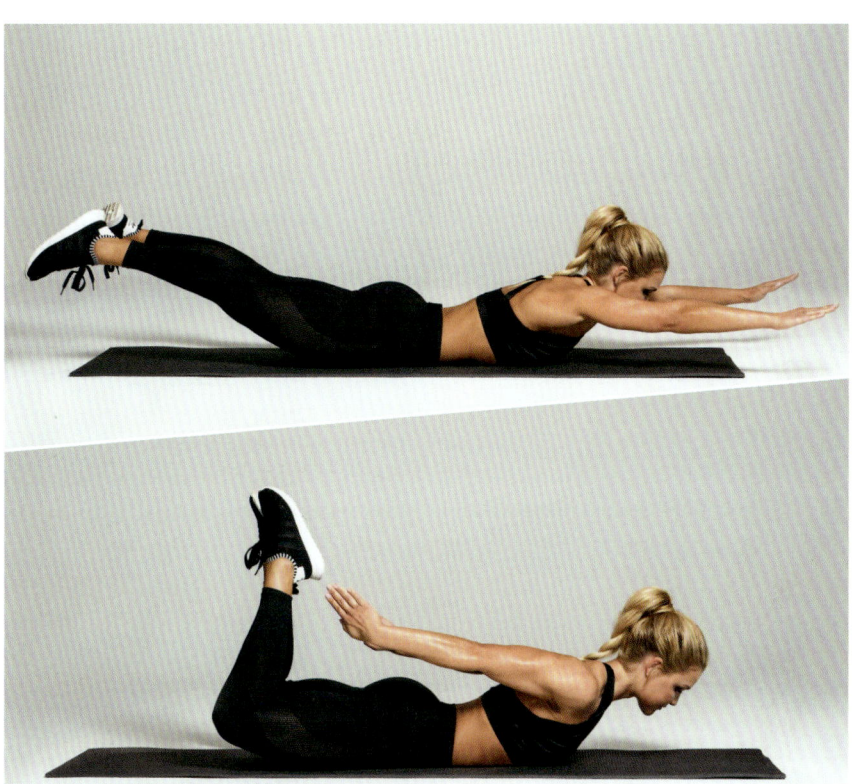

Superman-Xtra S. 124
(3–5 Durchgänge à 30–50 Sekunden)

Ein Durchgang genügt

Cool-down

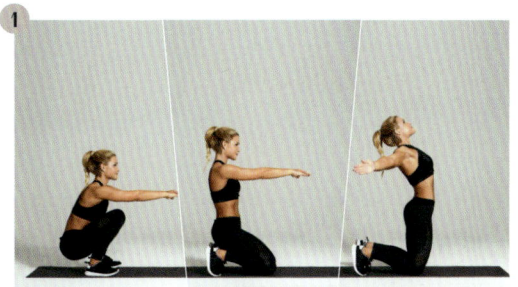

Front Stretch S. 130
(30 Sekunden halten)

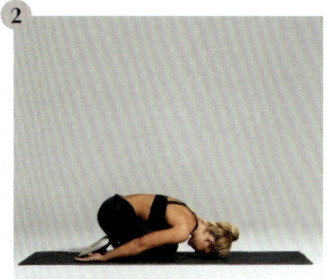

Kindhaltung S. 137
(30 Sekunden halten)

WOCHE 4 – TAG 3
BEINE-&-PO-SPECIAL

Diese Übungskombination 2-mal und
ohne Pausen wiederholen

Warm-up

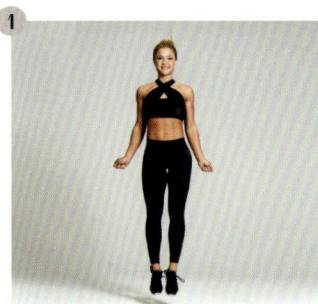

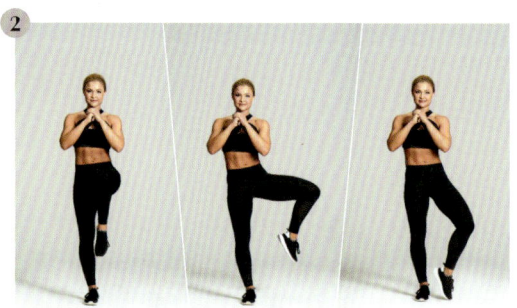

Seilspringen S. 41
(1 Minute)

Hüftmobilisation S. 45
(1 x 8 Wdh. je Seite)

Nach jedem Satz 30 Sekunden und nach
jeder Übung 60 Sekunden Pause

Kraft

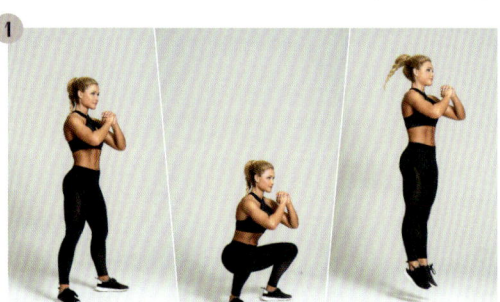

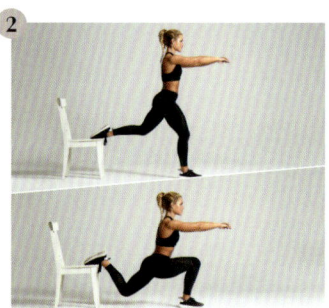

Sumo Squat Jump S. 69
(3 x 10 Wdh.)

Split Squat am Stuhl S. 84
(3 x 8 Wdh. je Seite)

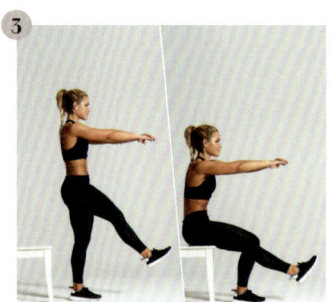

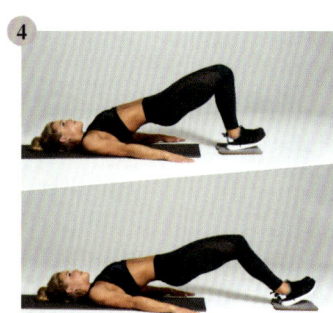

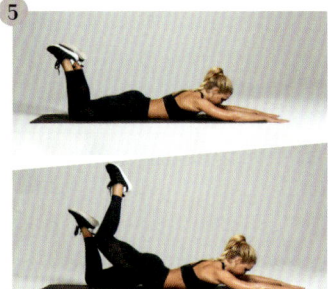

Pistol Squat am Stuhl S. 83
(3 x 6 Wdh. je Seite)

Front Slide S. 81
(3 x 8 Wdh.)

Beinheben in Bauchlage S. 75
(3 x 8 Wdh.)

Finale! Feiere mit einem Workout, das die häufigsten Problemzonen in Lieblingszonen verwandelt.

Nach jedem Durchgang
10–30 Sekunden Pause

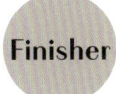

Finisher

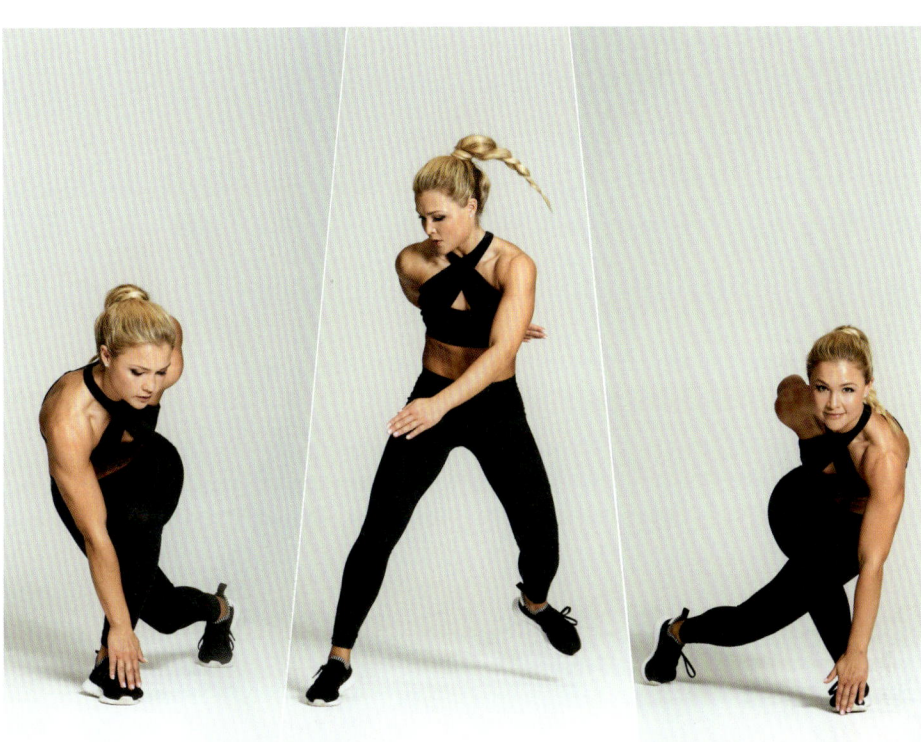

Skater Jump S. 121
(3–5 Durchgänge à 30–50 Sekunden)

Ein Durchgang genügt

Cool-
down

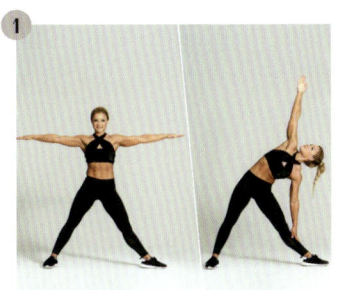

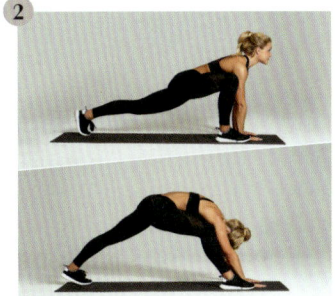

Dreieck S. 134
(20 Sekunden je Seite halten)

Sophias Hardest Stretch S. 129
(20 Sekunde je Seite halten)

DEIN SONNTAGS-SPECIAL

DAS ANIMAL-MOVE-WORKOUT

Jede Übung für 1 Minute durchführen
und komplett ohne Pausen arbeiten

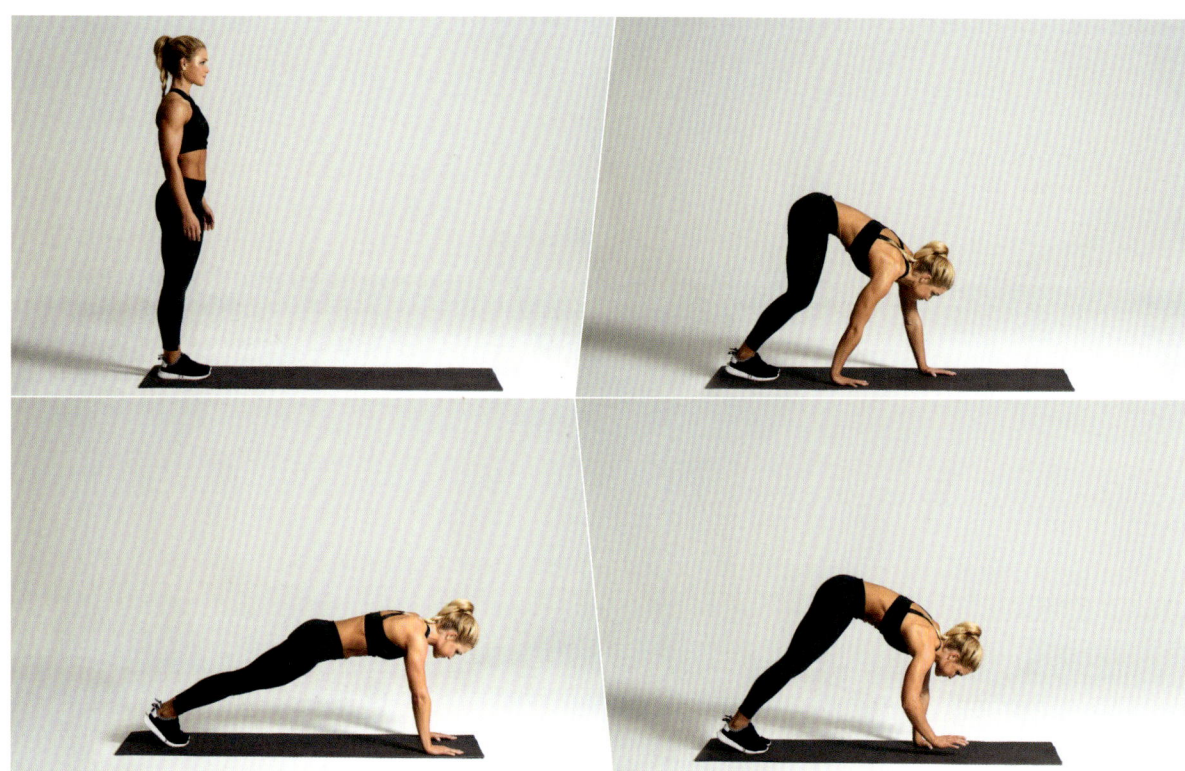

Raupe S. 143

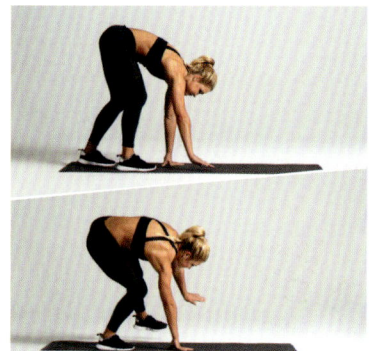

Bär S. 146

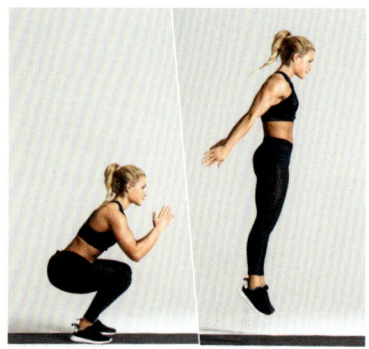

Känguru S. 145

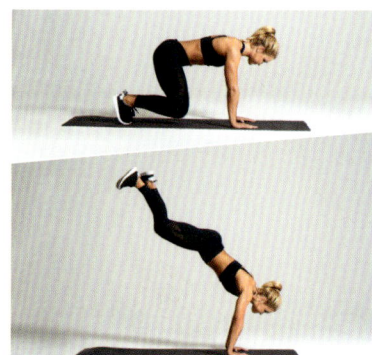

Esel S. 145

Geh mal tierisch ab! Diese Moves helfen dir, Muskelkater schneller loszuwerden und geschmeidig wie eine Katze zu werden!

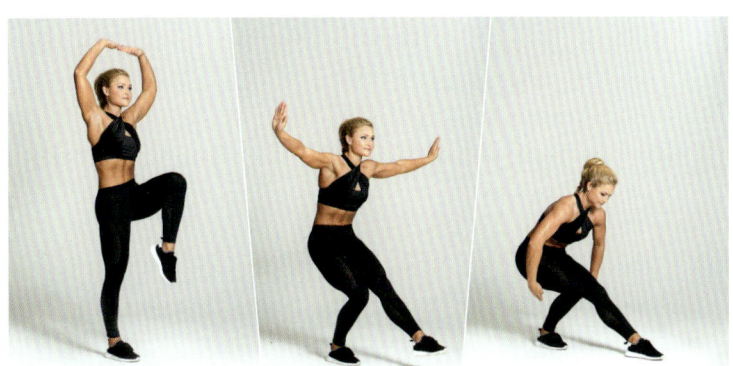
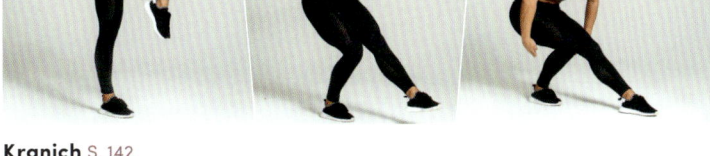

Kranich S. 142

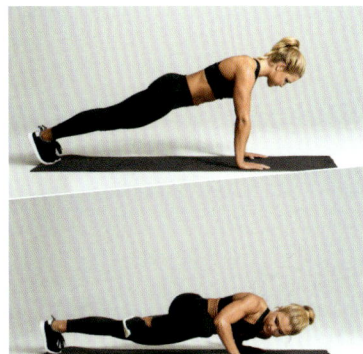

Alligator S. 144

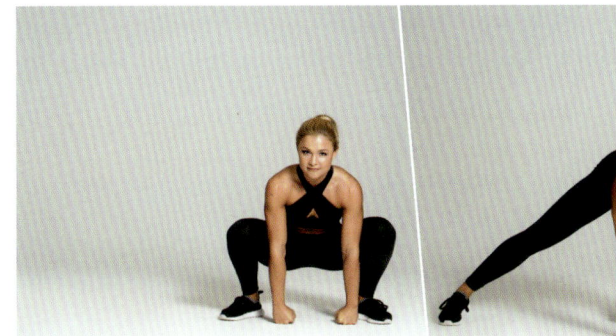
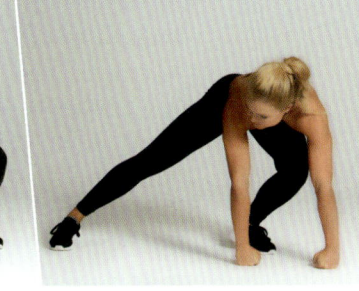
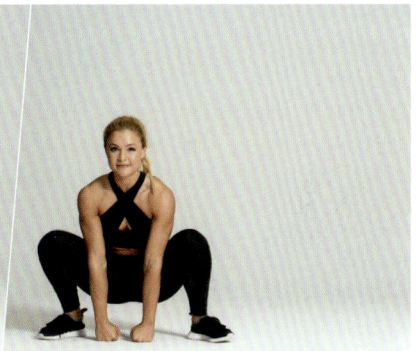

Gorilla S. 147

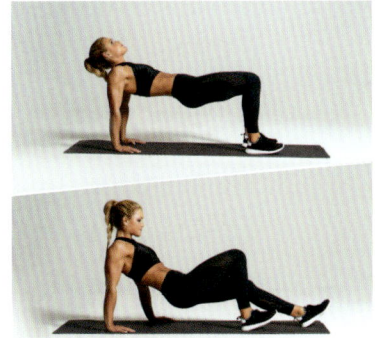

Krabbe S. 146

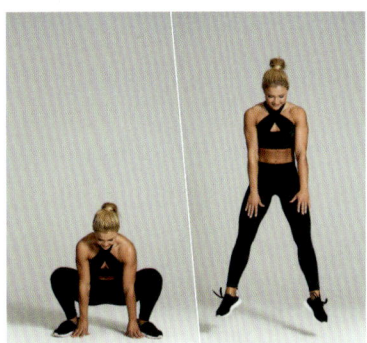

Frosch S. 140

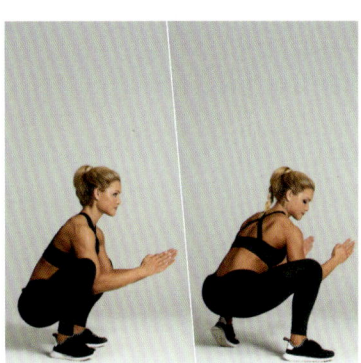

Ente S. 141

Übungsindex

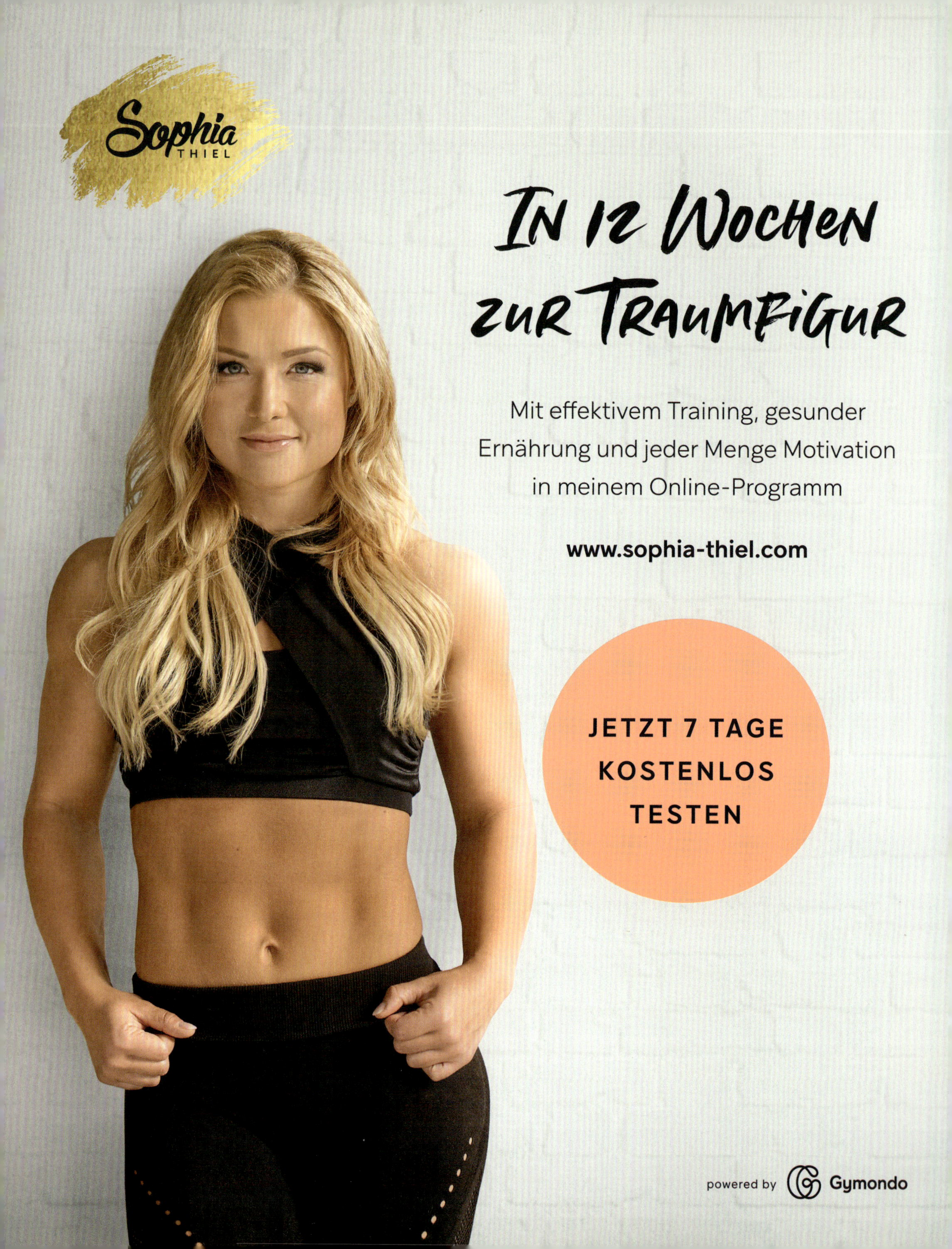

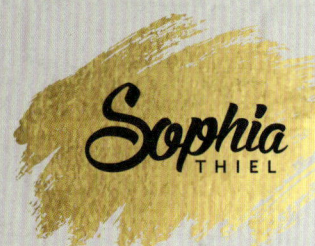

Sophia THIEL
In 12 Wochen zur Traumfigur
Mit effektivem Training, gesunder Ernährung und jeder Menge Motivation in meinem Online-Programm
www.sophia-thiel.com
JETZT 7 TAGE KOSTENLOS TESTEN
powered by Gymondo